統合失調症の家族教育方法論

著
クリストファー S. エイメンソン

訳
松島義博　荒井良直

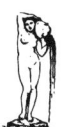

星 和 書 店

Seiwa Shoten Publishers

2-5 Kamitakaido 1-Chome
Suginamiku Tokyo 168-0074, Japan

Schizophrenia: Family Education Methods

by
Christopher S. Amenson, Ph.D.

Translated from English
by
Yoshihiro Matsushima
Yoshinao Arai

English edition copyright © 1998 by Pacific Clinics Institute
Japanese edition copyright © 2003 by Seiwa Shoten Publishers

まえがき

　精神医療において，援助の質や方法が近年変わりつつあるのに気づかされます。以前は，統合失調症を患っている人や他の慢性化する精神疾患を患っている人に対しての援助は薬物療法が主で，少数の恵まれた人が心理療法を受ける機会を得ていました。これは，とにかく面倒な症状を軽減させることに集点を置いた援助方法でした。

　過去10〜15年の間に，従来とは異なった化学構造の抗精神病薬や抗うつ薬が開発され，また新しい精神療法やリハビリテーションの開発がみられ，今までのようにただ単に面倒な症状の軽減だけでなく，これらの疾患を患っている人の生活の質（quality of life）の向上を目標とした援助方法が考えられるようになってきました。この新しい援助方法の一貫として，家族心理教育活動があります。生活の質の向上を目的とする援助は，クライエントが現在置かれている状態からさらに質の高い生活を送れるようにするためのものです。すなわち，症状の軽減だけでなく，障害により失われた機能をいくらかでも取り戻す作業を援助します。そのために，従来の薬物療法に加え，リハビリテーションや心理教育活動，家族心理教育活動が行なわれます。

　家族心理教育活動は，当事者が生活の質を向上させる上で欠かせないことです。統合失調症や他の慢性化する精神疾患を患っている人は，地域で生活する上で，いろいろな人たちからのサポートを必要とします。第一に考えられ，一次的に当事者をサポートしてくれるのは，どうしても家族の人たちです。家族の人たちは，精神障害者を抱えていることで大変な苦労をされています。苦労をすでに経験している人にサポートをしてくださいと言っても，もうできませんと言われることがあります。「もうこれ以上サポートをし続けることはできません」と言われる方は，当事者の方の福祉に無頓着なわけでなく，これ以上続けていけば共倒れになると感じているのです。このよう

な状況下にいる人たちにサポートを今までどおりに続けていって欲しいと期待しても，それは無理なことを言っているのです。このような人たちがこれからもサポートを続けていきたいと思えるようになるには，臨床家による家族への十分なサポートが必要です。

　家族へのサポートの一部として，家族心理教育があります。これは教育活動ですので，情報を与えるのが第一になります。すなわち，家族の方々が一番知りたい情報を提供するのが家族心理教育です。

　この本で扱っている情報は，家族がどのような情報を求めているかを調査した結果，わかったことを総括したものです。この本は三部作の一巻でもあります。他の二冊は，『家族のための精神分裂病入門』『再発予防のためのサイコエデュケーション』です。また『家族のための精神分裂病入門』はCD-ROM（統合失調症：カラー図版集）の方でも発売されており，家族心理教育活動をする場合に使用できるようになっています。

　家族心理教育はいろいろな方法で行なわれます。この本で紹介しているのは，複数の家族を集めて行なう集団家族心理教育の方法です。この方法は他の方法に比べて幾つかの利点があります。それは集団で行なうので「教育の場」的な感覚で行なえ，「臨床的」または「治療的」な感覚から一歩離れることができます。教育活動をしていると，どうしても「うちの息子は…」などと個人的な情報を持ち出す人がいます。そのような場合に個人的な質問を取り上げてしまうと，教育活動ができず，治療的になることがあります。集団での家族心理教育ですと，クラスが構造化されているので，適切な対処がしやすくなります。もうひとつの利点は，一人の質問が受講者全体の質問である場合があり，受講者からの質問が貴重な情報を与える基盤になることです。また，受講者それぞれの経験が大事な情報源にもなります。受講者がお互いから学ぶことが多いのです。さらに，何回か教育活動のクラスに参加することにより，仲間ができます。仲間ができるにしたがい，相互のサポート・システムができてきます。複数の家族に参加してもらうことで，コスト・ダウンにもなります。一人または二人の臨床家が複数の人たちに教育活動を行な

えば，その分だけ対臨床家のコストが下がることになるのです。

　教育活動は，受講者の立場を十分に考えて行なわなければ，思うような効果は望めません。講師は，上述した，受講者が求めている課題についての情報を与えること，受講者が理解できる言葉で話すこと，受講者が参加できる時間帯で行なうこと，受講者が情報を咀嚼できる量と速さで行なうこと，などを考えながら家族教育を行ないます。

　家族心理教育は家族の方のためのものであり，当事者は普通参加しません。これは，与える情報が当事者には不向きであるというのではなく，当事者がクラスに出ていると，家族の方が安心してしたい質問ができなくなることを考慮したものです。したい質問をすれば，参加されている当事者の気持ちを害するのではないかと懸念し質問しなくなる，というようなことがないようにと考慮した結果です。用意される情報は当事者にも適切な情報ですので，当事者には当事者だけ集まってもらって心理教育として行なうほうがよいでしょう。家族心理教育を行なう場合は，一人ではなく，二人またはそれ以上で行なうことが適切です。二人でやれば，役割分担が可能になりますので，プレッシャーが軽くなり，お互いに励ますことができます。二人の場合はそれぞれ職種が異なっているほうがよいでしょう。職種が異なることにより，二つの職業知識を受講者に提供することができるからです。二人で教育活動を行なえば，交代で話すこともでき，一人が話しているときに，もう一人が自分が話すことになっている部分を復習することができます。

　教育活動で教育者がテキストを読むだけであれば，受講者は聞きづらいものです。なるべく，受講者に話しかけるように講演してください。自分のパートナーが話しているときに自分が話す部分を復習できるのであれば，用意したテキストは読まず，記憶に従って受講者に話しかけるように講演することができます。訳者（松島）が家族心理教育を行なう場合は，立って話します。時には歩き回ることもあります。それは，立って話したほうが，声が遠くまで届くからです。また，適切な距離を保ちながら歩けば，受講者の方も目が動いたり，顔が動いたりしますので，眠気を催すことがある程度防げ

ます。また，居眠りをしている人がいれば，その人の前で話しかけるようにすることで，その人も目が醒めます。さらに，パートナーの座っている所から離れ，受講者の注意を自分の方に向けることにより，パートナーが復習していることから受講者の目を逸らすことができます。しかし，立って話すか，座って話すかは，やはり教育者の好みでやった方がよいでしょう。自分が不得意なことをすれば，話しづらいからです。

　家族教育活動だからといって，講師だけがいつも話さなければならないとは限りません。話す課題により，パネルディスカッションなども導入してください。統合失調症の症状を話すときには，適切な当事者の何人かにパネリストになってもらい，彼らの経験談を話してもらいます。家族の苦労について話すときには，家族の方に来てもらい，経験談を話してもらいます。当事者や家族の人たちの経験談を聞くことにより，話される課題の信憑性が高くなりますし，「うちの娘もいずれはあのくらい回復できるのだ」との希望を受講者に持ってもらうことができます。また，医師ではない精神医療関係者の方がこの心理教育をするときには，例えば薬物療法に関する講義のときなどには精神科医か薬剤師に来てもらい，客員教授してもらうことも適切です。

　家族心理教育はいろいろな職種の人たちにやっていただきたいと思います。精神科医だけでなく，PSWの方，精神看護士，心理職，作業所の職員の方々が行なうことが適切でしょう。教育活動はあらゆる場で行なってください。病院，外来診療所，文化会館，専門職を養成する教育機関，作業所，デイケアなどで行なうことができます。

　この本を利用される方々が気軽な気持ちで「これなら私にもできる」と思われ，必要かつ大切な家族心理教育を始めてくださることを願っています。今後，何か質問があるようでしたら，星和書店を通して訳者に御連絡いただければ，なるべくご質問にお答えするつもりです。

　　2003年7月

　　　　　　　　　　　　　　　　　　　　　　　　　　　　松　島　義　博

緒　言

　本書は，精神疾患患者を抱える家族を援助する際の方法論を記述しています。対象となる読者としては，統合失調症などの難治性精神疾患を専門とする臨床家を想定し，本書を構成しました。繰り返しますが，その内容は患者さんではなく，その家族の教育方法に関するものです。精神疾患，またはその回復過程における家族の役割について，患者さんの家族を対象とした教育に携わる専門家は，現場で必要となる技術を本書を用いて習得することができるでしょう。成人の教育方法論の基本および家族教育のプロセスを扱う本書は，『家族のための精神分裂病入門』をより効果的に活用するための副教材として位置づけられています。この本はカラー図版と講義ノートから成っています。ここでは，家族教育で使う実際の教材内容が提示されています。

　本書の記述にあたって，筆者は便宜上，次の5つのカテゴリーに分けて介入を考えることにしました。すなわち，サポート，教育，技能訓練，コンサルテーション，そして治療的介入ですが，実際の効果は必要に応じてそれぞれを適当に組み合わせることによって得られます。

　料理の本を例にとると，わかりやすいかもしれません。料理の本の多くは，いろいろな食べ物を便宜的に分類しています。その分類が恣意的なものであることは，同じ食べ物の世界が著者によってさまざまな姿を見せることでもわかるでしょう。また，日常の一食をとってみても，いくつもの違ったカテゴリーに属する食べ物が混在しているのが現実です。カテゴリー間には，いろいろな程度の重複があります。たとえば，同じフルーツ類を混ぜたものでも，その上にホイップクリームをのせるかのせないかで，サラダあるいはデザートのいずれにも分類され得るのではないでしょうか。

　料理のレシピがそれぞれいろいろな種類の材料の微妙なバランスの上に成り立っているのと同様に，家族教育に熟練した専門家は，サポート，教育，

技能訓練，コンサルテーション，治療的介入の微妙なバランスをとって，対象家族の固有なニーズに合ったサービスを提供します。違った材料を創造的に組み合わせることによって，各家族の状況に合った対応が可能になります。

料理の本を書くのと同様のイメージで，筆者は，上記の5つの介入方法に応じた教材を用意しました。読者は，とりあえず介入方法のカテゴリーのひとつずつに取り組みますが，どの介入方法をいつの時点で用い，また，どの材料をどう組み合わせるかについても学べるように配慮しました。

私は，読者の皆さんが各自，家族教育の現場で家族に役立つと思われるアイデアをここから引き出してくださると信じています。また，各人の教育者としての技能レベルや教え方のスタイルに応じて，レシピを適宜調整していただければよいでしょう。

おそらく家族教育に携わる皆さんは，教育活動に大きな生き甲斐を見いだすという意味において，ごちそうにありつけることでしょう。また，勇気ある，精神疾患が引き起こす苦難に直面した家族の方々も，皆さんの援助を得て，何とかもちこたえるというだけでなく，苦難を乗り越えてしまうという意味で，ごちそうを手にすることでしょう。

も　く　じ

まえがき　iii
緒　　言　vii

セクション I

はじめに……………………………………………………………………………1
　本書の守備領域　1／家族介護者の役割の多様性　4／言葉の選択　7

セクション II　研究成果および理論的基礎

第1章　家族および統合失調症に関する研究……………………………11
　統合失調症は神経生物学的な障害である　12／統合失調症の原因は家族にあるのではなく生物学的なものである　12／家族因子は回復過程で影響力をもつ　13／脱入院治療の動きは家族を介護者にする　17／新しい治療法は本人と家族に新しい役割をもたらす　18／家族は社会的・政治的な活動を通じて自分たちのニーズを知らせる　18／システム論に基づく家族療法は統合失調症には無効である　19／新しい家族介入は有効である　20／まとめ　20

第2章　家族教育に関する研究……………………………………………22
　家族要因は教授可能な技能である　23／家族心理教育の効果　27／家族教育の効果　27／家族のニーズに関する調査　29／まとめ　30

第3章　家族教育の原則……………………………………………………32
　家族教育の利点　32／家族教育の目標　35／家族に内在する健全な力で打撃的ストレスに適応する　37／成人教育としての家族教育　40／教育と治療　41／まとめ　42

第4章　家族が必要とする情報……………………………………………43
　教育的ニーズ：家族による評価　43／知識を増やすための情報　46／態度変容のための情報　49／必要な技能が何であるかを知るための情報　53／まとめ　60

セクションIII　構造とプロセスに関する考察

第5章　授業の形式と構造……63

教育，サポート，および問題解決方法の使い分け　63／受講者のニーズに適合した形式　68／家族教育の授業全般に適用される基本原則　74／授業の形式によって異なる基本原則　79／病気の本人を授業の対象としない理由　81／家族教育の具体策：授業環境の選択　84／家族教育の具体策：教室の設定　86／家族教育の具体策：授業スケジュール　89／家族教育の具体策：お茶菓子類の用意　92／まとめ　94

第6章　受講者の募集と参加継続の促進……95

家族募集に関する考察　95／はじめて受講者を募集する際に考慮すべきこと　96／家族募集にあたり，考慮すべきこと　98／現在治療中の患者さんの家族から募集する　98／家族会の家族から募集する　101／一般の家族から募集する　102／受講者家族の募集の秘訣　105／家族との絆のために　106／異文化の背景をもつ家族との絆　114／まとめ　121

第7章　家族教育における講師の役割……122

受講者との協力関係および教育への熱意　123／専門家としての情報提供とアドバイス　128／自分の人となりを出して親身になる　133／教師としての家族　137／病気の本人を治療しつつ，その家族を教育する　140／まとめ　142

第8章　間接的治癒因子の活性化……144

家族の経験　144／情緒的サポートの提供　149／「ジャーニー・オブ・ホープ」のサポート：10原則　153／病気の人を捉える家族の視点をポジティブなものに変える　154／家族が自分たちやまわりを責める気持ちを軽減する　157／被害者意識から生還者意識への前進　158／病気との闘いを続ける力を見つける　161／家族教育の副作用　162／まとめ　165

第9章　講義の仕方……167

講義の情緒的雰囲気　168／どのように講義の内容をまとめ，伝えるか　171／参加者との交流　181／予定通りに進める　182／学習を向上させるために言葉を選ぶ　182／現在の知識の限界を伝える　183／ビデオテープ，本，パンフレット　184／まとめ　185

第10章　応用練習とディスカッションの方法 …………………… 187

成人の学習方法　187／ディスカッションや応用練習への参加を促進する　188／応用練習の計画と進め方　190／焦点を絞ったディスカッションの進め方　193／オープンディスカッションの進め方　198／宿題の計画　199／参加を促す方法　200／まとめ　202

第11章　受講者からの質問に対する答え方 …………………… 203

質問についてのルール　204／質問に答えるときの一般原則　206／まとめ　216

第12章　学習の妨げになる行動のコントロールについて …………… 217

一般原則　217／遅刻者　220／制度への不満　221／時間の独占者　222／強烈な感情　225／危機　226／統合失調症を患っている本人からの干渉　227／社交的な集まり　228／まとめ　229

セクションIV　基礎コース教授のための要点と応用練習

第13章　統合失調症：脳の疾患 ………………………………… 233

最初のクラス　233／講師の紹介　234／教育活動の初めに行なう課題　235／講義の課題　237／応用練習と焦点を絞ったディスカッション　243／まとめ　246

第14章　原因と経過 ……………………………………………… 247

講義の課題　247／応用練習と焦点を絞ったディスカッション　252／まとめ　256

第15章　治　療 …………………………………………………… 257

講義の課題　258／応用練習と焦点を絞ったディスカッション　263／まとめ　265

第16章　薬物療法 ………………………………………………… 267

講師の資格　269／講義の課題　270／他の場所で取り扱うべき課題　273／応用練習と焦点を絞ったディスカッション　276／まとめ　276

第17章　リハビリテーション …………………………………… 278

講義の課題　278／応用練習と焦点を絞ったディスカッション　284／まとめ　286

第 18 章　家族の役割 ……………………………………………………………… 287

　　講義の課題　287／応用練習と焦点を絞ったディスカッション　291／終了　293／
　　まとめ　294

セクションV

おわりに ……………………………………………………………………………… 295

　　解説つき文献リスト　　297
　　引用文献　　307
　　あとがき　　310

セクション I

はじめに

　1880年代であれば，その当時解明されていた諸々の疾患とその治療法についての知識のすべてを一人の医師がもつことが可能でした。当時よく使われていた薬は全部で12種類に過ぎず，それらであらゆる病状を治療していました。知識が増えるにつれ，医学の専門領域が確立され，各専門医はその専門分野の知識と技術を集中的に身につけることを期待されるようになりました。医学情報はさらに爆発的に増え，専門医はいっそうその焦点を絞り，今までになく極めて狭い専門領域の知識のみを身につけることで仕事をするようになっています。

　同様の現象は，精神保健の分野でも起こり始めています。精神疾患とその治療法に関する知識は15年ごとに倍増しています。精神病症状の専門治療に関する情報もすでに膨大で，その量はさらに急速に増えつつあります。したがって，この道を極めようとする精神保健の専門家は，精神病性障害とその治療法に関する知識の急速な変化に対応し，情報収集に努めなければなりません。

本書の守備領域

　本書が提供する情報は，1998年1月時点において最新のものです。統合失調症，その他同類の病気を抱える人を家族にもった人々を対象とした成人教育ということで，ここでは非常に狭い専門領域の教育に役立つ情報が扱われています。ここで採用する方法論の基礎となる理論や研究成果は，こういったご家族との共同作業から生まれてきたものです。最近ではこの方法論

は，躁うつ病，重度の大うつ病，また強迫性障害の人を抱える家族にも応用され，成功をおさめています。すなわち，生物学的病因による精神病性症状を経験し，かなりの残遺障害をもつに至った人を抱える家族には，この方法が適用できるようです。本書は，このような家族のための教育方法に関する指針を与えるハンドブックです。

統合失調症，分裂感情障害，および躁うつ病は，いわゆる精神病性症状を呈する障害ですが，その病因はほぼ器質的または生物学的なもの（心因性ではない）と考えられています。また，大うつ病や強迫性障害なども，器質的，生物学的病因による重い脳の障害という範疇に入ります。診断が確定せず，統合失調症か分裂感情障害か重度の気分障害かの区別が家族にも治療者にもつかない場合でも，本書に提示された原則は適用できます。心理社会的リハビリテーションプログラムの中でも特に模範となるものがシカゴにありますが，その参加者はみな「神経伝達物質のストレス」障害をもっているという言い方をします。つまり，生物学的背景をもつ脳障害は，脳内を駆けめぐる物質自体のストレスに影響されているとも言えます。このようなイメージで，生物学的精神疾患をとらえていただければよいでしょう。

家族教育のはじめの段階では，講師は診断名にこだわらなくても結構です。とにかく受講して得られた情報が，精神病の人のケアに役立つかどうかは，ご家族自身が決めてくれます。むしろ，診断をめぐって混乱状態にある家族（いったい何の病気なのかについて納得できす，不満をもつ家族）ほど，この家族教育プログラムからより多くの恩恵を得るという事実もあります。講座では，精神科の診断を確定する方法についても情報を提供します。そして，どのような病気と診断されても，どの場合にも対応できるよう，家族による援助の仕方を教えます。家族の病気が「神経伝達物質のストレス」障害の範疇に入らないと判明する場合でも，別の情報源とサポートシステムを求めて方向転換することが可能です。

環境の変化や心因性の要因から考えたほうが理解しやすい障害の場合には，この家族教育モデル適用の前提条件があてはまりません。また，「神経伝達

物質のストレス」障害の範疇に入る場合でも，少なくとも精神病性症状を呈するに至っていない段階では，家族教育モデルは適用できないかもしれません。

　この家族教育モデル適用の前提となるのは，たとえ治療がうまくいっていても，患者さんが日常生活において完全に自立するには至らず，家族が介護者の役割を担わざるを得ない状況にあることです。ほぼ完全に病気から回復し，自分のニーズを自分で満たすことができる患者さんには，このモデルは適用できません。多くの場合，気分障害や不安障害の患者さんの家族は，介護者の役割を担うべきではありません。家族が介護者となることは，重度の難治性障害の場合に限っては適切でしょう。

　上記の適用範囲の区別についての理解は，精神疾患の種類に応じてさまざまなタイプの支援グループが存在することをみれば，よりはっきりするでしょう。発症の最中は障害が中等度から重度であっても，症状の発現が単発的で慢性的に尾を引かない場合は，完全に回復するのが普通であり，教育的介入の努力は，病気をもつ患者さん本人に向けられます。この場合，患者さんは自分の人生を自力で管理し，障害からの回復過程を自分でとりしきるようです。たとえば，the National Depressive and Manic Depressive Association（全国うつ病・躁うつ病連合会）は，これらの疾患をもつ人々のためだけに組織されています。患者さんの家族のための企画は二の次にされています。これとは対照的なのが，慢性的で，生活機能への悪影響の強い統合失調症のための支援グループ，the National Alliance for the Mentally Ill（NAMI：全国家族連合会［訳者注：本文中では主に「家族会」と訳しました］）です。会員の多くは，統合失調症の患者さんのご両親，その他の家族介護者です。この介護者の皆さんが，統合失調症を患った最愛の人の日常生活および病気からの回復において主要な役割を担います。家族会の活動の主要目的は，患者さんのサポート，教育，そして治療をめぐる権利の擁護です。

　本書に示唆されている内容があてはまるのは，ご家族がある程度介護者の役割を担っている場合であり，器質的・生物学的な原因で起こる精神疾患を

もった患者さんに無視できない残遺障害が残っている場合です。ここに記述された方法は，このような家族の場合にのみ有効であることが確認されています。ひとつ明らかなことは，このような家族に必要なレベルの関わりやサポートは，物質乱用や人格障害を伴なう症例では，逆に害になることがあるということです。

　本書は，家族を教育するために必要なテクニックを詳しく論じています。ただし，この分野で成されている研究を詳しく吟味することが目的ではありません。2, 3の参考文献にあたり，この種の教育的介入の応用方法や関連研究論文などを調べたい場合は，巻末の参考文献などを利用してください。手始めとしては，*Serious Mental Illness and the Family: A Practitioner's Guide*[1] をお勧めします。

家族介護者の役割の多様性

　アングロ・アメリカの文化においては，子どもの成長発達を援助し，自律性をもった個人としての大人にすることが，家族の機能のひとつとされます。親は子どもの成長に必要な環境を整えますが，子どもが成熟していくにつれて，介護者としての介入の度合いを次第に減らしていきます。ただし，子どもがいくつになっても，親が介護を完全にやめることはありません。筆者の母などは，いまだにイースター祭のチョコレート入りの駕籠を，とおのむかしに大人になった息子に贈ってくれます。また，筆者も息子として，母親の愛情表現をそのまま受け取ります。しかし，成人した子どもが精神的に成熟すると，親子は，大人対大人の関係に入り，互いに気遣うようになります。人生における自然な発達段階をたどると，介護を行なう側と受ける側が次第に逆転し，成人した子どもが年老いた親を介護するようになります。

　精神疾患をもつ子どもが成人する場合でも，やはり親は内心，同様の逆転を期待します。成人した子どもに対して，いつまでも介護者の役割を担い続けることを親は好みません。子どもが，自分のことは自分で面倒をみること

ができるようになることを，親は望みます。そうでない場合でも，子どもが社会組織の中の相互依存のしくみを利用し，少なくとも親の厄介にはならないようになることを期待します。重度で難治性の精神疾患は，この自然な役割転換の進展を損なったり，阻止したりします。残遺障害をもつに至ると，子どもはかなりの度合いの介護を一生必要とします。

　成人した子どもが障害のために家族の介護を必要とする場合，家族の感じ方やそこからの生き甲斐の見いだし方は，文化によってかなり異なります。たとえば，アメリカ合衆国において，統合失調症をもつ成人患者が家族と同居している割合は30％ですが，メキシコでは90％になります。さらに，アメリカに比べ，メキシコの家族はそこに満足感を経験する割合が高く，病人の世話を精神的な負担と受けとる割合が低くなります。成人した家族の世話は，アメリカよりもメキシコにおいてより高く評価されています。このような差異があるにもかかわらず，どの文化においても，家族は，自然な成り行きとして，子どもの成熟と自立を求めます。または，成人した子どもが社会の相互依存のしくみに身を委ねることを期待します。家族は，成人した子どもの介護を一生続けたいわけではありません。専門家が家族と関わる際，この点を理解しておくことが肝要です。たとえば，家族介入を成功させるひとつの方法は，統合失調症の患者さんの結婚を実現することです。これによって，介護の責任がある程度，両親から配偶者に移行するのです[2]。

　親はいつでも子どもを大切に思い，気にかけています。だからといって，フルタイムのケースマネージャーまたは介護施設の職員のような立場に置かれることは望みません。文化によっては，必要に迫られて，親がこのような立場を比較的容易に引き受けることがありますが，自分からすすんでそのような立場を求めはしません。実際，アングロ・アメリカ系の精神保健の専門家が統合失調症の子どもをかかえた例がありますが，その人が自分のコーピング上，最も重要なこととして挙げたのは，病人を預けることのできる施設を見つけることでした[3]。家族会の調査によると，統合失調症の患者さんのうち，70％は家族とは同居していないという結果が出ました。また，同居し

ている患者さんの多くは，ほかに満足のいく選択肢が存在しないため，やむを得ずそうしているということでした。

　精神科の患者さんを病院から解放するという大きな流れの中で，統合失調症の患者さんは地域社会に戻ってきましたが，そこには十分な受け皿が欠如していました。薬漬けだけで成り立っているような精神科の入院病棟は，患者さんまたはその家族が夢に見たくなるような場所ではありません。家族がよく直面することですが，心を痛めながらも，あえて愛する肉親を介護サービスの質が問われるような施設に入れる決断をしなくてはならないということがあります。さもなければ，希望や夢を犠牲にして，自らが24時間介護を提供する決心をします。家族が最も望むのは，患者にまともな住居，治療，およびリハビリテーションを提供してもらうことです。このような家族のニーズに応えるために，専門家が，地域社会に質の高いサービス体制を開発し，家族を適宜，サービス機関に照会できれば，家族介護の負担が軽減されます。

　家族介入では，統合失調症が家族に引き起こす負担に焦点を合わせて対応をはかるべきです。家族がどの程度まで介護を提供できるかをまずは見極め，家族の限界を受容することが専門家の役割です。実際，多くの家族は，自分たちの限界を越えて介護せざるを得なくなっています。したがって，家族が介護に関わることに同意したにもかかわらず，どうしても無理がかかってしまいます。そこで，介護を効率的に行なえるよう援助して，家族への負担を最小限に抑えることが，専門家の介入の要点になります。家族がどのようなレベルの介護に関わっていても，統合失調症自体についての情報提供は助けになります。統合失調症についての基礎知識が得られた上で，必要とされる介護行為のうち，どのようなことならばできるかを家族自身が決めます。その決定に応じて，家族介護に必要な情報や技能を専門家が見極めて，それらが応用できるよう援助します。

言葉の選択

　本書では，内容に即して特別な意味を込めたいくつかの用語が使われています。本書の文脈における「家族」は，重い機能的障害を引き起こし，その病因が生物学的背景にあるような精神疾患をもつ人が家族成員に存在する家族，という意味に読みとってください。また，「統合失調症」はいわゆる統合失調症だけでなく，かなりの残遺障害を引き起こすような，生物学的要因を背景にもつ精神疾患をも指しています。

　精神疾患を患った人を指す言葉は，差別的ニュアンスのないものを選びました。しかし，精神疾患をもつ人々の間でも，用語についてのコンセンサスが得られていません。本書では，「人々」「本人」「家族」などを使っています。これらが言及しているのは，重い機能障害を引き起こす生物学的精神疾患をもつ人々です。このような用語選択により，全体がすっきりし，読みやすくなるものと期待しています。とりあえず，用語の選択には特別の配慮をしていることをここで確認してください。

　また，性別を意識させられる言葉にも，注意を払っていますが，やはり読みやすさを優先させるため，男性および女性代名詞は，交互に織り交ぜて使っています。

セクション II

研究成果および理論的基礎

第1章　家族および統合失調症に関する研究

　かつて、精神保健の専門家の間では、統合失調症の原因が家族にあると信じられていました。そのため、患者さんは家族の悪影響から守られなければならないと考えられていました。後には、生物学的病因が背景にある精神疾患に対しての生物学的治療において、家族が治療に関わる意味はないと考える専門家も出てきました。その結果、統合失調症の治療に家族が何らかの役割を果たすことは奨励されませんでした。さらに科学的情報が増え、精神保健関連の政策や社会の対応に変化が生じると、治療過程における家族とその役割についての専門家の見方も変容してきました。いまや、統合失調症をもつ人の家族は、他の慢性疾患または機能障害をもつ人の家族と同様に位置づけられるようになりました。専門家は、治療やケアを実施する上で、家族との連携が重要であると考えるようになっています。

　統合失調症や家族に関する新しい研究成果が得られてから、それが専門家全体の考え方や臨床実践に影響を及ぼすまでには何年もかかります。どの専門分野においても、ある発見がその分野の専門家全体に影響を及ぼすまでには時間がかかります。現時点では、統合失調症をめぐって最新の研究を行なっている専門家と一般の治療家との間にギャップがあります。これはしかし、この専門家集団全体に新しい発見が根づいてゆく過程であると言えます。

注

　以下の情報は、膨大な情報の中から重要なところだけを大まかに拾い出したもの

です。すでにご存じの内容もあるかもしれませんが，目新しい概念を見いだされる読者の方々もあるでしょう。ここに提示された情報は，私が大学院生の頃には存在しなかったものです。統合失調症に関する知識は急速に変化しています。統合失調症についての著書が執筆されても，それが製本され，出版される頃には，すでにその内容は古くなってしまっているくらいです。家族教育と並行して，皆さんがこの情報を習得し，実践の場で生かそうとされる試みに私は拍手を贈りたいと思います。

統合失調症は神経生物学的な障害である

過去20年間に集められた証拠により，統合失調症が神経生物学的な障害であることが示されるようになりました。脳の構造および機能の欠損が発症時に存在することが確認されていますが，これは薬物療法が開始されると変化していきます。この脳の機能障害の種類や程度に応じて，個人の認知能力が影響を受けます。*Shizophrenia Bulletin* の1997年第3巻には，以上のような最新の情報が特集で載せられています。脳機能に関する情報がより詳しく得られるようになったために，統合失調症をもつ人たちについての理解も深まっています。この病気をもつ人たちは，脳機能の欠陥と闘っているのです。最新の研究成果を踏まえれば，この人たちを単になまけもので融通がきかない性格の人と見なし，彼らを責めたりすることはできなくなるはずです。脳の機能的欠陥を減らし，補強することは可能であり，家族や地域社会の一員として生活能力を向上させるという目標が強く意識されるべきです。

統合失調症の原因は家族にあるのではなく生物学的なものである

統合失調症の原因に遺伝がかなり関わっていることは以前から知られています。また，遺伝以外の環境因子は，おそらく出生前後における生物学的要因であるらしいということが研究から示唆されています。家庭環境や心理社

会的要因に病因を探ろうとする研究も繰り返されてきましたが，思うような結果は出ていません。ドラッグや生活上のストレスが統合失調症の発症の引き金になることはありますが，専門家のほとんどは，それらが真の原因であるとは考えていません。もともと統合失調症を発症する生物学的な素地がなければ，いくら引き金をひいても発症はしないということです。*Schizophrenia Blletin*（1995年第4巻）では，統合失調症の発症原因の可能性を探っている諸研究の成果をまとめていますが，そこでは，遺伝，生物学的環境，心理社会的なストレス，そして家庭環境などの因子があげられています。

真理を探求する科学者たちに言わせると，統合失調症の諸原因に関する証拠は今のところ約50％しか得られていないということです。現場で，実際に統合失調症をもつ人やそのご家族とおつき合いしている臨床の専門家のプラグマチックな（いま現在の問題に実践的に対応していかねばならない）立場に立つと，統合失調症の原因は100％生物学的なものであると前提したほうが，仕事がしやすくなります。この前提から出発すると，統合失調症には無効であることが実証されている心理療法は行なわず，薬物療法と心理社会的リハビリテーションのアプローチを選ぶことになります。また，発症をめぐって家族を批判することもしません。全く実りがないからです。効果が実証されている家族教育，または心理教育的介入をもって家族に対応していきます。統合失調症の症状再燃を減らし，回復を促すはずの家族介入も，介入を行なう者の頭の隅に，発症の原因が家族環境にあるという思いが残っていたりすると，失敗に終わることがあります。知らず知らずのうちに家族を責める思いが臨床家の中に出てくると，病気の本人や家族は打撃を受けます。

家族因子は回復過程で影響力をもつ

心理社会的ストレス，文化的土壌，そして家庭環境因子は，統合失調症の原因ではありません。しかし，これらの要因は，回復過程に影響を与えます。ストレス，文化，家庭環境が症状の再燃に一役買うこともあれば，回復を促

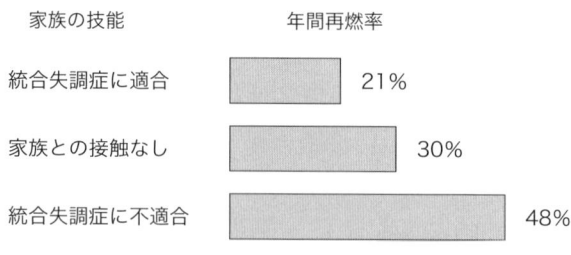

図1　家族の技能（EE因子群）と症状の再燃

すこともあります。その分かれ目は，これらの因子が統合失調症をもつ人の特殊なニーズにどの程度合っているかによります。

　この30年間の研究で明らかになったように，家族の態度や行動には，症状再燃に寄与するものもあれば，再燃を防ぐものもあります。その作用因子群は「Expressed Emotion（表現された感情）」（EE）と名づけられ，なかでも「High EE」のカテゴリーに属する因子群は，統合失調症をもつ人のニーズには合いません。この因子群が多い家族と暮らす人の再燃率は，家族が一人もいない人の場合より高くなっています。「Low EE」の因子群を増やす技能を身につけた家族の行動や態度は，統合失調症の人のニーズに合っているため，再燃が防止できます。図1は，家庭環境と再燃の関係について，それぞれ独立して行なわれた26の研究の成果をまとめたものです[4]。家族にもともと備わっている行動や態度のEE因子群が統合失調症の人のニーズに合っている場合の年間再燃率が21%であるのに対し，家族との接触のない人では30%でした。家族にもともと備わっているEE因子群が病気の人のニーズに合っていない場合の年間再燃率は，43%と高くなっていました。

　上記の研究成果を知らされた家族は，自意識過剰になります。再燃や回復促進と関連のある因子が何なのかを早く知りたいと思います。介護活動を方向づけるはっきりとした指針がやっと得られるのです。しかし，自分たちに「High EE」因子群が多かった場合には，症状の再燃を家族のせいにされるかもしれないという怖れを抱くでしょう。これによって，家族が構えてしまい，

新しい技能の習得が困難になることがあります。また，この「Expressed Emotion」という用語自体は，再燃や回復に関わる複雑な行動因子群がどのようなものであるのかを正確には伝えてくれません。ですから，講師は，「High EE」という用語の使用は避け，かわりに，統合失調症の人のニーズに合った行動因子群自体に焦点を当てて説明したほうがよいでしょう。

統合失調症を患っている人に固有なニーズが何なのかというところから説明を始めるにあたって，次のような点を念頭におくと，その次のステップ（家族に何ができるのか）に話をつなげやすくなります。第1に，敵は統合失調症という病気であり，専門の介護者や家族介護者は，病気の本人と協力して病気と闘うということです。病気の本人と闘うような気持ちになりがちなときには，この点の再確認が必要です。第2に，家族が罪悪感を感じたり，責められている気分になったりすることがないようにし，開放的で建設的なエネルギーが病気の回復を促す行動の学習に使われるようにします。以下に挙げた行動因子は，再燃を防ぎ，回復を促す前向きの態度や行動です。すなわち，先の「Low EE」因子群です。

1. その人のことを，病気を患っている人として受容する
2. 症状は病気からくると理解する
3. 病気の人のための達成課題は現実的で，達成可能なものを選ぶ
4. 病気の人を家族の一員として扱う
5. 愛情をもって距離をおき，そこから援助の手を差しのべる
6. 落ち着いた家庭環境を維持する
7. ほめ言葉と勇気づけの言葉を絶やさない
8. 病気の人の成長を促すために，望ましい行動を例示して指導する

これらの行動因子群に関するさらに詳しい説明は，『家族のための精神分裂病入門』(*Schizophrenia: A Family Education Curriculum*) [5)] を参照してください。

今日では，これら因子群の相互作用に関する理解がより深まっています。症状再燃に至る前段階について研究した結果，介護者と統合失調症の人（成人の場合）との間で，敵意に満ち，相手を責めるような，少々エスカレート気味の言葉のやりとりがあることが知られています。この「破壊的な」言葉のやりとりは，病気の症状としての行動について知識不足である介護者がよかれと思って口にした言葉が裏目に出た結果である，と研究者は結論づけています。このような事態は，治療チームが介護者に対して病気についての情報提供を怠っていたせいである場合もしばしばです。介護者は，病気の人を援助するためのにどのような技術が必要であるかを教わるべきです。また，介護者自身の精神衛生の維持の仕方についても指導を受ける必要があります。参考文献のひとつである *Family Caregiving in Mental Illness*[6] の第5章では，統合失調症と家族行動との間の因果関係に関する情報がまとめられています。

このような相互作用のプロセスは，家族に限らず，グループホームの職員やケースマネージャーなどでも観察されています。たとえば，グループホームの職員が統合失調症の人のニーズに合わない対応をすることがあります。やはり，職員自身には悪意もなく，よかれと思って対応しているのですが，「Low EE」因子群についての訓練を受けていないために，症状再燃にはからずも荷担してしまうことがあります。要は，統合失調症の人に固有のニーズを知ることです。専門の介護者も家族介護者も，この固有のニーズに応えることができれば，よい成果を得られるでしょう。

最近，統合失調症の専門家のあいだでは，病気の人やその家族が抱えるいろいろな問題は，病気からくる症状や機能的欠陥に由来すると考えられています。病気の本人も，家族も，地域社会も，そして医療体制も，病気がもたらす課題に対処しようと四つどもえになり，時には病気の症状再燃に直面したり，回復を実現したりしています。図2は，それを表わしたものです。

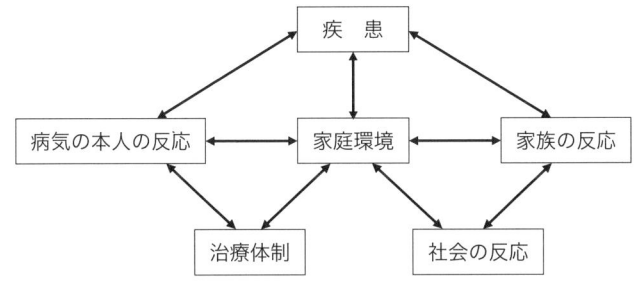

図2 複数のシステムが家庭環境に作用する

脱入院治療の動きは家族を介護者にする

　抗精神病薬の登場，地域精神保健を推進する政治的勢力の攻勢，そして政府や保険会社の財政難などが背景となって，入院していた人々が地域社会に出てくるようになりました。不幸にも，地域社会の受け入れ体制は十分でなく，住居，治療体制，その他の社会資源の不足により，退院してきた人々の社会生活を援助することができていません。この社会資源不足のしわ寄せで，家族がその溝を埋めるべく，介護者としてのいろいろな役割や機能を担わなければならなくなっています。現在のところ，統合失調症の人が家族（ふつうは両親）と同居している率は，アメリカ全土で30％です。また，家族から何らかのかたちで日常生活の援助を得ている人は80％にのぼります。家族への依存の度合いはさまざまで，家族が後見人となり本人は閉鎖施設に住んでいる場合もあれば，家族が事実上のケースマネージャー兼施設職員の役割を兼ね，本人と同居している場合，そしてまた，建前では「独立」しているはずの人に，家族が毎週何度も援助の手を差しのべなければならない場合など，いろいろです。

　統合失調症の人に提供されるケアのほとんどは，専門の職員によるものではなくなり，家族が提供しなければならなくなっています。このような負担は，家族の歓迎するところではありません。負担は，背負わざるを得ないと

感じているのが現状です。

新しい治療法は本人と家族に新しい役割をもたらす

　薬物療法や心理社会的リハビリテーションの技術が改善されてきたことにより，統合失調症の予後は今までになくよくなってきています。回復の可能性も大きくなりました。その可能性を最大限にするためには，脳の機能的欠陥にどう対処すべきかという点が大きな課題となります。

　最新の方法では，まず薬物療法で脳の機能的欠陥を改善することに焦点を絞ります。それでもさらに残存する機能的欠陥を克服しようとするのが，リハビリテーションの意図です。このアプローチでは，統合失調症によるハンディがあることは，始めから前提とされています。重要なのは，このハンディが生活能力に悪影響を与えないようにする技術を教え，病気の人が生活不能者にならないようにすることです。よく引き合いに出される例ですが，盲目というハンディがあっても，必ずしも読書能力がないということではないのと同じです。統合失調症のために認知能力に欠陥があるからといって，人生の目標が何も達成できない，ということにはなりません。

　リハビリテーションの過程においては，病気の本人も家族も，専門家と同等の立場で関わります。回復の目標を自らが立て，目標達成に必要な介入方法を自分たちで選び，実施していきます。その中で家族の担う役割は，リハビリテーションサービスの推進者，病気の本人の動機づけや励まし役，治療に対する本人の協力的態度の促進者，技術訓練の際のパートナー兼コーチ，そして治療的環境および治療的作業の提供者など，いろいろです。

家族は社会的・政治的な活動を通じて自分たちのニーズを知らせる

　家族会やその他の団体は，強力な消費者運動をつくりだし，それを展開してきました。精神保健医療サービスを利用する消費者として，病気を患う家

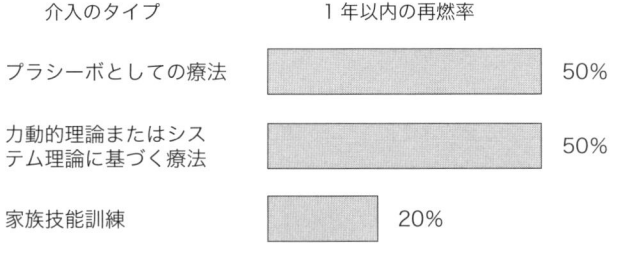

図 3 家族介入の成果

族のために，精神保健領域の研究，治療，そして社会資源を擁護しています。また，統合失調症が家族に及ぼす影響の複雑さについて，専門家の教育も行なってきました。家族の負担については，Diane Marsh の *Families and Mental Illness: New Directions in Professional Practice* [7] の中に素晴らしい記述があります。家族は，自分たちが何を必要としているかを社会に示してきました。すなわち，病気の家族を助けるために何が必要かということと，病気が家族全体に及ぼす影響に適応し，対処していくために何が必要かということを明らかにしました。

システム論に基づく家族療法は統合失調症には無効である

臨床家が出会う家族は，いろいろなシステムから複雑な影響を受け（図2），その相互作用の中でいろいろな姿を呈するようになっています。そのひとつの現われとして，家族のコミュニケーションや人間関係のパターンにある種の障害を認めた臨床家は，1950年代と60年代に統合失調症の原因は家族にあると結論づけてしまいました。そしてその治療法として，システム理論に基づく家族療法が提案されました。これが効果を示したという簡単な報告もありますが，厳密な研究では，この療法が統合失調症には効果的ではないという結果が出ています。図3は，この課題をめぐってなされた諸研究の結果をまとめたものです。

新しい家族介入は有効である

　家族が介護者としての役割を担うことが多くなるなか，専門家は，家族からその任務をどう遂行したらよいかについてアドバイスを求められても，これまでは十分に対応できていませんでした。幸い，この十年で家族介入の効果が証明され，いろいろな介入方法が開発されてきました。図3に示されているように，家族技能訓練の再燃防止効果は，力動論やシステム論に基づく治療法の倍以上です。家族技能訓練については，第2章でお話しします。

> **注**
> 統合失調症の人を家族にもつときに生じる問題が，システム論に基づく療法で解決し得るものである場合もあります。認知行動療法や力動論に基づく療法が，夫婦や家族の問題に適用できることもあります。しかし，私の観察では，家族の直面している問題が，主に統合失調症に関連したことである点を精神療法家が見過ごしていることが多いようです。精神療法家は，家族のニーズに基づいてではなく，自分の受けた訓練および家族療法に関する自分の好みに基づいて問題を捉え，治療方針を選んでしまいますが，力動論やシステム論の治療法を統合失調症をめぐる問題に応用しても効果がないようです。

ま と め

　最近の研究成果がはっきりと示しているのは，統合失調症が神経生物学的な疾病であるということです。その病因は，遺伝および妊娠中や出産時における生物学的要因との関連で考えられています。家族のせいで統合失調症になるということは，ほとんど，あるいは全くありません。家族が最も望むことは，統合失調症の予後を改善することができる新しい治療法についての情報を，専門家が提供してくれることです。十分な社会資源が与えられない状

況では，介護者としての家族にかかる負担が大きくなります。症状の再燃や回復過程を左右する強い要因としては，ストレス，文化，介護技術などがあります。病気の予後を改善するための家族要因が何であるかは知られるようになりました。システム論に基づく家族療法は，統合失調症には効果がありません。しかし，家族教育や技能訓練は予後をよくします。

第2章 家族教育に関する研究

　学識関係者の間では，統合失調症と家族要因との因果関係について，いまだに議論が続いています。この問題については，現時点で以下のような説明が可能でしょう。

1. 家族要因は，統合失調症とは独立に存在する
2. 家族要因とは，統合失調症にかかりやすいという遺伝的特性の臨床的現われである
3. 家族要因は，統合失調症に対する反応（すなわち統合失調症によって引き起こされたもの）である
4. 上記のすべて（1～3）は，いわば循環系をなすような因果関係の中で作用しあう。すなわち，統合失調症が家族反応を引き出し，その反応が病気の症状の現われ方に影響を及ぼし，この症状が新たに家族反応を引き出す

注

　私の見方では，上に述べられていることはすべて真実です。病気の症状や統合失調症による機能的欠陥が引き起こす家族反応の中には，予後の改善に役立つものと，役立たないものがあります。役立つ反応だけが引き起こされることはまずありません。家族の中には，統合失調症を患っている人と同様な認知能力の限界が臨床的に認められる人がいるかもしれません。統合失調症の人を抱える家族一

人一人のコーピング能力は，この打撃的なストレッサーによって低下しています。そのため，本人のためを思っていても，病状を悪化させるような対応を家族がしてしまうことも多くあります。この状況に関わる諸要因を示すのが第1章の図2です。

実際のところ，重要な問題はただひとつです。予後の改善に役立つ家族要因は，変えることのできない家族特性なのか，それともそれらの要因は教え，伝えることのできるような態度や技能なのか，ということです。

家族要因は教授可能な技能である

第1章で述べたように，統合失調症を患う人の予後に，家族は影響力をもっています。力動論やシステム論に基づく治療法は，家族および病気についての誤った因果関係を前提としており，統合失調症に対しては効果的な介入ではありません。これとは対照的に，家族心理教育的介入は，統合失調症の予後改善に役立つ家族の技能を教える上で，非常に効果的です。

PennとMueser[11]は，家族教育および心理教育に関する諸研究の成果を非常に要領よくまとめています。アングロ・アメリカあるいは北ヨーロッパ系の家族を対象として，少なくとも9カ月間行なわれた家族心理教育の介入は，いずれの場合も症状再燃の抑制に劇的な効果を示しました。この種の研究を10例，重みづけも考慮してまとめた結果が図4です。すなわち，家族のもっている技能が統合失調症の人のニーズに合わない場合は，症状再燃率が倍以上になっています。病気の人のニーズに合った技能をもっていない家族に技能訓練を行なった結果，症状再燃率が20%まで下がっています。はじめから病気の人のニーズに合った技能をもっている家族の場合と同じレベルになったのです。ですから，症状再燃を左右する要因は，教授可能なものであって，変えることのできないような家族特性ではないということです。

再燃率の減少は，家族心理教育の介入後，8年たっても認められています。

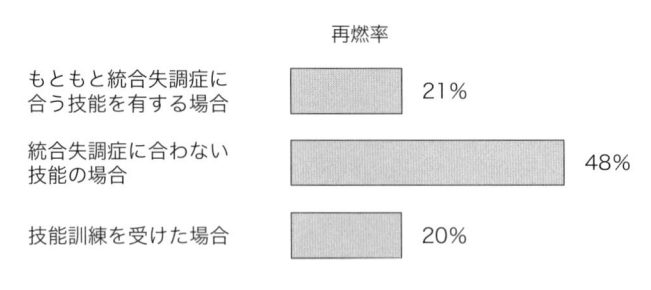

	再燃率
もともと統合失調症に合う技能を有する場合	21%
統合失調症に合わない技能の場合	48%
技能訓練を受けた場合	20%

図4 家族の技能は学習可能

　家族心理教育はまた，病気の人の社会的機能にもよい影響を及ぼします。さらに，家族の負担を減らし，家族全員の生活の質を向上させることもわかっています。

　症状再燃率の減少に効果のなかった家族介入の例を2つ紹介しておきます。ひとつは，心理・力動的アプローチを応用したもので，他の介入とは対照的に，広義の心理教育あるいは行動療法モデルを使ったものです[8]。もうひとつは，アングロ・アメリカ人を対象としたときには効果のあった行動療法的介入ですが，文化的違いを考慮せずにそのままメキシコ系アメリカ人（アメリカ文化になじんでいな対象）に応用して失敗した例です[12]。この例では，介入が文化的不協和を起こし，再燃率が上昇しました。これとは対照的に，中国における研究[2,13]では，家族心理教育に文化的調整を施しました。文化的な調整を行なった結果，アングロ・アメリカ人を対象とした場合と同様，再燃率の減少が認められました。ここから学ぶべき点は，家族心理教育の介入手段は，対象家族の文化，価値観，行動規範に応じて調整されなければならないということです。

　これらの研究成果がはっきり示していることは，統合失調症の人のニーズに合った態度や技能を持ち合わせていない家族は，それらを学習によって獲得できるという点です。成人がある技能を学ぶ場合に当然言えることですが，人によって学習の速度に違いがありますし，教授の仕方によって学習効果が異なることもあります。

実証的な研究によって効果的だと認められている家族技能訓練の方法がいくつかありますが、それらに共通する要素は以下のようなものです[7]。

1. 打撃的なストレッサーに適応しようとコーピングに取り組んでいる家族を、他のすべての家族と同等に位置づけ、共感的に対応している
2. 家族の一人一人との共同作業を可能にするチーム意識が育っている
3. 介入方法が家族のニーズに合っており、その支援の程度が時間とともに少しずつ減らされていく。これにより、必要な援助を与えることと、家族の自律機能を促進することとを同時に行なっている
4. 病気、その原因、予後、および治療法についての情報提供がある
5. 家族の、自己呵責、罪悪感などが破壊的に働くことをくい止め、家族に内在するエネルギーを解放してコーピングと適応に向けられるようにしている
6. 病気の人に機能的限界があること、またその人がそれを克服して生活能力を高める回復力をもっていることの両方を認識して、バランスのとれた視点を家族がもてるようになっている
7. 現時点での家族構造、その長所、家族が共有する世界観を受容し、これらを家族構造補強のための土台として活用している。家族の一人一人や家族集団の精神力動にメスをいれ、精神病理をあばくことはしない
8. 家族の枠組みを強め、安定させ、おだやかな雰囲気を促進する
9. 薬物療法の計画が定まったら、それに従うように促す
10. 現時点で機能している家族内のコミュニケーションと問題解決の技能を調整し、統合失調症が引き起こす固有の状況に対応できるようにしている
11. 現在進行中の課題および具体的な行動に焦点を当てている。過去の出来事にこだわらないようにさせている

臨床家からみたこれら11の要因は、予後をよくする8つの家族要因（第

1章）と関連しています。

　病気の症状と機能的欠陥によって病気の人のニーズは変わります。それとともに，援助の仕方も変わってきます。専門の介護者や家族は，病気の人のもつ固有な状況に応じて，同じ技術でもいろいろにアレンジして使い分ける必要があります。家族心理教育の教材内容は，病気の症状や機能的欠陥の種類や度合いに応じて必要となる，一連の技能についてのものです。家族心理教育のプロセスでは，家族が病気の人に提供することになるサポート，励まし，そして訓練を，講師が家族に実践的に示します。

　最近の研究には，総合的心理教育プログラムの内容と，教育効果との関係を調べているものがあります。これに関連して，本書にとって意義のある議論としては，家族教育と家族心理教育との違いが挙げられます。

　家族教育の介入は，普通，短期間のもので，家族のみを対象とし，情報提供が中心です。目標は，家族のもっている知識を増やすことです。家族が必要とする技能は紹介だけにとどまり，系統的な訓練は行ないません。すなわち，症状再燃防止のための技能の獲得は目的としていません。

　心理教育的介入の場合，より深く立ち入り，細部に関わります。介入は7，8カ月から数年に及ぶこともあり，家族全員を対象とします。回復を促し，再燃率を減少させるために必要な，具体的技能の訓練に焦点が置かれます。目標は，病気の人と関わるときに家族が応用すべき技能を磨くことです。心理教育は，一家族または複数の家族を対象に行なうことができます。中核となる技能は繰り返し練習し，家族が自宅で日常的に使えるようにします。研究を兼ねる場合は，家庭訪問や，実際の家庭環境における技能評価も行ないます。

　家族心理教育を効果的に行なうためには，まず，家族教育から始めなければなりません。家族教育は，家族の態度や行動を後で変容させるための下地を作ります。家族教育は必要条件ですが，実際に目に見える成果を生み出すためには必ずしも十分ではありません。

　家族教育は，統合失調症についての理解を提供し，さらなる学習への道を

開きます。実際の態度変容や技能獲得によって症状再燃率を減らし，家族の生活の質を向上させるには，さらに一歩踏み込んだ介入が必要となります。

家族心理教育の効果

家族心理教育による技能訓練は，病気の予後や家族の健康によい効果をもたらします。家族心理教育を長期間続けた場合,

- 症状再燃率が半分以下になる
- 薬物療法が徹底する
- 病気の人の社会的機能が高まる
- 家族のコーピング能力が高まる
- 家族の負担が減る
- 家族の健康が増進する
- 病気の人とその家族のための社会的支援が増す

長期間にわたって具体的な技能の獲得に焦点を当てる心理教育は，再燃率と回復に大きな影響を及ぼします。

家族教育の効果

短期間の家族教育の効果は，心理教育ほどには目立ちませんが，好ましい変化をもたらします。再燃率や回復過程に及ぼす影響は，測定可能な結果としては出てきませんが，以下のような変化をもたらすでしょう。

- 病気とその治療についての知識が増える
- 適切な治療やリハビリテーションのプログラムに家族および病気の人を導く
- 家族が社会で孤立したり，白い目で見られる可能性を低くする

- 家族を家族会，その他の支援グループに結びつける
- 病気の人が責められる事態を減少させる
- 不安，恐れ，心痛を減らす
- 前向きの姿勢と希望を与える
- 家族の負担を減らす
- 家族が心理教育を受けるための素地をつくる

以上は，あらゆるタイプの家族教育プログラムに共通して言えることです。効果的な家族教育の中核的要素としては次の4点が挙げられます。

1. 敬意をもって家族に臨む
2. 提供する情報は，家族が理解できる内容のもので，その量が消化可能である
3. 情報の提示の仕方は，記憶に残るよう工夫されている
4. 予後を改善するために役立つような信念や態度が身につくよう促す

　ビデオ，パンフレット，講座などのすべてが知識を増やすことに役立ち，前向きの姿勢を強化し，治療過程への参加を促し，ストレスを減らします。非常に簡単な手段をとった場合でも，教育はそれなりに効果的です。たとえば，1カ月の間にパンフレットを4通郵送した場合でも，わずかながら知識が増え，心的負担が減ると考えられます。しかし，最も効果が得られるのは，講師が直接，講座を行なう場合です[14]。講座では，パンフレットやビデオテープよりも，家族とより積極的な関わりをもてることが期待できるからです。提供できる情報の量も多くなり，学習の方法もいろいろ使え，質疑応答などのやりとりが学習効果を促進します。

　心理教育ではなく家族教育のアプローチのみでは，その効果は，ある程度までくると頭打ちになるようです。そのレベルに達した後は，さらに教育を続けても，目にみえる形で効果を測定することはできません[15]。

家族の利用できる社会資源	利用率	いくらか役に立った または非常に役立った と評価された率
講義・本	75%	96%
授業・ワークショップ	21%	96%
サポートグループ	76%	95%
友人	71%	90%
親類	72%	84%
個人精神療法	61%	77%
集団精神療法	35%	68%
家族療法	33%	61%
宗教関係の相談サービス	42%	58%

図5　家族による社会資源の評価

家族のニーズに関する調査

　図5は，300以上の家族を対象とした調査の結果ですが，講義，本，授業，ワークショップなどの教育的介入が最も役に立った介入として位置づけられています。

　以上のような調査結果は，回答者が家族会の会員であるか否かにかかわらず，同様でした。また，病気の人を家族にもつ精神保健分野の専門家を対象とした調査でも，同じ結果が出ています。この分野の専門家で，自分自身の家族に精神疾患がある人々の場合，病気に関する教育，および病気の人の行動にどうコーピングすべきかの具体的指導の2つが，最も役に立ったと答えています。ここで調査対象となった専門家のほとんどが，自分たちの仕事においては精神力動論またはシステム理論に基づく治療を行なっていましたが，調査に対する回答の中では，これらの治療方法は，統合失調症にコーピングしていく上ではあまり役に立たないという評価を与えていました[3]。

　家族会を通じて，家族は自分たちのニーズをうまく表現しています。家族が必要としていることは，統合失調症の回復を促すために必要な諸技能と対応しています。また，病気の家族に適応するためのコーピング方法とも対応

しています[17]。以下のような条件下において、家族はよりよい適応を示します。

- 社会的サポートシステムの規模が大きい
- 病気の家族に対応するにあたって、自己効力感（すなわち、自分たちは効果的な対処ができるという信念）がある
- 居住地域の家族会支部に所属している
- 自分たちがもっている情報や技能の価値をまわりから認められていると感じており、またそのために尊敬され、頼りにされていると感じている

精神保健の専門家は、家族（そしてニーズに関する調査結果）によって必要であると認められている情報を提供すべきです。また、家族は、教育の方法についても、自分たちの学習のスタイルに合ったものがどのようなものであるかを専門家に伝えることができます。家族のための教育は、

- 明快で、具体的な情報を提供し、
- 実際に抱えている問題に直接関連しており、
- コーピングに役立つ指示や技能を提供し、
- 病気の本人が受けているサービスを評価する能力を高めてくれる

という条件を満たすことが望まれます。

まとめ

家族を含め、あらゆる介護者は、統合失調症をもつ家族の予後に絶大な影響力をもっています。予後の改善に役立つ態度や技能が何であるかも、具体的にわかってきました。家族は、これらの技能を習得して症状再燃を減らし、回復を促すことができます。

家族教育は低コストの介入方法であり，実りも多く，以下の点が期待されます。

- 病気とその治療についての知識が増す
- 社会の歪んだ見方とそれを気にする気持ち，および社会的孤立が緩和される
- 病気の人を責める態度が改善される
- 不安，恐れ，心痛が軽減される
- 前向きな姿勢を強め，希望が大きくなる
- 家族の負担が減る
- 家族が心理教育を受けるための下地をつくる

家族教育はまた，技能訓練の介入を行なうための準備にもなります。この技能訓練は，病気の人の予後，および家族全員の心身の健康に大きな影響を与えます。

第3章 家族教育の原則

第2章では,家族教育の理論的基盤を与えてくれるような研究成果を紹介しました。この章では,家族教育の利点と目標について説明します。ここに記述する教育の原則は,家族の人が統合失調症をもつというトラウマを経験した人にあてはまるものです。

家族教育の利点

家族教育は,家族を援助するための第一歩として,非常に力強いものです。すなわち,家族だけでなく,精神保健の専門家にも治療チーム全体にとっても,また医療システム全体にとっても,利点が多いものです。以下のような理由から,家族教育をさらに利用すべきだということがわかるでしょう。

家族自身が教育を求めている

病気の本人が家族にとって満足のいく治療を受けたあとで,家族が最も必要であると訴えるのは,精神疾患とその治療についての情報です。これは,家族が病気の人をよりよく理解し,援助したいという気持ちによるものです。家族のこのようなニーズに応えることで,家族と専門家の間に信頼関係や協力関係が生まれます。

家族教育は効果的である

　第2章で述べたように，家族教育により，病気についての家族の知識が増え，病気が本人と家族に及ぼす影響についての理解が深まり，回復を促すような家族の役割について学ぶことができます。家族教育はまた，不安，恐怖，罪悪感，病気の本人を責めたくなる気持ち，ふがいなさ，社会の歪んだ見方，孤立化などを軽減します。

家族教育は，最善の治療には欠かせない

　現在の科学で知りうる最良の情報を得ることで，コーピングに必要な手段が家族に与えられます。専門家自身は，最善の治療を提供できるという満足感を得ることができます。また，洗練された業の域に達しているとでも言うべき質の高いサービスを提供することで，社会的にも高く評価されます。そして最も重要なことですが，病気の本人の予後改善に貢献できることが何よりの満足を与えてくれます。

教育は，治療のように特殊なものではなく，日常的な営みである

　いろいろな事柄について教育を受けることは，一生を通じての自然な営みです。生涯，学び続けるということについては，社会はよい評価を与えてくれます。家族教育の多くは一般に公開されているため，それに参加したからといって，家族に精神疾患をもつ人がいると勘ぐられることはありません。このことは，世間の冷たい目を恐れる家族にとって重要なことです。

　教育は，人を脅かすものでも，強制的なものでもありません。授業によっては，参加者が一言も口をきかなくてもよい場合さえあります。あるいは，授業中にあまり発言をしなくても大丈夫な場合もあります。また，専門家と関わりをもつべきかどうか迷っているような家族にとっては，専門家の助けがどのようなものかを距離をおいて観察できるので，彼らとの初めての接触を実現するには好都合です。

知は力なり

　教育的介入により，家族は，病気に翻弄されず，人生を自分のコントロール下におくために必要な知識を得ることができます。この介入では，過去の過ちを振り返って分析し，逆に気力を失ってしまうような状況を招くことはしません。教育は，よりよい未来に焦点を当てます。

家族が学習のペースを決める

　自分たちを打撃的なストレスの被害者とみるにしろ，それを克服した者とみるにしろ，家族の強さや情報消化能力は，彼らの適応段階に応じてさまざまです。教育を受けた家族は，自分たちがその時々で最も気がかりな問題に対する答えを見つけることができます。家族は自分たちに必要な情報を集め，保持し，また必要に応じていつでも再確認できます。教育が重要な情報を提供するにあたり，家族が受け取り吸収すべき情報量は，家族のニーズに応じて調整されます。

家族教育は低コスト

　厳しい予算の昨今，医療サービスはそのコストに対する効率の面から評価されます。この点，家族教育は有望です。家族一単位あたりにかかるコストが非常に低いにもかかわらず，重要な利点が認められています。このような直接的な利点に加えて，以下に示すような間接的利点も指摘できます。

家族教育は治療効果を高める

　治療をめぐって家族の協力が得られないとすると，それは一般的に，適切な治療とは何かについての知識が家族にないからです。そのような家族は，診断や治療計画について知らないことが多いのです。治療方法について知らない家族は，自分たちにとっては訳のわからないような方針や手順に抵抗するかもしれません。多少の知識がある家族の場合でも，病気の人の生活能力について非現実的な期待を抱いていたり，治療に過大の期待をかけたりしま

す。家族教育は，治療の目標と方法についての家族の理解を深め，病気になった人の治療への協力を促します。病気の人が服薬を実行し，治療計画に従うよう前向きに働きかけることのできる家族を，教育によって応援します。

家族教育は他の家族介入の効果を高める

これまでに効果が確認されている家族介入にはいろいろありますが，どの場合でもまず，家族教育が最初のステップとなっています。単一家族または小グループに対して教育を行なうよりも，複数の家族を集めて大きなグループを扱うほうが，家族およびサービス提供者の双方にとって効率がよくなります。すなわち，家族に与える影響は，個別面談の場合よりも即効性があり，しかも大きく，またサービス提供者側にとっては，一家族あたりにかかる費用が少なくてすみます。

家族教育はいろいろな家族，家族支援グループ，および医療機関との間の協力関係をつくりだす

家族教育は，もっぱら家族会の支部および地域の医療機関との協力のもとに行なわれます。このような協力関係は，家族教育以外の領域でも，互いに共通の関心事があればさらに広がるでしょう。家族会と地域の医療機関との絆が強くなれば，医療制度のいろいろなレベルに望ましい変革がもたらされるはずです。家族教育に参加した家族には，それをきっかけに，いろいろな支援団体や地域の医療機関の中で積極的に動けるようなチャンスが与えられます。

家族教育の目標

家族教育の講座は，通常，短期間の集中的介入となります。家族教育のインパクトを大きなものにするには，その介入を，現実的な目標に直結させる必要があります。以下に，達成可能な現実目標を6つ挙げます。

病気に関する情報の提供

どの家族教育においてもまず行なうことは，病気，治療，回復を促すために家族ができることなどについての情報提供です。家族教育は，家族が知っておくべき重要な事実を伝えます。たとえば，妄想は治療すべきものであって，話し合いで解決できるものではないという事実などです。病気の本人やその家族が統合失調症についての正しい知識を増やせば増やすほど，病気の経過によい影響を及ぼすことができます。

治療の意義を伝える

精神科の治療は，家族の目にはミステリアスで訳のわからないものに映ります。理解不足から，家族が精神科治療と聞いただけで威圧感を覚え，治療に対して消極的な態度をとることがあります。この場合，精神科で受ける指示が，家族にとっては何の意味もない，単に猜疑心と反抗心を抱かせるものになりかねません。現在，精神科の領域でどのような研究が行なわれ，効果的治療の原則がどのようなものであるのかをわかりやすく伝えることによって，家族の理解と協力を得ることができます。

自分や他の人を責める気持ちを軽減する

統合失調症の病因，経過，および予後についての正しい情報を伝えることで，この病気が誰かのせいで起こるものではないという点が確認されます。家族が，病気をめぐって自分自身やまわりの人を責めたくなる気持ちでいる場合，それを解消するには，この情報提供が最も効果的です。この重要なプロセスについては，第8章で詳しくお話しします。

現実的な期待と希望を生みだす

統合失調症において中核となる脳機能の欠陥についての情報を伝えると，病気をもった本人が抱えている限界が家族に見えやすくなります。この限界を認識することが，限界克服のための第一歩となります。そして，予後と治

療効果についての前向きな情報を伝えられた家族は，現時点での現実的な見通しと将来への現実的な希望を抱けるようになります。病気の本人と家族の中に宿ったこの希望の炎が，回復への努力を続けるための火種となるのです。

回復を促すために家族ができることを示す

家族の方々の多くは，病気の人を助けるために，すでにかなりのエネルギーと労力を費やしているはずです。家族教育はこのような家族の苦労を，より生産的で効率的な方向に軌道修正することができます。家族のエネルギーと労力が，家族全員の心身の健康を改善するというひとつの目的のために，無駄なく使われるようになります。

医療サービスを家族にとって利用しやすくする

統合失調症を抱えた人は，自分に必要な医療サービスを受けるにはどこへ行けばよいかがなかなかわからず，苦労しています。精神科医療サービスが提供される仕組みは複雑です。どこへ行けば必要なサービスを受けられるか，などについて考えるための認知能力が統合失調症では最もダメージを受けています。家族は，効果的な精神科治療とリハビリテーションの重要な要素を学ぶことができます。さらに，地域の精神科医療がどのように機能しているかも学びます。この知識を武器に，複雑な精神科医療制度のネットワークの海を航行し，病気の本人に固有なニーズを満たすような，きめ細かいサービスを常に求め続け，適切な方向を探ることができるのです。

家族に内在する健全な力で打撃的ストレスに適応する

家族教育で最も重要な原則は，家族を「健全性」のパラダイム（「病理性」のパラダイムとの対比において）の中に位置づけることです。すでに実証的研究で示されていることですが，ある出来事や状況に対しての解釈や評価は，その人の価値基準あるいは認識のパラダイムに大きく左右されます。家族教

育の講師が，家族をその機能不全と病理を軸にして捉えている場合，家族のいろいろな行動に好ましくない属性を読みとりがちになるでしょう。これに対して，家族の健全性に焦点を当てた場合，講師は，ストレス下で四苦八苦しているなかで家族が示す力強い適応行動を認めることができるでしょう。「健全な」家族が講師に質問をする場合，これは家族がある事柄を理解しようとする行為と受けとめられますが，「機能不全の」家族が質問をしてくると，講義の流れの妨げになる不愉快な行為として認識されるかもしれません。「健全な」家族が講義内容について，それが自分たちの置かれた状況に合っていないと主張すれば，好ましい積極的な行動となり，この家族は，与えられた情報を自分たちの経験に照らし，そこに意味を見いだそうと努力していると解釈されます。「機能不全の」家族が同じことをした場合，問題から目をそむけ，かたくなな態度で，無意識の否認を示唆する行動をとっていると解釈されるでしょう。

　最も正確で偏見の少ない，建設的な家族の捉え方とは，彼らを，統合失調症の人を抱えていない他の家族と全く同等として考えることです。そのような，どこにでもある家族が，打撃的なストレスに対処し，適応しようとしているのだと考えることです。統合失調症の人を抱えているか否かに関わりなく，家族一般に備わる強さ，弱さの程度やコーピング技能のレベルはさまざまです。精神疾患が家族を襲った場合，その家族全員に悲惨な影響を及ぼします。家族機能のあらゆる部分が揺さぶられます。毎日の日課から，家族の心のよりどころとしていたことまでが影響を受けます。この打撃的ストレスの被害者として，家族は周囲から普通以上のサポートと理解を必要とします。また，自分たちに健全な力が内在していることを再確認し，たびたびその存在を思い出し，励ましを受けて力を活性化しながら，ストレスとの長期戦に臨む必要があります。

　家族教育によって家族を援助する上で認識すべきことは，打撃的ストレスが家族の情緒面あるいは実生活面に及ぼす影響，および介護者としての役割を遂行する際の主観的または客観的な負担です。家族教育は，家族に内在す

る，いわば弾力性のようなものに働きかけ，それを活性化します。また，教育は，家族の努力がより実り多いものになるよう方向づけます。

家族を援助する際，以下の点を念頭に置きましょう。

1. 新しい技能を絶対に身につけなければならない，と家族の人たちが心に決めているわけではない。また，精神科医療サービスの提供者側に立って活動しようと決心しているわけでもない
2. 家族が学ぶべき技能は，家族のもっている素質に必ずしも適合しているとは限らない
3. 精神疾患が家族に引き起こす，すさまじい苦悩は，家族の学習能力を制限する

家族は，重度の慢性的なストレス状況に適応しようともがいているのだと捉えることが，最も妥当と言えるでしょう。このような視点で家族に臨めば，家族のコーピング行動が実を結んでいない場合でも，新たな学習のために家族に内在するエネルギーが開放されることが多く，さらに効果的なコーピング方法を身につけようとする努力を引き出すことになります。

家族教育は，計り知れない底力と能力をもった人たちとのパートナーシップに基づく共同作業でなければなりません。精神疾患とその治療についての総合的知識を講師から得ようとしているのが家族です。一方，家族は，自分たちが日常的につきあっている病気の人が示す症状，社会的機能の欠陥，残された機能，健全な治癒力などについては非常に詳しく，個別の症例を把握できる立場にあります。ここで，総合的知識をもった専門家と個別の症例について詳しい情報を提供できる家族が互いの力を合わせることによって，治療の一般原則の応用がきめ細かく行なわれ，症例ごとに異なる固有の状況に応じて，治療効果を最大にすることができます。専門家は，家族のニーズ，関心事，当面の最重要事項が何であるかを聞き取り，家族と共同して，学習目標を設定しなければなりません。講師が，受講者に対して心からの敬意の

念をもって臨む状況においてこそ,家族は学習に積極的に取り組むことができ,講師の専門知識もそこで初めて生かされるのです。

成人教育としての家族教育

家族教育では,成人が新しい技能を学習しようとします。彼らが自分の知識不足を認めて学習しようとするときには,自分は何かに劣っているから学習するのではないという意味で,頭のどこかで自尊心を維持している必要があります。しかし,この自尊心をもちつつも,今まで固持してきた態度や習慣になった行動様式を捨て,自分に不足のあったことをわずかでも認めざるを得ない時期を通過しなければなりません。受講者は,自分の力をさらに強くする何かが得られるという希望に支えられ,自分に足りないものがあることを認めることができます。教育的介入において応用されるべき成人教育の大原則は,受講者のこのような自尊心を強化することです。それは,新しい技術を試そうとする受講者を援助する際に,常にその人の長所を見つけて指摘する,ということで実現されます。

注

家族教育において講師に要求される忍耐力をどう維持するかについてですが,自分たちが専門家としての訓練を受けた過程で,統合失調症の人と効果的な関わり合いができるようになるまでに,どれだけの教育,臨床指導,サポート,そしてコンサルテーションを必要としたかを思い出してみることが助けになるかもしれません。その過程で,自分たちも,どれだけもがいてきたかを思い出し,目の前の家族もいま同じような試行錯誤を通じて,統合失調症の人とのつきあい方を模索していると理解すれば,家族を指導する際の心の余裕が得られるかもしれません。さらに思い出すべきことは,専門家になるための訓練で課される仕事と,私生活の面で片づけなければならい仕事との両立に苦労した経験です。家族も,新しい技能の学習とは両立しにくいような,他にやるべきことを山ほど抱えているという状況を想像すれば,それに共感できるようになるでしょう。

教育と治療

家族教育に関わる講師は，多くの場合，治療家としてまず訓練されています。したがって，介入の目標と方法において，教育と治療を区別しておくことが重要です。Guerney ら [18] の指摘する相違点は，以下のものです。

1. 教育の目標は，現在と将来の問題解決に応用できる知識や技能を教えることである。そこで教わることが，特定の状況だけでなく，多くの場面で活用されるようにすることに教育の主眼が置かれる。治療で主に注意を向けるのは，現在問題になっていることであり，現在は表だっていない状況はあまり念頭に置かない
2. 教育活動が成り立つための大前提や価値基準は，曖昧なまま隠されるのではなく，誰に対しても明らかに示される。教育者は，教育の基礎となる前提や価値基準をはっきりと口頭で説明したり，書き出したりする。治療者は，暗黙に了解された価値基準を前提としているため，あえて説明の必要を認めない
3. アセスメントの位置づけにも違いがある。教える際には，知識不足の程度や種類に焦点が当てられ，通常，その知識の欠損がどうして起こったかは問わない。治療では，過去から現在に至る状況をアセスメントして，診断を下す
4. 教育を受ける際には，治療の場合ほど世間の目を気にする必要がない。「病理」や「治療」などの用語および概念は，教育を考えるときの主要概念ではない。新しい情報や技能を得ようとするにあたって，自分たちに何か問題があるという認識をもつ必要はない。教育の枠組みの中では，治療の場合に比べ，羞恥心や抵抗感は少なくなる
5. 教育では，受講者の個人的な部分に踏み込む必要はない。したがって，引き起こされるストレスやその他のリスクも比較的少なくなる

6. 教育においては，提示された情報を受け入れても拒否しても自由である。教育を受けたからといって，自分たちが変化を遂げなければならないというプレッシャーは，受講者の上にのしかからない。新しい情報をどうしようと，受講者の自由である

ま と め

　家族教育の利点は，病気の本人やその家族にだけでなく，それを提供する専門家にも及びます。その効果は，授業が現実的な目標にはっきりと焦点を絞っている場合に最大になります。その目標とは，病気についての情報提供，治療の意義の説明，自分や他者を責める傾向の軽減，現実的な見通しと希望の創造，病気からの回復における家族の役割の指摘，そして精神科医療サービスを利用しやすくすることです。家族教育が最も効果を発揮するのは，講師が以下の点を認識しているときです。

- 家族は人生最大の苦難に見舞われた被害者である
- 家族の受けた苦悩が本来の学習能力を低下させうる
- 家族がさらに技能を学習しようと試みるときには，常に成人として自己の能力についての自尊心が維持されなければならない
- 教育の目標と方法は，治療の場合とは異なる

第4章 家族が必要とする情報

　この章では，家族が必要とする情報の詳細には触れません。それについては，『家族のための精神分裂病入門』[5]をご覧ください。ここで扱っているのは，詳細な情報を整理し，まとめるために必要な基本概念です。

　家族が介護者の役割を担うにあたって必要となる教育や訓練の内容は，介護を仕事にしている人々の場合と同様です。どちらの場合も，必要な知識や技能は，病気による症状や機能的欠陥の内容に対応したものだからです。家族教育に必要な情報も，専門家が必要とするものと同じです。授業計画においてもすべて同じトピックを扱います。すなわち，統合失調症，その病気をもった人への影響，治療方法，エンパワメント，そして回復です。

教育的ニーズ：家族による評価

　家族を対象とした調査では，家族の経験に焦点を当てても，家族が必要と感じていることに焦点を当てても，得られる結果は同じでした。病気の人が入院治療を受けているか，外来治療のみかでも違いはありません。家族が家族会のメンバーであるか否かにも左右されません。家族がたまたま精神保健医療の専門家であった場合でも，その教育的ニーズは，他の家族と同じでした。家族の教育上のニーズの例として，カナダの Schizophrenia Society が，家族の願いごととして以下のような点を挙げました[19]。

「あったらよかったのに，または可能であったらよかったのにと思うこと」：
- 病気についての知識
- 病気が予防しようのないものであるという知識
- 病気になってしまった人の思考機能は，単に混乱していたとか，ちょっとつまずいていたという問題ではないという理解。そしてまた，病気の人が経験している困難は，単に時が解決してくれるものでもないという理解
- 病気の家族の行動がおかしいことを，家族がはっきりとは認識できないでいるときに，そのことを知らせてくれるような親戚や友人
- 専門家の助けをもっと早くに求めること
- 自分たちのわからないことについてもっと質問をすること
- 忍耐力
- 罪悪感や羞恥心に苛まれることは誰にでもあることだという認識
- 現実の社会の家族は，皆がテレビドラマに出てくるような幸せな家族ばかりではないという認識
- 医療従事者に質問をしたり，助けを求めたりすることは，私たちが行使できる権利であるという理解

　240の家族を対象とした3年間にわたる調査によっても，上記と同様の結果が得られました。その調査によるさらに詳しい教育上のニーズが，図6に，優先順位の高い順に示されています[20]。各項目を必要なもののトップ5に選んだ家族の数が右側に挙げられていますが，ほとんどの家族はここに挙げられた項目のすべてが，自分たちにとって重要であるとしています。
　家族が必要としているのは，病気の人を援助するために役立つ知識，態度変容，その他いろいろな技能です。家族教育はこれらの3領域に影響を及ぼします。すなわち，家族の知識が実質的に増えるような工夫を行ない，また態度変容を促すような情報を提供し，新しい技能を紹介して病気の症状再発を抑制し，回復を促します。これらの3領域は互いに関連しあっていますが，以下にそれを個別に説明します。

家族教育で扱うトピック	トップ5に選んだ家族の数
病気の人が現実的な人生の目標を立てるための援助	127
病気の人に意欲をもたせること	117
病気の人とのコミュニケーション	115
家庭環境に治療的な雰囲気をつくりだすこと	74
病気の人に薬物療法，その他の治療を受け入れさせること	72
病気の人に可能な現実的就労機会	72
精神疾患をもつ人の物質乱用	62
病気の再発の予測と予防	61
病気の人との同居の是非	59
病気についての親戚や友人の受けとめ方	51
自分自身の中の怒りやフラストレーションへの対処	51
どの程度まで病気の人を保護すべきかについて	48
病気の人がストレスに対処するための援助	47
生活や治療のための必要経費について	46
家庭でできるリハビリテーションの計画と実施の方法	45
病気の人にお金をどう使わせるべきかについて	43
薬の効果と副作用	43
病気の人の妄想や幻覚への対応について	42
暴力を未然に防ぐことについて	42
自分自身のストレスへの対応	33
病気の人の奇異な行動の扱いについて	33
病気の人の身だしなみの改善について	33
夫婦間で，ある計画について意見が異なる場合	32
精神保健医療従事者との対応について	32
怒りの処理	29
病気の人のセックス，結婚，子どもをもうけることについて	28
同居または訪問の場合の生活上のルール	25
祝祭日の対応について	25
新しい治療：流行と新たな希望	24
住居施設の選択	22
家族自身の問題解決技能	22

図6　教育上の優先順位：家族による評価

知識を増やすための情報

統合失調症の本質

　家族は，統合失調症が本人の日常生活に与える影響について理解する必要があります。統合失調症と関連のある脳機能障害が，どのような症状や行動上の欠陥として日常レベルで観察されるかについての情報がここでは必要になるでしょう。また家族は，統合失調症の通常の経過のなかで，病因，思春期における発病，一生を通じての再発の可能性，そして長期的にみた場合の予後についても理解を深める必要があります。これらの一連の新しい情報は，家族の日々のコーピングや意志決定のための材料として重要です。さらにこの情報は，次のセクションでお話しする態度変容のための基礎を提供してくれます。

　家族が頭の中ではっきり区別して考えておかなければならないのは，病気の原因は生物学的なものであるのに対して，病気の再発の原因はそれだけではなく，ストレスも影響してくるという点です。まず，統合失調症が生物学的病因で起こるとの認識を受け入れることで，自分や他者を責める気持ちが非生産的に作用することが少なくなります。そして，病気の人のストレスに対する弱さと実際の身のまわりのストレスとのバランスが，予後の善し悪しを決定するという理解をもつと，そこから対応のための指針が得られます。統合失調症やこれに似た障害のことを「神経伝達物質のストレス」と呼ぶ場合，そこには脳の問題があること，そしてストレス状況に影響されやすいということが示唆されています。図7は，統合失調症の症状の再発を理解するためのモデルとして，ストレスに対する耐性の低さを考慮に入れる視点を示しています。

回復または再発に関わる諸要因

　家族として知っておくべきことは，どの要因が再発に寄与し，どの要因が

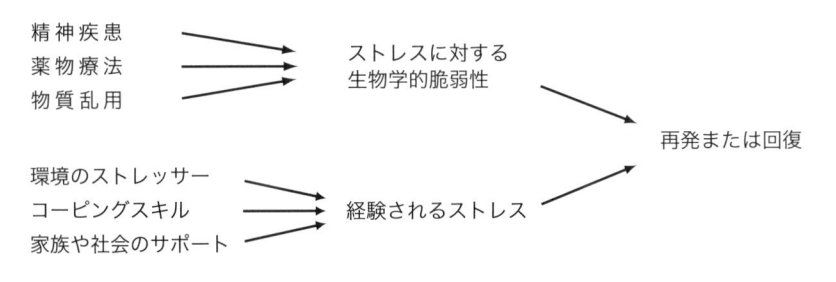

```
精神疾患  ──→
薬物療法  ──→  ストレスに対する
物質乱用  ──→  生物学的脆弱性
                          ╲
                           ──→ 再発または回復
                          ╱
環境のストレッサー  ──→
コーピングスキル    ──→  経験されるストレス
家族や社会のサポート ──→
```

図7　再発と回復の脆弱性‐ストレス理論

回復を促すかということです。家族教育では，以下に示すような要因を提示します。回復要因を最大限に生かし，再発要因を抑えるためには，病気の人の治療と家族の技能訓練を何年も続ける必要があるでしょう。

<回復促進要因>　　　　　　　　<再発要因>
　服薬　　　　　　　　　　　　　怠薬
　病気の受容　　　　　　　　　　ドラッグやアルコールの使用
　早期発見・早期治療　　　　　　未治療の時期の存在
　計画的日課に沿った生活　　　　計画的日課や活動の欠如
　達成可能な目標のきめ細かい設定　「通常」レベルの刺激
　安定した環境　　　　　　　　　ストレスとなる人生の出来事
　本人と家族の現実的期待　　　　高いレベルの家族内ストレス
　友人やその他のサポート　　　　社会的孤立
　希望　　　　　　　　　　　　　気おくれと抑うつ気分

薬物療法と心理社会的療法

　統合失調症の治療の基盤として，薬物療法の力は大きく，その効能が発揮されるに伴ない，きわだった副作用も認められます。薬物療法選択の根拠と，それが科学的研究の成果に基づく判断であることを家族に伝えることにより，家族は病気の本人の服薬を徹底させることに積極的になります。また薬の効能と副作用についての具体的な情報を提供することによって，家族が薬の効

果を観察できるようになるでしょう。これにより，家族が非現実的な期待を薬に抱いて，病気を治癒することのできない薬に失望することを防ぐことができます。そして，薬物療法の効果に対する現実的で前向きな見通しをもってもらえるようになるでしょう。病気の本人の身体にあった薬と処方量を見つけるためには，試行錯誤を何度も繰り返しながらフラストレーションに耐えなければなりませんが，その事実を理解すればするほど，家族は薬物療法に協力的になるでしょう。

統合失調症のための心理社会的療法については，家族が多くの誤解を抱いています。すなわち，通常はそれを心理療法やカウンセリングのようなものと考えるでしょうが，これらは心理社会的な原因で起こるような比較的軽い疾患には効果があるものですが，統合失調症の場合には効果がないことを知っておく必要があります。また，家族にとってなかなか理解しがたいことは，病状の好転のスピードがゆっくりであること，病気の人の可能性を最大限に引き出すのに時間がかかること，そして生涯をかけて治療を続けることの重要性などです。

家族教育によって，家族は治療的介入にはいろいろなものがあることを知り，介入によって生じる変化のスピードについても理解します。これらを理解することで，家族は心理社会的な治療により積極的に協力してくれるようになります。家族の絶え間ない励ましで，病気の人は回復の努力を続けることができます。また家族は，リハビリテーションの効果をさらに高めるためにできることを実行し，病気からの回復実現に貢献することもできます。

病気の本人と家族のための社会資源

効果的な治療の原則について理解することで，大きな第一歩を踏み出した家族は，質の高い治療が自分たちの居住地域のどの機関で受けられるかを調べ，どうすればその治療が受けられるかを見つけださなければなりません。家族教育では，治療を受けられる機関を具体的に挙げます。また，治療サービスの内容についても，家族の理解が深まるように手助けします。これによ

り，家族が治療機関に対して抱く期待も現実的なものになります。すなわち，病気の本人のニーズを伝える代弁者としての家族の機能がより高まります。

　家族の負担が増えると，そのコーピング能力は低下します。その負担というのは，金銭的な問題，不十分な住環境，失業，自家用車を所有していないこと，その他さまざまな問題に由来します。統合失調症の人を抱えることによって家族が孤立しやすいということも，その負担を大きくします。家族教育では，いろいろなタイプの社会資源に家族の目を向けさせ，心理的およびそれ以外のサポートの得られる道を示します。弱者の代弁者としての機能に優れた家族会の援助を得られれば，個々の家族ではなかなか利用することのできない社会資源にもアクセスすることができます。家族会および治療サービス提供機関と提携して家族教育が行なわれれば，利用可能な社会資源の枠がさらに広がるでしょう。

態度変容のための情報

　統合失調症の本人に対する家族の態度は，病気の経過と予後に影響を及ぼします。統合失調症についての知識不足から，家族がよしと信じてとる態度が，病気の本人にとっては痛手になっていることがよくあります。そしてそれによる本人の行動は，家族全員にとってマイナスになることがあります。家族教育の最大の恩恵は，統合失調症について家族が思い込んでいることを修正するための情報を提供し，家族の態度に変化がもたらされることにあります。態度の本質というものは複雑で，いろいろな要素が絡み合っているものです。病気の人の回復を促す家族の態度も例外ではありません。以下にそれを取り上げます。

病気の人の現状を受け入れる

　家族教育の効力を発揮するためには，統合失調症を患った人が経験する世界を，抽象的にでなく，ありありと目に見えるように描きだすことが必要で

す。それを見た家族は，病気の本人が経験しているのはいわゆる統合失調症であることを認識し，その世界を病気の本人の目を通して覗いたような気になります。これによって，統合失調症をもつ人の言動について，本人を責める気持ちが和らぎます。病気の人が抱える困難にも次第に共感がもてるようになるのです。そして，統合失調症の経過は，家族全員で一生見守っていくべきものだという気持ちを新たにすることができ，病気の人が現在もっている長所や技能に焦点を当てることができるようになります。家族は，病気自体を憎みながらも，病気の人を憎まずに愛するという姿勢を学ぶことができるでしょう。

脳の機能不全による限界を理解する

家族は，病気の人のどの行動が統合失調症の症状であるかを学び，それが，責めや批判の対象ではなく，治療の対象となるべきものであることを理解します。アルツハイマー病の場合に照らして考えるとわかりやすいかもしれません。つまり，病気の人が示す妄想や否認は，脳の中の機能障害による症状だということです。教育を通じて，病気の人ができることとできないことについての現実的な見通しを，家族はもてるようになります。病気の人の行動がどの程度までは本人の意志でコントロール可能であり，どこからはそうでないかについても把握できるようになります。現実の問題解決を迫られるなかで，家族は以上の点を考慮できるようになり，それを将来的な計画にも応用できるようになります。家族は，病気の人の養生に必要な期間が長いことを理解し，また統合失調症がある場合，本人が情緒的に脆くなっていることも心得るようになります。さらに家族は，病気の人の特殊なニーズは疾患に由来するものであり，本人の性格が怠け者であったり，横柄であったりするためではないことを認識します。

現実的な希望を抱く

ある現象に名前がついて何らかの説明がつくようになると，その現象に対

する恐れやストレスが軽減されることがあります。逆に，全くつかみどころがなく，コントロールする術が見つからない現象となると，経験される苦痛は最も大きくなります。恐怖の原因が，未知の，想像上のものであるほうが，現実に存在する要因がある場合より，激しい恐怖を引き起こすものです。家族が統合失調症とその症状をよりよく理解することができるようになると，病気の本人の言動から受けるストレスが軽減していきます。治療が，本人と家族に力を与え，病気をコントロールするための技法であることも家族は教えられます。現実的な希望を抱くということは，達成可能なきめの細かいゴールを定めて，小さな一歩一歩に焦点を絞ることができるということです。病気の本人にかける期待が現実的なものになると，それまでは失敗の連続のように見えていた一連の行動が，小さな進歩の積み重ねであったことに気づくようになります。これらの小さな成功の積み重ねが土台となり，将来への希望が育まれていくのです。

自分や他者を責めない

　家族教育では，統合失調症になるのは誰のせいでもないということを強調します。家族の人たちは，病気の本人や，本人以外の家族，または自分自身を責めないようになっていきます。自分の中にある後ろめたさや羞恥心は，統合失調症が脳の疾患（身体的疾患）であるという認識によって克服されます。教育を通じて得られた情報を利用して，統合失調症をめぐる社会的スティグマに対抗するためには，家族がまわりの人々を逆に教育していく必要もあります。家族の人たちによって教育された友人や親戚は，より建設的なサポートを提供してくれるようになります。

悲嘆，フラストレーション，怒りを減らす

　家族教育を受けると，家族の経験する悲嘆，フラストレーション，そして怒りを正常なものとして受けとめられるようになります。不快で強烈な感情も，自分たちの弱さや無力さを表わしているのではなく，そのような反応は

ごく当然のもので，コーピングの徴候であると受けとめられるようになります。このように自分自身を受け入れることが，不快な感情の解消の第一歩となることが多いようです。家族の経験する痛みや苦悩が，希望に満ちた世界観の中に組み込まれていくまでには，何年もかかります。悲嘆や怒りのために閉じこめられていたエネルギーを少しでも解放できれば，コーピングや適応のために生産的に使えるエネルギーの量が増えていきます。

自分自身を被害者でなく，危機的状況からの生還者と見る

　精神疾患がどの家族にも大きな打撃を与えるという事実を認識すると，自分の中に起こった不快な感情にも価値が見出され，家族に内在する力強さを確認することもできます。心に受けた打撃に対するコーピングと適応過程のいろいろな段階について学習すると，自分たちも回復への道をたどっていることに気づきます。同時に，いま自分たちに必要な心理的サポートや実際的援助が何であるのかも見えてきます。現時点では，一時的に低下している家族としての機能も，ひどい打撃を受けている状況では正常な反応として受けとめられ，コーピングのために必要な援助をまわりに求めることに躊躇しないようになります。サポートを受け，コーピングを続けることで，自分自身の力を信じられるようになります。家族は次第に力を与えられ，危機的状況からの生還者として自分たちの置かれた状況に対処し，さらに他の家族を援助することもできるようになります。

自己疎外と孤立化を防ぐ

　教育を受ける間に，統合失調症を抱えた家族同士が出会います。問題を抱えていたのは自分たちだけではなかったと気づくだけでも，ある程度，不安や抑うつ気分が和らぎます。世間との接触を断ちたいと思うことも自然ですが，それが自分たちのためにはならないと知ることで，世間とのつきあいを維持したり，増やしていくようになります。家族同士は互いに心理的な，あるいはその他のサポートを提供し合えるようになります。

病気と闘うために必要な協力関係を，病気の本人，家族，医療チームとの間に築く

　家族教育は，家族の葛藤を別の視点から捉え直します。すなわち，家族内で共通の目標を達成するために考えている方法が，一人一人違っていると捉えます。家族は，病気の本人もその他の人も含めて，互いに相手の求めているものが何であるかを理解することができます。したがって，病気の本人のとった行動の結果とその意図とが一致しない場合があることも理解できます。また，家族教育は，薬物療法，リハビリテーション，および精神保健医療従事者についての知識を増やし，これらへの期待が現実的なものになるようにします。このような知識が増えると，治療への協力もよりよく得られるようになり，必要なサービスにアクセスする家族の能力も高まります。

闘い続ける力を培う

　家族の精神的，道徳的な信条が，統合失調症と直面することによって問われることになります。「この病気に出会ったのが単なる不運であるなら，人生の成功は，ただ幸運に恵まれた結果なのか」「神はどうして統合失調症を創造されたのか」「なぜ，こんなことが自分に降りかからねばならないのか」「どんな過ちを自分は犯したのか」などと家族は自問します。家族教育だけでは，これらの問いに対応できません。しかし，家族教育がこのような問題に慎重に配慮されて行なわれた場合，そこで与えられる情報や励ましが，これらの問題に取り組むための武器となり，個人の精神的な発達において，さらに高いレベルに到達するための手助けとなるでしょう。

必要な技能が何であるかを知るための情報

　望むと望まざるとにかかわらず，また家族のためになるか否かにかかわらず，家族が病気の本人の介護活動において重要な役割を果たさざるを得なくなっていることがしばしばです。どの家族も，統合失調症に由来する症状やハンディキャップに直面して，多大の困難を経験します。このとき家族が用

いるのは，一般大衆に行きわたったレベルでの心理学的知識です。ここで払われる努力が無駄になるという状況は，重度の学習障害児を受けもつ教師が，通常の教育方法で教えようとする場合に似ています。援助の意図がどれだけ善意からのものであっても，この方法では失敗に終わることが多いでしょう。学習障害児や統合失調症の人に何かを教える場合，特別な，または通常とは逆の方法が必要になったりします。たとえば，通常の心理学では，家族は心を開き，感情表現を豊かにするようにと教えられます。しかし，統合失調症の人にとっては，通常よりも感情表現の少ない家族環境の方が適しています。ただし，統合失調症の人を援助する技能を身につけることを，家族に期待すべきではありません。まして，その技能を一晩で獲得するようなことを求めてはいけません。調査の結果によると，家族はこのような技能を習得することはできますが，少なくとも9カ月間の集中訓練を，個人教授か，小グループ制で続けなければならないということです。

　簡単な教育的介入により，家族が必要とする技能が何であるかを特定することができます。また，それらの技能を身につけるために必要な訓練を受けてみたいと感じさせ，自分にはそれができるという自信がもてるように導くことも，教育的介入によって可能です。どの家族にも天性の介護技術がある程度備わっていますし，その天性にことさら恵まれた数少ない家族に限っては，単に家族教育を受けただけで技能を実際に使えるようになるでしょう。ただしほとんどの家族は，これらの複雑な技能を習得するためには，さらに訓練を続けなければならないでしょう。その技能のうちで特に重要なものを以下に記します。

病気の本人の代弁者になり，治療を見守り，また援助する技能

　統合失調症にかかってしまうと，自分に治療が必要であることを認識したり，その治療が受けられるように自分で手配したりする能力を失ってしまうことがよくあります。したがって，病気の本人が治療計画実行の責任者でなければならないという理想は，なかなか実現しません。家族教育によって，

家族は病気の人の治療上のニーズが何であるかを見つけられるようになりますし，また治療を受けられる場を探せるようになります。これ以外にも家族にできる役割としては，治療経過に問題がないかを管理すること，本人が治療に取り組めるよう工夫し励ますこと，また病気の本人が新しい技能を習得するときの良きコーチとなること，などがあります。しかし，タイミングを心得て身を引き，病気の本人が自分の面倒をみるのを見守る必要もでてきます。また逆に，病気の人の後見人となって，治療をめぐるすべての意志決定を家族が代行することもあり得ます。

その他のサービスも受けられるように調査し，手配する技能

精神科の治療サービスを受けられるように病気の人を援助する以外に，いろいろな領域での援助が統合失調症の人にとっては必要であるということも，家族教育では扱います。たとえば，受ける資格があるにもかかわらず，まだ受けていないサービスがないかどうか調べ，住宅事情，交通機関利用の便，医療保険，歯科医療保険などの内容を改善することも必要でしょう。家族教育では，病気の人のさまざまなニーズを把握できるよう指導し，そのニーズに応えるような社会資源を探すための手がかりを提供します。いわゆるケースマネージメントの基本を教えます。

愛情をもって距離を置き，支援する技能

家族教育では，陰性症状についての理解を深めます。また，何かにつけて人まかせにし，自分ではどうすることもできないというような病気の人の態度が，生活の中で学習された行動でありうることを理解し，それが意欲欠如と関連しうることも認識します。このような視点から，重要な指針が導かれます。

- 援助は，病気の本人とともに取り組むものであり，本人の代行をするものではない

● 援助は，病気の本人が後に自力でこなせるように教えるようなやり方で提供する

　この原則を実施するにあたっては，非常に複雑なプロセスと困難が伴ないます。援助，すなわち一時的に依存を許す行為は，どのような場合において本人の自立のためのサポートとして作用するのか，また逆に退行を助長させてしまうのか，病気の本人のどのような行動は許してよいのか，また，どのような行動は制限し，より望ましいかたちへの変容を迫るのか。家族教育では，家族がこのようなジレンマを認識できるように導くにとどまります。

再発を防ぐ技能

　家族教育では，再発に関連する諸要因を教え，再発防止のための一般的な技能を説明します。病気の本人が協力的で，その家族がたまたま再発防止の技能にすでに優れていた場合は，この説明を聞いただけで，家族の技能は現場で発揮されるでしょう。しかし，ほとんどの場合，状況を困難にする要因が介在しています。すなわち，病気の本人がすべてを否認していたり，服薬が徹底していなかったり，物質乱用があったり，自殺企図があったり，暴力行為などがあったりします。このような状況下では，家族が再発防止の技能を十分に活用できるまでに長期間の技能訓練を要します。

危機状況に対応する技能

　危機状況への対応の話をするときにまず家族に伝えるべきことは，統合失調症をもった人は，症状の悪化を一生のうちで何度か繰り返し経験するものであるという事実です。このような危機状況の繰り返しが，この病気の特徴のひとつでもあるということを学び，心の準備ができた家族は，実際の危機に際しても，受けるストレスが比較的少なくなり，対処しやすくなります。家族教育では，危機状況が訪れたときに備えての対応計画を，家族が書き出せるよう指導します。危機を乗り切るために利用すべき精神保健医療サービ

スについても学びます。

問題行動へのコーピング

病気の人の行動が社会的に不適切で，まわりの迷惑になることはよくあり，それが本人自身，家族，地域社会に悪影響を及ぼします。そのような行動の例として挙げられるのは，極度の不注意，器物破損行為，極度に理屈っぽい傾向，身体的な脅しや実際の暴力，不規則な食事や睡眠，身繕いの悪さ，不適切な金銭感覚，奇異な行動などです。家族が，日々これらの行動にコーピングしていくためには，実践に役立つ対応の原則が示される必要があります。

家族教育では，どのような状況，いかなる行動の場合に，その行動を受容するか，あるいは無視するのが有効かという原則を示すことができます。そのためには，まず家族が，病気の人の問題行動を病気の症状として位置づけられるように導きます。症状を，病気の本人が意識的にコントロールすることが完全にはできないものと納得したとき，家族はこの問題行動に直面しても，それを個人攻撃と誤解して傷つくことも少なくなるでしょう。家族教育では，これらのしぶとい症状や行動を軽減するための一般原則を提示して，それらが本人の社会機能や家族生活に及ぼす悪影響を抑える道を示します。ここで要求されている技能は単純なものではありません。

ストレスの少ない環境をつくりだす技能

統合失調症の人が，刺激に対してことさら敏感であるということを理解することは，家族にとって非常に重要です。脳機能に欠陥があることをある程度知っていると，病気の人の，奇異で予測不可能な行動も納得しやすくなります。家族がさらに病気の人の行動についての理解を深めるためには，無理な日課，毎日こなさなければならい務め，その他のより強いストレスなどに対する反応の仕方に注目する必要があります。日々の些細なストレス状況をまわりの家族が調整してあげることによって，病気の人そして結局は家族全員が受けるストレスの影響を軽減することができます。家族の日課が，一人

一人にとって無理のないように計画されるべきです。その際，病気の人の過敏性を考慮すると，家族関係がさらに改善されるでしょう。

効果的にコミュニケーションする技能

統合失調症をもつ人の脳機能の欠陥がコミュニケーション能力に及ぼす影響について学ぶと，家族が非常に驚くことがしばしばです。病気の人のコミュニケーション能力に問題はないと思いこんでいた家族は，多くの葛藤が，この誤った前提のせいであったことを認識するに至ります。病気の人にも理解可能なコミュニケーション方法を学んだ家族においては，病気の人とのトラブルが少なくなります。この特殊なコミュニケーションの技能を身につけるのが容易か否かは，病気の人の障害の程度と，家族にもともと備わっているコミュニケーションの技能に左右されます。

問題解決を効果的に実践する技能

コミュニケーションの技能と同様ですが，効果的な問題解決技能について記述することは簡単でも，これを実際に統合失調症の人に応用することはなかなか大変です。家族教育の目標は，やはり脳の機能的欠陥が病気の人とその家族の問題解決の試みにどう影響するかについての理解を深めることです。練習を続けることによって初めて，この技能を実際に応用できるようになり，それぞれの家族に特有のスタイルを見いだし，病気の人を家族間の問題解決に積極的に取り組ませることができるようになります。

動機づけを高め，回復を促す技能

図6に示された調査結果を見ると，家族にとって最も優先度の高いトピックは，「病気の人が現実的な人生の目標を立てるための援助」，そして「病気の人に意欲をもたせること」とあります。家族教育では，統合失調症になった場合，いろいろな領域においてやる気が欠如してくることを教えます。ここで家族が学ぶことは，目標設定，望ましい行動の学習形成，そして望まし

い行動の強化の原則についてです。この原則は，統合失調症の人の抱える特殊な状況に応用できるものです。これらの原則が効果的に使えるようになるためにどれだけの練習が必要かは，家族によって異なります。

家族一人一人のニーズのバランスをとるための技能

　家族全員のニーズを満たすという課題には非常に複雑な要因がからんでいる上に，一人一人異なる価値観の調整が関わってきます。家族教育を受けた介護者は，自分自身のニーズを満たすことも大切であることを教わり，肩の荷をおろす許可を得たような気分になります。自分自身が静養することによって，まわりの人に援助の手を差し伸べる能力が再強化されることを，家族は発見します。家族全員のニーズのバランスをとる上で大きな助けになるのが，家族会の会合です。病気の人のもつ特殊なニーズにどの程度まで他の家族が合わせていくのが妥当なのか，どこから先は無理なのかについて，具体的な示唆が得られるでしょう。たとえば，家族が守るべきルールをどう決めればよいか，病気の人の行動でまわりの迷惑になるものはどのように制限すればよいか，などについて相談に乗ってもらえます。ここで扱われる難しい課題に取り組むためには，葛藤や対立の解決能力が要求されます。

ストレスや否定的感情に対処する技能

　上記の課題に取り組んだ結果として，家族の一人一人が否定的感情や心痛を経験します。家族教育は，これが自然なプロセスであることを教え，心痛を多少なりとも軽減します。このような心痛に対処するには，家族会の集まりに参加することが最も効果的かもしれません。家族教育ではこのようなときに家族が成すべきこととして，ストレスへの対処法を身につけるために本を読んだり，講習に出たり，グループ活動に参加したりする必要を説きます。悲嘆のプロセスや怒りのコントロールについても同様です。問題があまりに深刻な場合，家族のために専門家の介入が必要になるかもしれません。

特殊な問題に対処する技能

　上記の問題リストがすべてを網羅しているようでも，これに当てはまらない重大な問題を家族が経験することも多く，そのような特殊な問題には特殊な技能が必要になります。たとえば，物質依存，自殺未遂，暴力，身体的病気の併発，あるいは病気やその他の問題をもつ人が家族に一人だけではない場合などです。家族教育では，これらの問題領域において役立つ社会資源を家族に提示するにとどまります。

まとめ

　介護者としての家族が必要としていることと，精神保健医療の分野で介護を仕事としている人が必要としていることは同じです。介護者として必要な情報，態度，技能を身につけるには，何年にも及ぶ指導と訓練が必要になります。家族教育はその長い道のりを歩み始めるための第一歩にすぎません。家族教育が提供しているのは，以下のものです。

- 具体的な事実や知識
- 取り組みの姿勢を整えていくための情報
- 家族教育の終了後に，さらに訓練を続けて身につけるべき技能が何であるかの確認

　家族が必要とする情報が何であるかを知るための最もよい方法は，家族に尋ねてみることです。これに関する大規模な調査が実施できれば，それがカリキュラム開発の指針にもなります。講義開始前に，受講者の調査を行なえば，その結果から，受講者がどのようなニーズをもって集まっているかを知ることができるでしょう。

セクション III

構造とプロセスに関する考察

第5章 授業の形式と構造

　授業の形式は，授業の目標と受講者のニーズに適したものでなければなりません。この章では，どのように授業の目標や受講者のニーズを明確にするかについて説明します。その上で，どのような形式を選べばよいかを示します。また，その過程で直面する具体的な問題を挙げ，それらにどう対処すべきかについて，そして授業を成功させるための基本原則についても論じます。

教育，サポート，および問題解決方法の使い分け

　夫が，仕事がうまくいかないと妻にこぼしたときに，妻がそれに関する自分の考えを伝え，逆に夫が怒りだすことがあります。また，ある事柄についての情報提供を求められた専門家が，情緒的なサポートに重点をおき，情報を与えない場合，患者さんがいらいらすることがあります。あるいは，具体的な問題解決に取り組んでいるときに，まわりの人が，その問題がどんなに難しく，解決のつかないものであるかを強調し続けるばかりで，じゃまにしかならないということもあるでしょう。これらは，問題を提起している本人の必要としているものが，サポートなのか，教育なのか，問題解決なのかを見誤った場合に，援助提供者が失敗する対応の例です。

　実際の教育現場では，教育，サポート，そして問題解決の援助を場面に応じて使い分けます。講師の介入が受講者のニーズに適応していればいるほど，授業は充実します。逆に，不適応がたび重なると，教室内にフラストレー

ションがたまります。この章では，受講者のニーズが，教育，サポート，問題解決のどれにあるのかをどのように把握すべきかに焦点を当て，そのニーズを満たすような授業はどのような形式と構造を備えているべきかをみていきます。

統合失調症の経過とそれに適応しようとする家族のコーピングのプロセスは複雑で，時が経つにつれて変化します。その時々の状況によって，家族が必要とするものが，サポートであったり，教育であったり，技能訓練であったり，またはコンサルテーションや治療的介入であったりします。ただし，コンサルテーション，技能訓練，および治療的介入は，本書の守備範囲ではありません。それらについては，GlynnとMueser [21] およびMarshら [1] の素晴らしい解説をご覧ください。

家族教育の現場においても，サポート，教育，そして問題解決などの，いわば基本材料を使い分けなければなりません。これらの材料を上手に使い分けられる講師は，受講者のニーズに応じたさまざまな味の授業を展開できることになります。小麦粉，牛乳，卵，そして砂糖などの基本材料からいろいろな料理が生まれるのと同じことです。サポート，教育，問題解決などの材料をでたらめに混ぜ合わせたり，材料を加えるタイミングを誤ると，悲惨な事態を招くことも，料理の場合と同じです。

家族教育の講師がまず考えなければならないことは，サポート，教育，問題解決をどのように組み合わせて提供するかということです。その上で，授業の形式と基本ルールが決まってきます。組み合わせの種類は無限にあります。場合によっては，上記の3つの基本材料すべてを入れる必要もでてきますが，それぞれは全く性質の違うものであるため，組み合わせるとは言っても，ひとつの場面にはひとつの材料だけで対応します。ある受講者群に合った形式が自然に生まれたものであれ，あらかじめ念入りに計画されたものであれ，その展開は，3つの基本材料のうちのひとつだけを引き立てるようにすべきです。受講者のニーズをつかみ，それに合った授業の形式を決めることができれば，授業が成功する見込みは高くなります。

3種類の介入の主要目的，形式，講師の役割について，基本事項を以下の表にまとめておきました。

	サポート	教 育	問題解決
主要目的	経験を分かち合う 経験した情緒反応は正常と認識する 心の支えを提供する	知識の増大 行動変容 技能の導入紹介	問題の解決 問題解決技法の訓練 相互学習
形 式	参加者中心の進行 時間の制約が緩い 話題は自由	専門家としての講師による進行 期限を決める カリキュラム準拠	参加者・専門家による進行 時間制限ありまたはなし 課題は授業ごとに決定
リーダーの役割	共感を促す 経験が普遍であるとの参加者の認識を深める 公平な時間配分	情報提供 技能教授 特定の話題からの逸脱を防ぐ	問題の明確化 解決案の作成 解決案選択および実施の援助

　家族教育の受講者は，時と場合によっていろいろの介入を必要としますが，サポート，教育，問題解決を臨機応変に，混乱を招かずに提供するにはそれなりの方法があります。安易な気持ちで講師が受講者のすべてのニーズに応えようとすると，授業は失敗を免れません。受講者の一部が知識を得ることに興味をもっているときに，他の受講者が感情表出をするという状況では，混乱が生じます。

　この混乱を防ぐために，1回の授業の中の各場面において，3つの異なる基本介入を一度に2つ以上行なわないようにし，1つひとつはっきり分けて使うようにします。3つの基本介入を提供する際の原則を以下に示します。

1. 小グループに分けて，ひとつのグループにひとつの基本介入を割り当てる。受講者が小グループに分かれ，相補的関係にある違ったグループを順々にまわることによって，受講者全員の異なるニーズが満たさ

れる

2. 採用する介入方法を授業ごとに限定する（たとえば，薬の話題を扱うときは，通常は講義形式が適しています。また，介護者のニーズを扱う場合は，話し合いや情緒的なサポートが中心になるでしょう）
3. ひとつの授業をいくつかのセクションに分け，はっきりとした流れをつくる（たとえば，講義の後で受講者を小グループに分け，講義内容と関連のある課題に取り組んでもらったりします）

それぞれの基本介入は，他の基本介入が守備範囲とする要素にも作用します。たとえば，教育的介入を中心にした講義を聞いた家族会の方々が，講師からサポート的な介入を受けたように感じたりします。また，ある問題をめぐってサポート中心の介入を受けているときに，具体的な問題解決に至ったりします。サポートまたは問題解決を主目的とする介入についてはここでは触れませんが，以下に，教育的介入に焦点を当てた場合の授業の形式にはどのようなものがあるか，3つの例を挙げました。

NAMI Family to Family Education Program（NAMI会員による会員のための教育プログラム，以前は，「ジャーニー・オブ・ホープ」として知られていたもの）は，内容の濃い家族教育プログラムです。この場合，講師は元受講者ですから，講師養成のシステムが働いています。経験を積んだ家族が行き届いた訓練を受け，ある決められたカリキュラムを終了すると，12セッションに分かれた一連の講義を行なえるようになります。ここでは，精神疾患についての情報が提供され，また家族の技能で重要なものがいくつか紹介されます。*NAMI Family to Family* [22] において挙げられている教育目標の第1は，「私たちの感情表現のためのサポート」です。その目標に合致するように，このプログラムでは家族に多くのサポートが提供され，授業による情報提供も，このサポートという大きな枠組みの中で行なわれています。たとえば，講義課題の提示も，専門家用語でではなく，家族からよく出される質問のかたちで記述されます。クラス編成は少人数制（8〜16人）で，核と

なる情報と重要課題についての話し合いが主要な部分を占めます。受講者家族は，各自の抱える特殊な問題について，問題解決技法を試みる機会も与えられます。基本材料の配分はおよそ，教育50％，サポート40％，問題解決10％です。

同じ情報内容の伝達でも，筆者が16年間関わってきた Families Surviving and Thriving with Schizophrenia[5, 23] のプログラムでは，上記の形式とは非常に異なったものが使われています。これは，6回の典型的講義から成り，100人の聴衆が対象で，話し合いの場は設けられていません。質問は紙に書いてもらい，講義課題に合ったものに限って取り上げます。基本材料の配分は，教育85％，サポート10％，問題解決5％です。後者2つは付加的に入ってくるものです。たとえば，サポートは自分以外の100人近い大聴衆を目の当たりにすることによって得られ，問題解決の援助は，講義の前後で，経験のある家族会の会員によって提供されたりします。

上記の2つの例では，精神疾患や家族に関する基本理念，および伝達される情報の内容は，ほぼ共通しています。しかし，プログラムの形式は全く異なっています。たとえば，いずれの場合も第2回目の講義で統合失調症の病因と経過について扱っています。ただし1つ目の例では，講義内容を示すために，「いったい何がどうなってしまったのか？」という見出しを用い，サポート提供が期待できそうな印象を与えます。それに対して2つ目の例では，「統合失調症：病因，経過，予後」という見出しを用いて，典型的な講義形式の印象を与えます。

家族は，サポートと問題解決を必要としています。したがって，2例目のプログラムでは，一連の講義とは別に，サポートグループが用意されます。親身に相談に乗ってもらえ，経験を分かち合える場で，同様の立場にある人々と関わることができます。典型的な講義が終了したところで，小グループでのディスカッションや，問題解決技法を学ぶための訓練が始まります。この上級クラス[24]の形式が3つ目の例になります。その基本材料の配分は，教育30％，サポート30％，そして問題解決40％です。各セッションでは，

ある課題について20分の講義があります。たとえば，病気の人にどうやってやる気を起こさせるか，などの課題があります。その後，40分かけて問題解決技法の訓練を，講義課題と関連させて行ないます。最後の30分は，家族が興味をもっている課題を自由に選び，ディスカッション，サポート，そして問題解決に費やされます。

　家族教育の講師は，教育，サポート，そして問題解決という3つの基本材料を創造的に配分し，授業の充実を図らなければなりません。そのためには，互いに関連の深い，以下の3つの重要な役割をこなすことになります。

1. 家族教育プログラムの提供によって満たすことのできるような家族のニーズをアセスメントし，そのようなニーズをもった家族を集める
2. 授業の流れを具体的に定め，スムーズな進行のために守るべきルールを決め，教育，サポート，および問題解決の基本要素を，混乱を招かないように配分する
3. 受講者がみな揃って授業の流れに乗るように，進行役としての立場を全うする

受講者のニーズに適合した形式

　教育，サポート，問題解決，技能訓練，および個別援助のすべてを，どの家族も必要としていることは明らかです。これらのうちのどの要素がどの程度必要とされているかに応じて，こちらから提供するサービスの内容をきめ細かく調整しなければなりません。一般公募で集まる家族でなく，ある特定の条件を満たす対象家族を扱う場合（たとえば，病気のために施設で暮らす患者さんたちの家族など），その特定の状況に置かれた家族に固有のニーズを把握することが最善策です。対象の家族集団が小さければ小さいほど，その集団は特殊であり（たとえば，精神疾患と物質依存の問題を併せもち，スペイン語しか話せないケースを専門にする閉鎖施設で暮らす人の後見人と

なっている親を対象とする場合など），彼らのニーズもまた特殊である可能性が高くなります。

　このような対象家族の状況にあった家族教育プログラムを企画するときには，彼らのニーズのを調査するために質問用紙を利用したり，面接を実施したりします。面接は家族全員ではなく，家族の状況を把握している人に行なえばよいでしょう。また，すでに存在している家族教育プログラムの内容を比較検討して参考にする必要もあるでしょう。ニーズの調査方法を個別に論じることは本書の守備範囲外です。

　大きな対象家族集団を扱う場合，家族が必要とするサービスの内容には，予測可能な一定のパターンがみられます。すなわち，家族はみな，精神疾患についての基本的教育とサポートを必要としています。ほとんどの家族にあてはまることですが，危機状況に直面しているときには，通常以上のサポートが必要となります。稀に，大がかりなサポートを長期にわたって必要とすることもあります。家族が新しい技能を練習して習得するには，1年近くにわたり，集団または個別に心理教育の講習を受け続けなければならないでしょう。家族によっては，集団でなく個別の訓練でないと学習できないこともあります。また，危機に直面して，家族を取り巻く状況が変わっているときには，多くの場合，短期の個別コンサルテーションが家族の役に立ちます。

　家族教育などによって家族への介入を計画する際には，上記のように家族それぞれに固有なニーズを調査することが最初の課題となります。多様なニーズを満たすような社会資源が，地域社会にすでに存在しているかどうかも調べておくべきです。新しい企画は，既存のサービスでは満たされない家族のニーズに照準を絞り，地域の社会資源に新しい内容を添えるものでなければなりません。ニーズの調査，プログラムの企画，サービス内容の改良は，それぞればらばらに行なうのでなく，相互に関連性をもたせるべきです。すなわち，調査の結果が，サービスの企画と改良を方向づけます。サービスを実際に提供する過程においても，サービスを受ける側のニーズがあらためて見えてくるでしょう。この新たに見いだされたニーズに関する情報は，プロ

グラム企画の過程に生かし，サービス内容の改良につなげていきます。神経末端における相互作用とでも言うべき家族との接触が，サービス内容を変容させるための刺激となり，家族のニーズによりきめ細かく対応するサービスを生み出します。

　家族教育の講師は，はっきりと家族のニーズを認識した上で，どのニーズに焦点を当てるかを決断します。すでに他の社会資源によって満たされているニーズを扱うべきではありません。たとえば，家族会のサンゲーブリエルヴァレー市（ロサンゼルス郊外）の支部は，サポートグループを地域に提供していますから，個人経営の非営利機関としての地域精神保健センターである Pacific Clinics は，教育に重点を置いたサービスを提供しています。これとは逆に，地域の大学などが，地域のために生涯教育プログラムの一貫として精神疾患に関する講座を開いている場合には，これを補うかたちでサポートや問題解決に重点を置いたサービスを提供することにより，社会資源の充実を図ることができます。

　家族のニーズをすべて満たすような社会資源を備えている地域社会は，まず存在しないでしょう。したがって，限られた社会資源を賢く利用しつつ，出費を最少限に抑えるよう考慮する必要があります。家族を対象としたサービスがいろいろあるなかで，家族教育は低コストで受けられるサービスであり，よりコストのかかるサービスを求めて先へ進むための出発点となる，基礎サービスとして位置づけられます。「家族を対象としたサービス提供のための段階的アプローチ」を図8に示しましたが，家族のニーズに応えていくためのコストを最少限に抑える方法のひとつがここに示されています。このアプローチは，介入方法の中でも家族に与えるストレスが最も少なく，コストがあまりかからないようなサービスをまず始めに提供します。さらに援助を必要とする家族には，その後で，さらに積極的な介入を行ないます。

　教育を通じて基本的な情報を提供するためには，いろいろな形式が考えられますが，それぞれに長短があります。形式としては，大人数を対象とした講義形式，少人数制のセミナー形式，一家族だけを対象とした個別教育など

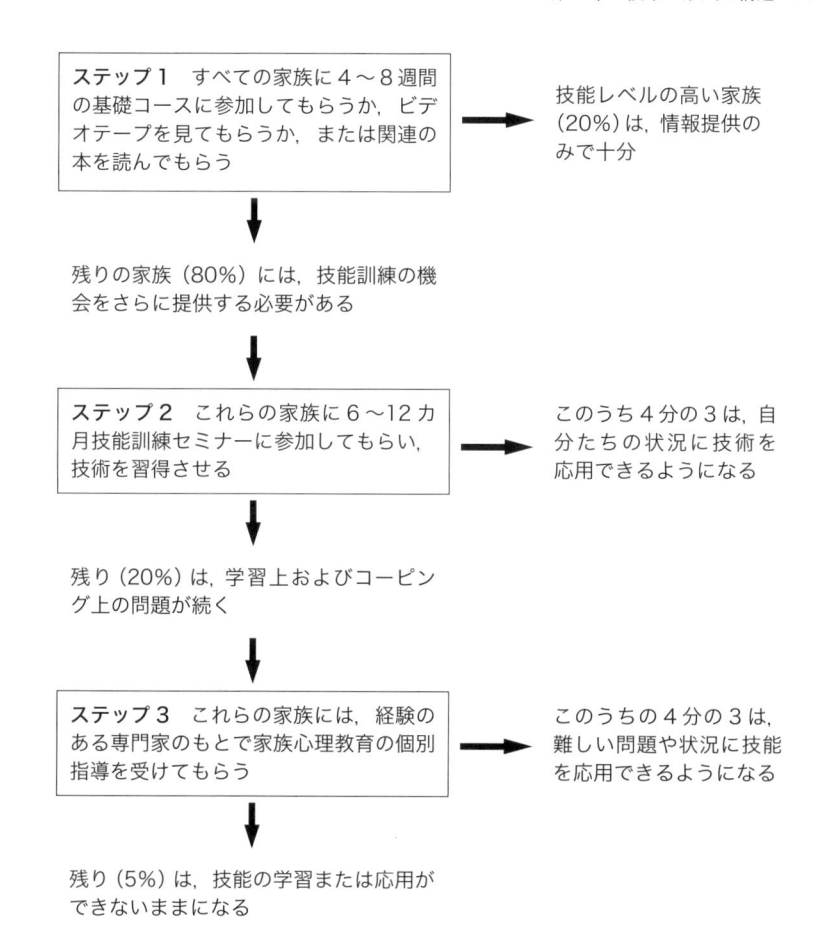

```
┌─────────────────────────┐
│ ステップ1 すべての家族に4～8週間 │      技能レベルの高い家族
│ の基礎コースに参加してもらうか，ビデ │ ──→  （20％）は，情報提供の
│ オテープを見てもらうか，または関連の │      みで十分
│ 本を読んでもらう            │
└─────────────────────────┘
             ↓
残りの家族（80％）には，技能訓練の機
会をさらに提供する必要がある
             ↓
┌─────────────────────────┐
│ ステップ2 これらの家族に6～12カ │      このうち4分の3は，自
│ 月技能訓練セミナーに参加してもらい， │ ──→  分たちの状況に技術を
│ 技術を習得させる            │      応用できるようになる
└─────────────────────────┘
             ↓
残り（20％）は，学習上およびコーピン
グ上の問題が続く
             ↓
┌─────────────────────────┐
│ ステップ3 これらの家族には，経験の │      このうちの4分の3は，
│ ある専門家のもとで家族心理教育の個別 │ ──→  難しい問題や状況に技能
│ 指導を受けてもらう           │      を応用できるようになる
└─────────────────────────┘
             ↓
残り（5％）は，技能の学習または応用が
できないままになる
```

図8 家族を対象としたサービス提供のための段階的アプローチ

があります。

　25人以上を対象とした講義形式の場合，2つの利点が考えられます。まず，コストが低いこと，そして講義を受けるという行為が治療を受けるという行為に比べてより自然に受け入れやすいために，介入を受ける側が構えなくてもよいことが挙げられます。統合失調症についての基本的情報を提供し，病気の人のために家族がどのような助けになるかを伝えるためには，講義形式

が最もよく用いられます。Families Surviving and Thriving with Schizophrenia のプログラムでは，6回の講義に毎回平均100人の受講者がありました。かつては，Pacific Clinics を初めて訪れる患者さんの家族全員に受講を勧めたり，講義のビデオを見てもらったりしていました。家族によっては，それだけで一般原則を特殊な状況に応用することができ，自分たちに必要な技能が何であるかを知った上で行動に移すことができていました。

> **注**
>
> より多くの家族が精神疾患について，自分たちで勉強するようになっていることを認識しておく必要があります。いろいろな調査結果により，精神疾患についての情報を消化してしまった家族には，さらに同様の教育的介入を行なってもあまり効果がないことが示唆されています。またこのような家族は，初級レベルの家族教育プログラムに参加するように言われて心外に感じることがあるかもしれません。現在のところ，Pacific Clinics では，家族が病気のことについてどのくらい知っているかを話してもらい，学習の目標を決めてもらっています。そして，各家族の知識レベルや現在の目標に応じた段階のサービスを受けてもらうようにしています。図8で示した家族の比率は，著者の経験に基づく概算です。この課題をめぐっては，統計的に処理された研究・調査は見当たりません。

ほとんどの家族にとって，講義を受けることは始めの一歩に過ぎません。新しい技能を身につけるためには，通常は，指導を受けながら訓練をしばらく続け，実際に応用してみる必要があります。この訓練は，8〜20人程度の少人数制のセミナー形式で行なうのが最適です。参加者が8人よりも少なくなると，相互学習の多様性と情報量が減り，授業形式による教育の利点が失われます。逆に，参加者が20人を超えると，応用練習やディスカッション形式の学習が実施しづらくなります（ディスカッション形式を大きなグループに応用することは可能ですが，細かい点に工夫が必要です。かなりのスペース，時間の余裕，助手がいれば，少人数でのグループワークをいくつか同時に進行させることもできるでしょう）。セミナー形式を最も効果的に行なう

には，1）習得しようとする技能を説明し，模範を示し，2）何度も練習する機会を与えて，その技能が次第に形を整えていくようにします。効果的学習に必要な諸条件に限りがある場合は，毎週1回のクラスを2週間に1回にして，期間を延長するほうがよいでしょう。

　セミナー形式の授業は，期間を決めても，また期限なしに続けてもよいでしょう。一定期間のセミナーの場合，参加者を募るのは一連のセミナーを始めるときに限ります。期限なしで継続するセミナーで問題になるのは，新しい参加者を入れるタイミングです。家族の新しいニーズはいつ生じてもおかしくないので，状況に応じて柔軟に対応できることを第一と考えれば，新しい参加者を随時受け入れるべきです。しかし，途中から参加する人には，基本的な知識が欠けていたり，また危機状況のただ中にあるため，セミナー全体の学習の流れをじゃまする行動をとって問題になることがあるかもしれません。新しい参加者を継続中のセミナーに入れる際に取り得る手段としては，1）参加前に別の基礎クラスに出てもらうか，ビデオテープや本で自習してもらう，2）いきなりセミナーに参加させるかわりに，参加の度合いを時間で制限し，同時に個人援助をセミナー外で提供する，もしくは，3）いきなりセミナーに参加してもらうが，そのあとで別に設けられた心理的プロセス重視のサポートグループに参加してもらい，セミナーで扱われた課題を復習してもらう，などが考えられます。

　ほとんどの家族はこの少人数制のセミナーで，自分たちに必要な技能を習得できます。しかし，このようなセミナーに参加すらしない，または参加しても授業形式ではどうしても学習が身につかないという家族もあります。家族の対応能力に限界がある場合（たとえば，セミナーに出かけていくための交通手段がない，教育レベルが低い，基本的コーピング能力が欠如しているなど）には，個別の心理教育が功を奏することがあります。Falloon[25]の調査で示されたことは，このような家族の場合でも，以下の条件であれば基本技能の学習は可能だということです。すなわち，1）教育的介入を家族の暮らしの現場である自宅で行ない，2）教育の方法やスピードを対象家族のもつ現

時点での技能と学習様式に合わせることです。

　先にお話しした段階的アプローチは，ほとんどの場合，コスト的に効率がよいのですが，短所が2つあります。ひとつは，講義やセミナーの形式に興味を示すのは，アングロ・アメリカ系の中産階級以上の人々に限られる傾向があるということです。他の文化的背景をもつ人々が，このアングロ・アメリカ系のセルフヘルプグループ志向や授業形式の伝統を共有しているとは限りません。精神保健医療サービスに接しておどおどしたり，また不信感を抱いたりするかもしれません。教育的プログラムへの参加に躊躇することもよくあります。アングロ・アメリカ系以外の文化を背景にもつ家族の募集の仕方と参加促進の方法については第6章で取り上げます。

　授業形式による介入から始める場合の2つ目の短所は，少数ですが，提供された情報によって圧倒され，逆にコーピング能力が低下してしまう家族があることです。他の家族の抱える問題を知って，自分たちの辛い経験がよみがえってしまうのです。これは，統合失調症に直面して間もない家族にありがちです。すなわち，他の家族が直面している統合失調症の長期的影響を知り，ひどい打撃を受けてしまうのです。

家族教育の授業全般に適用される基本原則

　基本原則は，禁止事項を強調するような否定的語調でなく，期待される行動を印象づける前向きの言葉で記述すべきです。学習効果を最大限に引き出せるような行動として，教える側と教えられる側に何が求められているかを具体的に示すべきです。

あらかじめ設定された授業の目標に焦点を絞る
　授業の目標は，明解で具体的なものでなければなりません。通常，優先される目標は，統合失調症とその治療，および回復を促すために家族にできることについての知識を増やすことです。サポートや問題解決が目標であれば，

それについて記述すべきです。通常の授業形式の場合，各家族に固有の具体的な問題の解決については目標に含まれない点を明示しなければなりません。この目標は，授業形式の教育的介入のあとに設けられる心理教育のグループで扱われます。また，教育的介入は，臨床的治療介入と混同されないようにしなければなりません。授業形式の教育的介入で紹介される複雑な概念を実際に役立てられるようになるには，家族はさらに授業以外の別のサービスを受けなければなりません。

形式と学習課題に忠実に従う

授業の形式は何種類もありますが，いずれの場合も，家族教育を成功させるためにどのような形式をとり，どのような課題を設定したかを明示して，それに忠実に従うことが鍵となります。基本的原則を設けるのは，特に，質問の扱い（第 11 章）と，授業の流れの妨げになる状況の扱い（第 12 章）をどうするかを明確にするためです。講師の選んだ授業形式について，家族の理解を得，受け入れてもらうためには，その形式をとることがどう目標の達成と関連するかを明確に説明できなければなりません。どの形式を採用するにせよ，各家族の質問に個別には答えられない点について，ある程度は彼らの不安を軽減する配慮が必要です。すなわち，家族の質問や問題意識の内容と関連することは，授業の中で触れることを確認しておくとよいでしょう。これによって，受講者家族が何となく感じる違和感を軽減し，授業で扱う話題が自分たちには関係なさそうに見えても，それに意識を集中させやすくなります。

注

Families Surviving and Thriving の最初の授業で，私は以下のようなことをまず話します。「ここにいらっしゃる 100 人の皆さんは期待はずれの感じをおもちになるでしょう。それは，皆さんのそれぞれの疑問・質問に対して，いま個別に対応してもらえないことからくる失望感です。授業で扱う課題についてお話を

進めるなかで，皆さんのご質問・疑問に関連のある話題に触れるだけになります。しかし，統合失調症についての整理された情報を，6週間以上かけてお伝えする間に，皆さんの疑問の大部分にお答えできると思います」。受講者は，それぞれの質問をカードに書いて提出するように指示され，各質問に対する答えは，講義内容の脈絡の中で与えられます。

　どの授業形式を採用する場合でも，講師は，講義の流れの妨げになる状況にうまく対処し，受講者グループの注意を学習課題に集中させる必要があります。与えられた課題に集中し，脱線を避けることの重要性を講師が受講者に伝え，脱線を防ぐために講師がとる手段についても説明しておくと，ある程度の問題は事前に防ぐことができます。また，そのような問題が生じた場合でも，以上のような警告を与えておけば解決が比較的容易になるでしょう。
　講師は，自分が採用する授業形式の限界を常に意識し，すべての受講者家族のニーズには応えられないことも念頭におき，必要に応じて他のサービスへの照会を行なうべきです。

授業の流れに秩序を与える

　統合失調症を患う人の家族を対象とした授業では，通常の場合よりもさらにはっきりとした秩序を授業の流れに与える必要があります。その理由は3つあります。第1に，統合失調症の中核となる現象として，秩序の欠如があるからです。思考，感情，行動などに，まとまり，すなわち秩序がなくなり，中身を納めておく器から無秩序に内容物がこぼれてしまうのが統合失調症であると言えます。統合失調症の人にとって居心地がよいのは，通常よりも高い秩序を備え，対人関係の刺激が通常よりも低いレベルに抑えられている環境です。授業が提供する学習環境は，家族が病気の人に提供できるよう期待される家庭環境を例示するものでなければなりません。第2に，統合失調症の人と血のつながった親類・家族は，臨床的に病気と診断はされない程度ですが，病気の人のもつ認知過程の欠陥に類似した困難を抱えている可能性が

高いという事情があります。ただし，受講者家族において，学習能力の欠陥が認められることはほとんどありません。しかし，家族によっては，通常よりも高いレベルの秩序がある，刺激の少ない学習環境を提供したほうが学習効果が高まる場合があります。第3に，家族は打撃的なストレスに適応しようとしているところであるため，統合失調症をめぐって生じてくる心理的社会的な困難に押しつぶされそうになり，心の余裕がなくなっていることも考慮する必要があります。痛手を受け，心に余裕のない人々は，秩序ある環境の中で，外部から行動や感情を制御されて，うまく機能します。パンクしかけた頭に新しい情報を入れるには，秩序ある学習環境が役に立ちます。感情表現も重要ですが，心に余裕のない家族が自制を失わないためには，現時点でその表現を小出しにできるよう制御する必要もあります。

　家族教育の授業が失敗に終わる原因としてよくあるのは，授業の流れとは別の流れと隣り合わせになり，その破壊的威力に飲み込まれてしまう状況です。家族の抱える問題にまとまりがなく，複雑であることに講師が圧倒されてしまうのです。授業の秩序が崩れるままに流され，家族の抱える辛い感情が全面に出された授業は破壊されます。講師は，傷ついた家族が必要としている秩序を提供することに失敗しただけでなく，家族が家庭でつくりだすことを期待される，落ち着いた雰囲気の秩序ある環境を例示することにも失敗したことになります。この二重の失敗により，授業は崩壊してしまうのです。

　効果的な家族教育においては，直接的なコミュニケーションと整合性のあるメタコミュニケーションが提供されています。このメタコミュニケーション（あるいはプロセス）は，家族の必要とする秩序と抑制を提供するのに必要な要素です。また，病気の人のために家族が家庭でつくりだすように期待される家庭環境を例示するためにも必要な要素です。このプロセスは，授業内容（直接のコミュニケーション）と並行しています。最も効果があると評価される授業は，単に何かについて話すというだけでなく，情報が実践につながるように提示されているものです。

受講者家族の危機状況への対応方法を示しておく

統合失調症の性質からして，受講者である家族が危機状況に陥り，迅速な対応を必要とする場合も出てくるでしょう。しかし，危機状況への対応は，家族教育の守備範囲外です。講師が，ある家族の危機状況のために授業で予定された学習課題を犠牲にする場合，講師の意図に反して，学習意欲のある受講者を追い払う結果になります。ここで講師がはからずも「教えてしまっている」ことは，受講者家族が講師の注意を引きたいときには，自分が危機状況にあることを示せばよいということです。

授業の第1回目で講師は，受講者家族の危機状況の扱いについて話しておかなければなりません。講師は，危機にある家族への心配を怠っていないことをはっきりと示します。対応策として，どこに行けば必要な援助が得られるかについて，明解な答えを用意していることを示す必要があるでしょう。これによって，他の受講者家族も，危機にある家族が必要な援助を得られるとわかり，安心します。そこで，危機状況にある家族に向けられた注意を，再び学習課題に戻すことができます。受講者家族の危機状況への対応方法については，第12章をご覧ください。

秘密保持のためのガイドラインを示す

講師は，受講者の秘密を守る義務を負っていることを述べなければなりません。講師が自分の診ている患者さんの家族を受講者として教える場合には，秘密厳守の義務をめぐって特殊な状況が生まれます。この点については，第7章で取り上げます。受講者自身には，他の参加者をめぐる同様の秘密厳守の義務は課せられない点を説明しておくべきです。ただし，受講者が他の家族のことについて人前で話すことをめぐっては，微妙な問題が存在することを講師は明らかにしておかなければなりません。家族はみな，統合失調症に関する歪んだ見方が社会に存在しないことを望んでいます。精神疾患に悩む家族が他に何百万もあることを知ると，自分の置かれた状況が必ずしも特殊ではないと感じられるようになります。その一方で，精神疾患に対する歪ん

だ見方と偏見が未だに社会に存在するのも事実です。社会の目が怖いために家族教育に参加できなかったり，率直な態度がとれない家族があるとしたら，それは残念なことです。ひとつの解決策としては，受講者家族に対して，授業中に聞いたことで他の家族の個人的なことは，許可なしには他言しないよう要請することです。これによって，受講者家族が社会にどの程度その姿を見せるかは，家族の希望に応じていろいろになり，内に隠れたままでいる家族もいれば，公衆の面前に出て，精神疾患を抱えた家族の擁護を訴える家族もいることになります。

家族にプレッシャーを与えるのでなく，敬意を表わす

教育の基本信条のひとつは，情報提供は個人として独立した成人に対するものであり，その情報をどう利用するかは本人次第であるということです。受講者家族にすでに備わった技能と力に対する敬意を相手にわかりやすく伝えることは，受講者との信頼関係を築く上で大切です。家族教育で提示する情報は，幅広く応用できる一般的原則であるため，個々の家族の抱える特殊な問題にぴったりとは当てはまりません。家族が長年積み重ねてきたそれぞれの状況に対する知恵に，一般原則を関連づけられるように導いていかなければなりません。授業中に与えられたアドバイスが自分たちの状況に照らしてピンとこなかったり，自分たちには合わないようなことを勧められて無理を感じるときなどには，その旨を講師に伝えてもらうようにしておくのもよいでしょう。教育は，それによって家族が居心地よく感じる領域が広がることに意義があるのですが，この目標は，家族に居心地のよい領域にいてもらいながら達成しなければなりません。

授業の形式によって異なる基本原則

授業で対象とする疾患の範囲を限定する

統合失調症のための家族教育の介入が有効に働く理由のひとつは，それが，

統合失調症の人を援助する方法が他の精神疾患の人を援助する方法と異なっている事実に着目しているからです。したがって，統合失調症の人を抱える家族のための情報やアドバイスは，他の問題を抱えている家族にとっては役に立たないか害になることがあるかもしれません。基本原則の中で，授業の対象となる精神疾患を限定し，ここで選択した疾患のみを扱うべきです。このように焦点を絞ることは，受講者家族の学習を効果的にするために重要です。家族にとっては，1つまたは2つの疾患についての情報を吸収するだけでも大変なことです。情報過多は，痛手を受けた家族の重荷になってしまいます。また，別の精神疾患には別の介入方法があり，家族の役割も変わってきます。授業で扱う精神疾患の種類が多すぎると，家族を混乱させ，不正確な情報が伝わってしまったり，効果のないコーピング方法を誤って身につけてしまうということが起こりやすくなります。

講師に期待されていること

家族教育においては，教える者の呼び方は「先生」あるいは「トレーナー」がよいでしょう。専門分野の情報を提供する上で，講師の役割が何であるかを明確に述べ，講師の知識の限界についても認めておかなければなりません。講師は，何でも知っていなければならないわけではありません。しかし，必要な情報はどのようにすれば得られるかを知っていなければなりません。講師に何が期待されているかは，その授業の形式に直接左右されます。その役割としては，講義すること，質問に答えること，応用練習の監督をすること，宿題を出し，その評価をすること，グループワークやディスカッションの進行役を務めることなどがありますが，それぞれの授業形式に応じてどの役割を担うのかを明確に示しておく必要があります。

受講者家族に期待されていること

授業のためのいろいろな形式によって，受講者に期待される学習活動も異なってきます。大講義形式では，まわりの人の迷惑にならないようにするこ

と以外何もないでしょう。毎回の講義に欠かさず出席することすら要請されているわけではありません。少人数のディスカッション形式の場合，毎回の出席や積極的に話し合いに入っていくことが期待されるかもしれませんが，それも絶対というわけではありません。授業前の予習として，読書や宿題を課す場合，これによってどういうメリットがあるかをわかりやすく述べておく必要があります。この課題がこなせない場合に，どういう対処がとられるかについても，受講者に明確に理解してもらう必要があります。

病気の本人を授業の対象としない理由

　家族介入の方法は，統合失調症の本人が受講者の中にいるかいないか，また，どのくらいの割合で受講者に混じっているかによって異なってきます。心理教育の場合には，病気の本人にも参加してもらい，家族とともにコミュニケーションや問題解決の技能を練習してもらいます。統合失調症の症状の再発防止を目的とする介入では，必ずといってよいほど病気の本人に参加してもらいます。しかし，介入の第一歩である家族教育では，病気の本人は対象外になります。これには，4つの理由があります。

家族教育は刺激が強すぎる

　家族教育は受講者が多く，状況設定が特殊で，学習材料にはいろいろな感情をかき立ててしまうものも含まれます。授業では，多量の情報が受講者にぶつけられ，また受講者はしばらくの間じっとしているよう自制を要請されます。すなわち，家族教育のプロセスには，統合失調症の症状を再発させる条件が揃ってしまっているのです。

家族教育のスピードと教育方法は病気の本人のニーズに合わない

　家族は，統合失調症とその治療方法，および回復に役立つような自分たちの役割について，ありったけの情報をできるだけはやく得たいと思っていま

す。したがって，授業のスピードを，病気をもつ人のニーズに合わせることはできません。言語を使って，複雑で抽象的な概念を学ぶという認知過程の作業が家族教育では多いのですが，病気の人では，この認知能力が最も障害を受けています。

家族介入が病気の人を始めから対象に入れている場合，これとは別に家族だけを対象にした集中講義を1，2回行なっておくと，上記の問題が解消されます。多量の情報を短期間で家族だけに与え，病気の本人を圧迫しないようにします。家族は，病気の再発と回復を考えるための鍵となる概念をすばやく把握します。そうすれば，病気の人を交えてのセッションやグループでは，これらの概念をどのように各家族の状況に応用するかに焦点を当てて取り組むことができます。すなわち，病気の人たちが自分たちの病気について学習できるよう，家族と専門家が協力して援助を提供しているわけです。

家族が必要とする情報の形は，病気の本人にとってはストレスになることがある

次のセクションで述べる一点を除いては，家族教育で伝えられる内容はすべて，家族が病気の本人に伝えることになる情報です。しかし，ほとんど同じ内容でも，病気の本人に伝えるのと家族に伝えるのとでは，その方法は異なってきます。病気の本人に伝えるときは，刺激を減らし，本人の学習のスピードと様式に合わせる必要があることはすでに述べた通りです。さらに，単刀直入な表現，自尊心，協力関係なども考慮すべき重要な要因です。

話題によっては，病気の本人が不在のほうが率直に話ができるということを比喩を用いて示しましょう。つまり，特殊教育のカリキュラムを準備している先生方の場合，生徒の学習障害については単刀直入に話し合わなければなりません。生徒の知識や能力の限界をはっきりさせることによって，より効果的な教育介入を計画できるようになります。この介入が実施される場においては，生徒のもっている長所と学習の目標に焦点が当てられます。これによって，生徒の自尊心が強化されます。生徒不在の場においては，教師たちは，生徒の抱える限界，困難，フラストレーションについて話し合います。

本人の長所と自尊心に焦点を当てるアプローチは、ハンディキャップをもった人々との協力関係を築くのに役立ちます。向上を目指すために、今ここで何をする必要があるかに焦点を当てることで、動機づけが高まることもしばしばです。長期的予後を見すえながらのアプローチでは、本人たちのやる気がそがれることがあります。しかし、家族の場合は、時には長期的な視野に立ち、予後についての現実的な見通しをもって、重要な決断をしていかなければなりません。たとえば、統合失調症の人は、経済的な自立ができない場合がほとんどであるという事実を踏まえ、家族は計画を立てる必要があります。しかし、病気の本人に、仕事をして、経済的に自立したいという気持ちがあった場合、それを目標とするように促したほうが、リハビリテーションの過程において本人の協力が得やすくなるでしょう。

家族の感情表現は病気の本人にとって害になり得る

家族教育の効果の重要な側面として、自分自身や他の人を責める気持ちを軽減し、フラストレーションを解消し、希望がもてるようにするということがあります。そのためには、統合失調症がもたらす心痛について家族が話し合う場が必要です。病気の本人の前で、家族が自然な感情を表わしてしまうと、それが症状の再発に寄与してしまうかもしれません。家族の感情表現は病気の本人がいない場で行なわれる必要があります。そうすれば、家族のニーズは満たされ、また病気の本人への害は防げます。たとえば、「家族の抱える負担」について話し合う場が家族には必要ですが、自分が家族の重荷になっていると病気の本人に感じさせてはなりません。ただし、究極的には家族の心痛についてある程度、病気の本人の前で話し合うことも重要ではあります。このような話し合いが生産的な結果をもたらすようにするためには、家族はあらかじめある程度、気持ちの整理をしておく必要があります。

少人数制のセミナー形式の家族教育では、応用練習やディスカッションが行なわれるため、上記の4つの理由で、病気の本人は対象外とされます。家族教育が家族のためだけに行なわれる一方で、病気の本人も自分の病気につ

いて学ぶ必要があります。病気の本人のための基礎クラスが家族教育とは別個に設けられます。そのクラスに参加した後では，病気の本人を交えた家族教育も可能です。

応用練習やディスカッションをしないような講義では，病気の本人を対象外にするのかしないのかの明確な基準は，曖昧であってもよいでしょう。大聴衆を対象とした講義に病気の本人を連れてくるか否かは，各家族の判断に委ねられます。このときのアドバイスとしては，1) 講義を聴かせて意義があるのは，病気の本人が十分に回復を遂げて，認知能力がある程度機能している場合であること，そして，2) 講義が病気の本人を刺激し過ぎたときのために，その場からの脱出策をあらかじめ用意しておくこと，が挙げられます。統合失調症の人が長時間の講義にじっと座り続けられることは非常に稀です。

講義が一般公開されているときには，病気の本人が自主的に参加してくることもあります。この場合，講義内容を消化できる程度まで，本人が回復を遂げていることが多く，また講義内容以外の要素からも得るところが多いようです。第8章で取り上げますが，家族教育には間接的効果があり，それは，受講者が授業内容を完全には理解できない場合にもあてはまります。

家族教育の具体策：授業環境の選択

家族教育の場にどのような設定を望むかは，家族によってまちまちです。すべての家族が満足するような設定はあり得ません。場の設定の仕方によって，集まってくる家族のタイプが異なってくるかもしれません。したがって，それが受講者の構成に影響を与えるでしょう。以下では，いくつかの設定の種類について，それぞれの長所と短所を挙げました。

精神保健センター

家族教育を精神保健センターで提供する場合，講師側にとっての利点は，施設の使用料が浮き，またスペースに空きがないということがまずないこと

です。講師自身が勤めるセンターであれば，交通の便の心配がなく，教材を運ぶ手間も省けます。さらに，センターが専門家の支援を地域社会に積極的に提供するかたちになるため，精神保健センターのサービスの質や対外的なイメージをよくすることにもなります。

　統合失調症を医学的な問題とみることができるようになっている家族で，しかもこの病気をめぐる社会の歪んだ見方をほとんど意識しなくなっている場合には，自分たちが治療を受ける場において家族教育が行なわれることを望んでいます。このような家族が強く好む場は，病院，研究所，または精神保健センターです。病気をめぐる社会の冷たい目を気にする家族，または精神保健センターについてあまりよいイメージをもっていない家族の場合，このような場における催しへの参加には消極的になります。

総合病院

　総合病院という場の利点は，医学分野の専門知識にふれられるところとしてみられていることです。単科の精神病院に向けられがちな，世間の否定的な視線をあまり浴びない場所でもあります。したがって，統合失調症を医学的問題として捉えられるようになっている家族の中でも，精神保健センターに行くことには抵抗があるという家族を引きつけることができるでしょう。ただし家族によっては，総合病院の，大きい，圧倒される，または怖い場所というイメージがマイナスになることもあり得ます。

　総合病院，教会，または市民センターなどで，他の保健医療分野の講義に混じり，1回きりの講義として統合失調症についての情報が提供される場合，家族教育には参加したがらない家族も出かけていきやすいでしょう。このような一般保健医療分野の情報提供の企画は，幅広く，多くの人々の興味を引きます。この企画に参加したからといって，そこで話題となっている疾患を自分がもっているとは思われにくいと感じれば，世間の目をあまり気にしなくてすむでしょう。家族教育についての情報をこのような単発の講義の中で紹介することもできます。

地域社会の集会所

教会，公共図書館，市民会館などは，世間の目を気にせずに出かけていきやすいところですが，専門機関としてのイメージはないでしょう。まわりの目を気にする家族にとっては，特に市民教育の企画として公表されている場合に参加しやすくなることがあります。教会はすでに社会の中の少数グループと近い関係にあることがあります。特にこのグループが精神保健医療に否定的な感情を抱いている場合は，教会を教育の場にすることでこのグループとの接点が生まれます。家族の文化的背景によっては，自分たちが「所属している」と感じ，他の所属メンバーが集まってくる場で家族教育が行なわれると，参加する気になりやすいということもあるでしょう。地域の集会場所を選んだ場合のマイナス面としては，これらの場所が，重大な医学的問題を扱う場所としてふさわしくないと受け取られるかもしれないこと，そして講師の専門家としての価値が過小評価される場合があること，などが挙げられます。

学校や大学

短期大学や高等学校で，社会人を対象とした生涯教育の一貫として統合失調症についての授業が行なわれれば，やはり世間の目をあまり気にせず参加することができるでしょう。このような場では，教育を受けることの自然さ，構えずに距離をおける気安さがプラスに働いています。講義の紹介は，企画した学校や大学が出すパンフレットなどで幅広く広告されます。

家族教育の具体策：教室の設定

教室自体の雰囲気とそのアレンジの仕方が受講者に与える影響は多大です。教室に入ったときの第一印象は，その施設のサービスの質，講師の専門家としての能力，この企画に傾けられた担当者の熱意，受講者がどの程度大切に扱われているか，この企画がどれだけ自分たちにとって役に立つか，などの

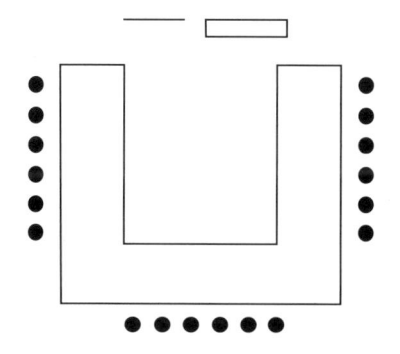

図9　少人数制のセミナー形式の場合の座席配置

イメージに関わってきます。講師は，教室を掃除し，さらに見栄えをよくする工夫をこらし，何かよいことが起こりそうな雰囲気をかもし出せるように心がけます。企画の内容をわかりやすく書き出したものを掲示したり，関連事項のポスターをはったり，スライドの一部を映し出しておくなどして，教室に入ってくる受講者の期待感をふくらませる必要もあります。

　座席は，授業によく用いられる配置にします。椅子を円形に並べてはいけません。これは，集団療法には最適ですが，授業には不適切です。精神保健センターに来ている家族は，「グループ療法」のようなものを期待していて，感情を表出したいと考えているかもしれません。座席の配置を見た受講者に，これから行なわれるのは授業であってグループ療法ではないというメッセージを送らなければなりません。少人数のセミナー形式の場合，参加者を会議用のテーブルのまわりに座らせるか，または，図9に示したような「U」字型に座らせます。

　少人数でもなく，大人数でもない受講者集団が対象の場合は，図10に示したような，「V」字型の配置が，形式を重んじつつも受講者同士の直接のコミュニケーションをも可能にするため，採用されます。

　教室の座席の数が多すぎてもいけません。受講者は，講師や他の受講者との距離が近いほうが，講義に対する反応がよくなります。

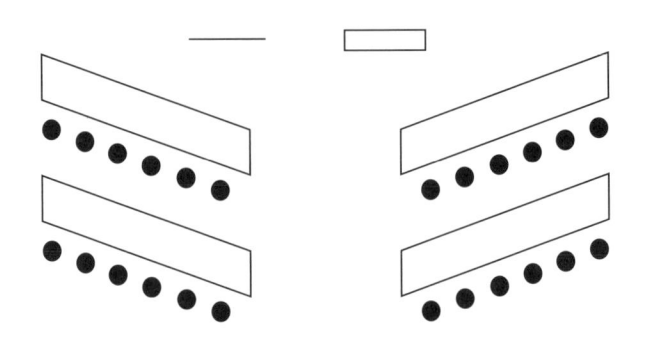

図10　中間サイズの受講者集団のための座席配置

　受講者の座席配置の仕方に関わりなく，講師および授業に使う視聴覚器具類の位置は，受講者と一線を画した場所に設定しておくべきです。講師のための個別のテーブルがあると，教材を整理する際に役立ちます。

　受講者の数が多い場合，その一人一人に講師が見え，講義内容が聴こえるよう配慮すべきです。大聴衆が相手の場合は，講師が段の上に立ったり，マイクを使ったりする必要も出てくるでしょう。また，講師は時おり受講者の間に入っていき，講師と受講者との間の物理的，情緒的な距離を縮めるべきです。

　座席配置に関する上記の原則にも例外が2つ考えられます。もし，授業の目標としてサポートと教育に同等の比重を置くなら，椅子を円型に配置することで，サポートの要素をふくらませることができるでしょう。ただし，サポートと教育の介入を混同して行なわないようにするため，プレゼンテーション用の大きな紙や黒板を意識して使うことも必要です。すなわち，講師は，教育的介入を意識したときには，黒板などのそばに立ち，サポート的介入では，受講者の間に立つようにこころがけます。2つ目の例外は，受講者グループが特殊な文化的背景をもっている場合です。ある文化においては，講義形式の座席配置が参加者を緊張させすぎることがあります。授業中に，このような受講者からの反応を得るためには，あまり形式ばらない配置を採

用する必要もでてくるでしょう。

　教室内のいろいろな条件や視聴覚器具類の使い方などは，時間の余裕を見てあらかじめ設定しておき，さらに再点検を怠らないようにすべきです。講義は結婚式のようなもので，何らかの不測の事態が急に起きたりするものです。計画と再点検を綿密に行ない，問題となりそうな要因にあらかじめ手を打っておくことで，困難が生じる頻度も減り，その悪影響も最小限に抑えられます。視聴覚器具類を点検しておくことは特に大切です。また，それに必要な電池や電球などの替えも用意し，実際に自分で交換できるかどうかを確認しておくべきです。教室や教育機器の準備が整ってはじめて，講師はプロとしての印象をもってもらえますし，そのプログラムや受講者のことをどれだけ重要に考えているかを言葉を介さずに伝えることができます。準備万端であれば，講師自身もリラックスし，落ち着いた，自信ある態度で受講者を迎えることができるでしょう。

家族教育の具体策：授業スケジュール

　家族教育に参加する家族の年齢層は，ほとんどの場合40〜70歳です。この年齢層のグループは大きく2つに分けて考えられます。ひとつは，仕事をもっている若い家族で，仕事の後の夕方または週末にしか出かけてこられないグループです。もうひとつは年輩の家族で，昼間の時間帯を好むグループです。両方のグループに接触するためには，昼間と夕方のクラスが必要になります。

　1回の授業時間を長めに設定したり，短めにしたりすることで，得るものや失うものがいろいろ出てきます。1回の授業を長時間にすると，講師の時間は効率よく使われますし，受講者が教室に通う回数も少なくてすむでしょう。たとえば，講師が教室を準備する作業は，丸1日かけて行なう1回きりの授業のために1回で済ませるほうが，同じ内容を短時間の授業6回に分け，それぞれ別の日に6回行なう場合よりも楽です。1回の授業時間が短い場合，

参加者の学習効率の面では有利でしょう。週1回の授業の場合，1回が1，2時間の長さになります。その6回分を1日で終わらせ，主要な諸概念を急ぎ足で学習する企画も可能です。

　授業を何回に分けて行なうかについてもいろいろな可能性があります。家族にとっては，あまり何回も教室に足を運ぶ必要がないほうが楽ですが，しかしこの場合，得られる情報量が犠牲になるでしょう。Families Surviving and Thriving with Schizophreniaの授業では，6つの話題を12時間でこなします。この内容を2時間授業6回で行なうと，全体のコストを下げることができます。コストが余計にかかっても1時間半のセミナー（講義1時間，練習・ディスカッション30分）を12回行なうほうが，受講者の学習効率のためにはよいでしょう。

　授業のスケジュールを計画する上で考慮すべき最も重要なことは，授業時間内におさまるように，学習課題の数を限定することです。授業で扱おうとする精神疾患の種類や学習課題が多すぎる場合，それぞれに関する情報の中身が薄くなり，受講者は混乱を覚え，自分たちに役立つ情報が引き出せないという結果になります。

　病気の本人だけでなく，家族の場合でも，集中力の持続時間やじっと座っていられる時間には限りがあります。1回の授業が2時間以上になる場合，休憩時間を入れて，受講者が席を離れて水を飲んだりトイレに行ったりできるように配慮すべきです。1日中続く授業では，最初の休憩は1時間半後くらいに設け，その後はさらに回数を増やすのがよいでしょう。休憩時間を設ける際に難しいのは，1回の休憩時間の長さを限定しにくいことです。受講者を学習に戻すには時間がかかります。2時間授業の場合には，受講者をその場で立たせて，2分間だけ身体のストレッチングをさせるという方法もあります。この時，どうしてもという受講者に限ってトイレに行かせます。1時間半より短い授業の場合，正式な休憩時間は必要ありません。

　休憩時間を設ける必要があるのは，受講者がじっと座っていられる時間に限りがあるからです。それ以上に重要なのは，受講者がひとつの情報提示に

向けられる集中力が15分から30分間に過ぎないという事実です。したがって，講師は情報提示の形式やスタイルを替えることによって，受講者の興味と注意を引き続けなければなりません。講義形式の情報提示は，短い時間に分けて行ない，その間にパネルディスカッション，例示，応用練習，ディスカッション，または質疑応答の時間を入れます。以下に，100人の聴衆を対象に行なう2時間授業の流れの概要を示しました。

7：00 - 7：05　家族会支部の会員による，家族会の活動の紹介
7：05 - 7：20　スライドを用いての講義
7：20 - 7：25　一症状とそれに対するコーピングの例を紹介
7：25 - 7：40　スライドを用いての講義
7：40 - 7：50　着席のままで受講者に練習を行なわせる
7：50 - 8：00　あらかじめ提出してもらった質問に答える
8：00 - 8：03　席を離れずにストレッチングの休憩
8：03 - 8：20　スライドを用いての講義
8：20 - 8：40　病気の人または家族によるパネルディスカッション
8：40 - 8：55　スライドを用いての講義
8：55 - 9：00　この授業の主要課題の復習

このタイプの授業では，受講者の注意を，ある学習の形式から別のものへと頻繁に移していきます。これによって，受講者は退屈せず，各課題に集中することができ，学習効果も上がります。講義による情報提示を行なっている短い間でさえも，講師が意識すべきことは，受講者の焦点を移すため教室内を歩きながら話したり，逸話，例え，写真や絵などを織り込みながら事実や概念を紹介することです。講義に活気をもたせるための方法については，第9章で取り上げます。

家族教育の具体策：お茶菓子類の用意

授業の前や後にお茶菓子を用意することで，主催者側にかかるコストはわずかであるにもかかわらず，受講者を大切にしているということを伝えることができます。お茶菓子を用意する目的を以下に示しました。

- 受講者のために使われた時間や努力が示唆されるため，授業の位置づけや重要性が高いことを印象づけ，受講者に，大切なゲストととして歓迎されていると感じさせる
- 受講者家族へのいたわりの態度が象徴的に示される
- 社会的に孤立しているかもしれない家族に，自然な社交の機会を提供するため，受講者間の交流とそのサポートシステムの発展を促進する
- 家族会の会員が他の家族と交わり，支えとなり，新会員の輪を広げる
- 講師と受講者間のざっくばらんな交流のための時間が提供され，両者の信頼関係を強化し，授業中には扱えなかった質問に対する回答も与えられ，今後の協力関係の可能性が育まれる

一般的に，社会のいろいろな場面で社交の場が重要な役割を果たします。それは，仕事の世界でもプライベートな生活においても同様です。実際，仕事の会議やいろいろなクラスにおいても軽食が用意されることがほとんどです。お茶菓子などが出されることによって，家族教育の場にも通常の社会生活において重要な役割を果たす社交の場の要素が添えられることになります。それがない場合，受講者をないがしろにしていると受け取られたり，授業自体の価値が過小評価されたりするかもしれません。

お茶菓子などを用意することが，ことさら重要な意味をもつような文化もあります。そのような文化的背景をもつ人々にとって，私的または公的な社会活動は，何よりもまず食べ物を分け合うことから始まります。仕事上の関

わりも教育的関わりも，まずは関係者が互いに知り合わないことには始まりません。家族教育も，ひとつの社会的な出来事として位置づけられることによって，ある文化的文脈の中で意義のある存在となります。そうしてはじめて，堅苦しい授業と訓練というイメージに反応しなかった人々が興味を示すようになるでしょう。

　異なる文化があるなかで，講師が積極的に社交の場に参加して，その人となりをまわりに伝えることが特に重要な場合もあります。文化によっては，まわりからの尊敬を得るには，学位や経歴を知らせるよりも，その人たちと知り合いになることのほうが重要であることがあります。また，交流に使われる時間が長ければ長いほど，家族間のソーシャルネットワークの形成が促されます。よく受ける質問に，「どんな人がクラスに参加しますか」というのがありますが，自分が関わっているソーシャルネットワークに属する人が多く参加しているとわかると，自分も行ってみようという気になりやすいようです（これはやはり文化的背景によるもので，すべての文化に共通する傾向ではありません。逆に，自分の関わるソーシャルネットワークの人が参加していると知ると，精神疾患のことが知られては困るので出たくないという状況もあります）。

　以上のようなさまざまな理由から，お茶菓子の提供は，そのコストと時間をかけるに十分値するものです。そこから得られるメリットは，講師や企画担当者にかかる負担を上回ると言えるでしょう。家族教育を家族会と協力して企画する場合，家族会がお茶菓子の提供を引き受けてくれることもあります。注意しなければならないのは，受講者からお茶菓子代を集めたり，実際にお茶菓子類を持ってきてもらうことは，余計な負担を与える結果になるかもしれないということです。受講者によっては，経済的余裕がなく，このような期待に応えられないため，居心地悪い思いを避けようとして脱落していくことがあるかもしれません。

ま と め

　短期家族教育の授業で採用する形式と構造は，あらかじめ選択された学習目標に具体的に合うよう，慎重に計画しなければなりません。その際に考慮すべき点を以下にまとめました。

- 講師は，受講者家族のニーズに応じて，教育，サポート，問題解決の3要素を適切に配合して，授業を計画しなければならない
- 家族教育の授業環境自体が，病気の本人とその家族が家庭で必要とする秩序と自制を例示していなければならない
- 授業を構成する各部分は，具体的な学習目標と対応していなければならない。また，その目標に対応した教育方法が採用されていなければならない
- 学習効果促進に役立つ望ましい受講者行動を示唆するような基本原則を提示し，説明し，応用させなければならない
- 初級家族教育の授業では，病気の本人は対象外とする
- 教室の設定を工夫することにより，授業に対する受講者の期待がふくらむように配慮し，これによって成人教育の学習効果を確実にし，また促進する

第6章 受講者の募集と参加継続の促進

家族募集に関する考察

　受講者を募集し，参加を続けてもらうための方法は，対象とする家族のタイプと提供するサービスの種類によって異なります。この章では，ニーズの調査が行なわれ，統合失調症に関する基礎講座を始めることになったという前提に立って話を進めます。このような状況での受講者募集についてここでは論じます。『再発予防のためのサイコエデュケーション』(*Family Skills for Relapse Prevention*)[26]では，心理教育のクラスの受講者募集と継続参加促進について論じられています。*Behivioral Family Therapy*[21]では，個別の家族を対象にした心理教育のクラスのための継続参加促進について，質の高い議論が展開されています。

　家族を募集する際に考慮すべきことが3つあります。

1. 受講者数を制限するか
2. 一般公募するのか，特定の対象から選ぶのか
3. 応募してくる家族に面接し，ある基準を設けて取捨選択するのか

　これらの問いに対する答えにはいろいろな組み合わせが考えられます。大きなクラスにするのか少人数制にするのかによっても，募集の仕方が変わってきます。家族会の会員から受講者を募るのか，一般に公募するのかによっ

ても，募集方法の具体策が異なってきます。家族の参加を阻む要因についての認識も必要です。異文化の背景をもつ家族に参加してもらうための方法も考えなければなりません。

はじめて受講者を募集する際に考慮すべきこと

大きなクラスの場合

大きなクラスで講座を行なう場合，受講者募集で考慮すべきことははっきりしています。クラスの大きさは，使用できる教室の大きさに左右されます。募集は一般に向けて行ない，以下に示すようなアイデアをできるだけ用います。クラスが大きければ大きいほど，それが地域社会に及ぼす影響も大きくなります。応募してきた家族を取捨選択する必要もありません。統合失調症について学びたいという人は，誰でも出席できるようにします。講座に参加する人は必ず統合失調症について何かを学ぶことができます。この病気についての知識を得た人の数が地域社会に増えれば，統合失調症に関する社会の歪んだ見方も緩和されます。このような家族教育の二次的効果は重要です。

セミナー形式で少人数制の場合

少人数制のセミナー形式では，いくつか考慮すべき点が出てきます。まず明らかなことですが，クラスの人数は制限されます。ですから何らかの登録制度を設けて，クラスの規模を管理する必要があります。

考慮すべき次の2点は相互に関連し合っています。ひとつは，参加のための具体的条件で，もうひとつは，応募者の取捨選択の基準です。基礎クラスの場合は，参加のための条件はあってもわずかです。取捨選択の基準もまず必要ないでしょうし，設けてもあまり意味がないでしょう。しかし，もし基準を設けるのであれば，募集用のパンフレットにそれを明示しなければなりません。選択基準の例としては以下のようなものがあります。

- 病気の人の家族か親戚でなければならない（または友人？）
- 病気は統合失調症である（または他の診断でもよいか？）
- 精神保健の分野で仕事をしている人（グループホームの職員など）を除く（または除かない？）
- 病気の本人の参加を認める（認めない？）

　中級・上級クラスの場合は，受講者の技能レベルと受講目的を一定に保つための基準が重要になるかもしれません。たとえば，Pacific Clinics での上級クラスは，すでに初級クラスを終了したか，そのビデオを見終わっている家族にのみ出席を許可しています。そうすれば講師は，受講者に基礎知識が備わっていることを前提として計画を立て，上級レベルに合わせて時間を有効に使うことができます。応募者の選択基準があらかじめ明示してあれば，参加希望者は通常かなり的確に自己判断しますから，講師は，例外的に紛れ込んだ応募者のみを取捨選択すればよいことになります。

特殊な対象に限定する場合
　少人数制のセミナー形式を採用する場合，特殊な条件を備えた受講者グループが抱える問題に焦点を当てた講座も可能になります。以下のような例が挙げられます。

- 病気の診断名を限定する（例：統合失調症のみ，または複合診断［訳者注：主要精神疾患と物質依存や乱用の問題が重なっているケース］のみ）
- 病気の本人との関係を限定する（例：病気の本人が家族と同居している）
- 2つ以上の具体的条件が揃っている（躁うつ病の人の配偶者のみ）
- ある診療機関の患者さんの家族・親戚

　特殊な条件を備えた受講者に限定する場合の問題点は，そこで共有される視点の幅が狭くなることです。たとえば，多様な条件を備えたグループで，

統合失調症の人と同居している家族としていない家族が混じっている場合，「病気の本人と同居すべきか」という話題をめぐり，多くの視点が提示されることが期待されます。

また，特殊な条件の受講者に限定する場合，応募者の取捨選択が必要になるのが普通です。これは，経験豊富な秘書や家族会の方に任せて効率よく行なうことも可能です。または選択のために応募者と電話で話してみると，参加予定者の出席率がよくなりますし，講師は受講者についての情報をあらかじめ得ることができます。しかし，この方法で得られる情報には限界もあります。

家族募集にあたり，考慮すべきこと

まず，対象を絞ることで，どこから応募者を募るかが決まってきます。どこから募集するかが決まったら，講師は以下のような点を考慮します。

1. 受講希望者は何を求めているのか
2. クラスでは，その求められているものをどう提供できるのか
3. 受講希望者は，この授業が自分たちの求めているものを提供してくれるということをどのようして知るのか

以上の3点について，3種類の対象を例に考察します。ひとつは，現在治療で関わっている患者さんの家族，次に家族会の会員，そして一般から公募する家族です。

現在治療中の患者さんの家族から募集する

精神医療の分野においては，精神疾患を患った人の家族のための教育活動がすでに何十年も行なわれてきています。そこでは，秘密厳守とインフォー

ムドコンセントが問題となりますが，これらの問題提起のされ方は，クラスの企画内容や受講者の募集方法によって異なってきます。主な募集方法として次の2つが考えられます。1) 家族教育を企画する精神保健サービス機関で治療を受けている患者さんの家族に向けて広告を出す。2) 受講者候補としてあらかじめ選んだ家族を直接勧誘する。

家族教育受講者を「一般に公募する」ようにそのサービス機関内で募る

　一般に受講者を公募する場合は，患者さんの同意は必要になりません。講座では，統合失調症に関する一般的情報を提供しますから，特定の患者さんに関する情報の漏れはありません。患者さんの信頼を失わないようにし，講座に対する家族の期待を裏切らないようにするためにも，この点をはっきりさせておく必要があります。この家族教育についてのお知らせを患者さんたちにも出しておき，またそれについて話し合っておくべきです。患者さんに家族教育の存在を知らせることによって，患者さんに質問や気になることを提起する機会を与えます。患者さんに対するお知らせの中で強調すべきことは，精神疾患に関する一般情報の提供のみが目的であって，特定の患者さんについての情報の開示はしないということです。お知らせは，掲示したり，一人一人の患者さんに自宅に持ち帰ってもらったり，定期的な会報に載せたりします。

すでに面識のある患者さんの家族を対象とする場合

　現在治療を行なっている患者さんの家族に連絡をとって勧誘する場合は，患者さんの同意が必要になります。家族との接触を患者さんが許可しているという証拠が必要です。情報開示に関する一般同意書にあらかじめサインが得られている場合，家族を講座に勧誘することに関しては口頭の同意のみで十分です。受講希望者の募集は，臨床で患者さんやその家族に関わっている職員を通じて行なうのが最もよいでしょう。

　それには，家族教育が患者さんの治療に取り組む職員にとってどのような

メリットがあるかを示しておく必要があります。家族教育がどのように家族のためになり，また間接的に職員のためにもなるかを職員自身が納得すると，受講希望者の募集にも積極的になってくれるでしょう。職員にとってのメリットは，家族が治療により協力的になってくれることと，病状の悪化による危機状況が減少することです。セラピストまたは精神科医は，患者さんから家族と連絡を取る許可を得ます。家族が講座を受けると，家族からよりよい理解と援助が得られるようになる旨を丁寧に説明することによって，患者さんの同意が得やすくなるでしょう。自分のこととして理解できるような例を挙げることで，躊躇していた患者さんの気持ちが和らぐことがあります。たとえば，「お母さんに薬のことでうるさく言われるのはあまり好きじゃないでしょう。この講座では，薬をのまなければならないことについて，他にどんな援助の仕方があるかをお母さんに教えてくれるんですよ」という言い方もできるでしょう。

　自分の家族が病気について勉強してくれることに関しては，患者さんのほとんどが強い興味を示します。理想的には，患者さん自身が，自分の家族を積極的に勧誘してくれれば，それに越したことはありません。お知らせの手紙を家に持ち帰ってもらうことはできるでしょう。しかし，現実にはこの方法が可能な患者さんはめったにいません。それは，陰性症状が行動を抑制し，陽性症状が新しい行動をとることについての恐怖感を生み出しているからです。したがって，患者さんは，自分の家族を勧誘することを「忘れて」しまいます。

　一番よい方法は，患者さんの同意を得てから，お知らせを郵送することです。手紙やお知らせに担当の精神科医やセラピストの署名があれば，特に効果的です。郵便による勧誘をより有効にするには，担当医かセラピストが，家族教育のどの側面がその家族の関心事に応えているかについてのコメントを簡単に書き添えるとよいでしょう。郵送の後に，さらに電話連絡をしておくと，出席率が高くなります。あまり乗り気でない家族や，専門の立場からぜひ受講を勧めたい家族には，さらに積極的なアプローチをしてもよいで

しょう。その際，その家族の担当セラピストとすでに家族教育のよさを経験した家族が協力してアプローチすると，最も説得力があるでしょう。

　家族が重大な問題を抱えている場合は，家族教育だけでは十分ではありません。この場合，提供されるサービスの内容がさらに総合的であれば，照準を定め，集中的に家族にアプローチすることができます。出席率が下がる原因や家族が乗り気でない理由にはいろいろあります。そこに働く負の要因を減少させて，異文化を背景にもつ家族の心をつかむ方法については，本章の終わりのところでお話しします。以上に挙げた方法は，出席率を上げるのには役立ちますが，これだけでは家族の気持ちをつかむことはできません。乗り気でない家族の気持ちをつかもうとする際の困難とその対応策については *Behavioral Family Therapy*[21] および『再発予防のためのサイコエデュケーション』[26] で論じられています。

家族会の家族から募集する

　精神保健医療サービス機関や講師が，その地域の家族会支部の信頼を得ている場合，家族会との共同企画のかたちをとることで，受講希望者の募集が非常にスムーズに進むことがあります。精神保健医療サービス機関も家族会も，統合失調症の人の治療と回復への関心を共有しています。この事実は，両者が協力関係を発展させる基盤を提供してくれますが，対立の原因にもなります。家族会との協力関係を築く方法は，個別の家族との協力関係を発展させる方法と重なります。まず大切なのは，相手に対する敬意を態度で示すこと，家族の目標と家族なりの目標達成方法を受容すること，家族が表明するニーズに応えること，そして具体的な援助を提供することです。

　家族教育についてのパンフレットを，家族会が定期的に出している会報とともに配布することも可能でしょう。家族教育にすでに参加したことのある家族の証言が家族会の会合や会報で紹介されると，大きな説得力をもちます。

　家族教育の企画段階で，家族会の代表者にも関わってもらうと，家族会の

より強い肩入れが得られます。家族会の会員にパネルディスカッションに参加してもらったり，講師として入ってもらったり，またクラスの中に家族会の会員勧誘の時間を設けたりすると，家族教育の共同企画者としての家族会の姿勢がより強く打ち出されてきます。理想的には，家族会支部と地域の精神保健医療サービス機関が責任を分担して，共同で家族教育を企画すべきです。この場合，家族会が講座の実施のための具体的な作業も手伝ってくれます。講座では，企画に要したコストの埋め合わせとして，受講者に家族会への寄付を多少お願いすることもあるでしょう。

一般の家族から募集する

家族教育の広告の出し方は，限りなくいろいろな方法が考えられます。多くの場合，講師よりも家族会の方のほうが，受講者募集，広告方法，そして根回しについて，はるかに専門家です。この専門領域に通じている人に関わってもらうことで，工夫の幅が広がります。方策として4点を以下に挙げます。

他のサービス機関を通じる

家族教育のパンフレットは，統合失調症の治療に関わる，個人開業の医師その他のセラピストのオフィスや精神保健医療サービス機関に配布してもよいでしょう。配布すべきものは，まとまった枚数のパンフレットと家族教育の内容を紹介した1ページ相当の手紙です。配布先に個別に説明に出かけたり，先方からの質問を受ける場を設けたりすると，家族へのパンフレットの配布をさらに積極的に行なってくれるでしょう。講師が，いろいろな職業団体の会合や精神保健医療サービス機関に出かけていって，家族教育の紹介をするのもひとつの手です。病気の人を抱える家族が，世話になっている医師や病院などにパンフレットを配るのもよいでしょう。また障害者保険を受けている人々にサービスを提供する機関（福祉事務所，歯科医師のオフィス，

一般内科医のオフィス）であれば，精神保健医療機関でなくても，パンフレットを配布する価値があります。特に重要な配布先は，多くの問い合わせの電話を受けて各種照会業務を行なう機関，たとえば緊急電話相談やラジオ番組などの事務所です。

　すでに家族教育の講座を受けた家族から，他の家族に講座についての評判が伝わり，多くの家族が受講を希望するのに応えるかたちになれば理想的です。そうなると，いろいろな精神保健医療サービス機関が，家族教育のプログラムを積極的に擁護してくれるようになり，熱意をもって患者さんや家族に勧めてくれるようになります。あるサービス機関では，そこで定期的に出す会報や定例のスタッフの会合において，家族教育のお知らせをしています。

活字広告をはりだす

　地域社会には，公共の掲示板が存在します。病院，図書館，スーパーマーケットなどで目にするでしょう。家族会の方々が，家族教育の広告をこのような掲示板に出してくれることもあります。広告の内容は，見る人の興味を引くような体裁でなくてはなりません。また，専門家のアドバイスがもらえそうだという期待を抱いてもらえるように，この分野のプロの企画であるという印象を与える必要もあります。そして，参加するか否かを考えるのに必要な情報が含まれていなければなりません。詳しい情報を得たい人のための連絡先を載せておくとさらに具合がよいでしょう。詳しい情報の提供者として最適なのは，すでに受講した家族の方々です。

マスメディアを利用する

　マスメディアの広告料は高いですが，それでかなりの反応が家族から得られるのであれば，見返りは十分です。また，新聞ではほとんどの場合，地域の催しの情報を載せるときの広告費はただです。ラジオ番組でも同様の広告が可能です。広告をただで出してもらうためには，マスメディア関係者に根気よく働きかけていかなければなりません。受講者家族募集のために非常に

威力があるのは、雑誌、ラジオ、テレビなどの精神疾患についてのレポートの中で、家族教育の企画を直接宣伝してもらうことです。また、家族会の存在がそこで紹介されて、家族会の会合に参加したときに家族教育の存在を知るという間接的な経路もあります。地域の新聞の医療・健康分野担当の編集者と親しくなることも効果的です。講師や家族会の役員などは、専門性のある情報を提供できますから、精神保健分野の課題を扱った論文や報告書を作成している人を援助することができます。そうして、家族教育の意義を伝える論文や報告書が生まれる道も開け、その延長線上に家族教育を重視する医療サービスが企画されるかもしれません。また、見過ごしてはならないのは、家族会の会員がマスメディアで発言の場をもっている人々に手紙などでアドバイスをする機会があるときに、家族教育の意義に触れることです。あるいは、家族会の会員がラジオ番組などに電話を入れて、家族教育の意義を伝えるのもよいでしょう。

つてに頼る

最近では、電話、マスメディア、郵便などを利用しての押し売り広告が反乱しているため、人々は「宣伝広告」について懐疑的になっています。人づてで情報が流れてくる場合は、この懐疑心が和らぎます。これは最も労力がかかる方法ですが、最も効果的です。精神疾患に関する社会人向けの教育により、社会の歪んだ見方が次第に修正されてきているので、自分の家族に精神疾患を患う者があっても、これを隠そうとする傾向が減ってきました。このような家族がその仕事先やその他、人が集まる場所に家族教育に関する新聞記事やパンフレットを掲示し、質問などに答える旨を伝えることもできます。この家族がさらに職場の同僚などを集めて、教育活動を行なうのもよいでしょう。意外と身近なところに、やはり精神疾患の人を家族に抱えている人がいることは、なかなかわからないものです。それはやはり、自分から最初に「私の家族には統合失調症の者がいます」と言い出すことが難しいからでしょう。しかし、統計的には25の家族があればそのうちの1家族は統合失

調症を経験することになります。また，15〜25％の確率で，どの家族にも何らかの精神疾患を経験する可能性があります。

人づてで受講者を募る方法が特に重要な文化もあります。このような文化においては，まず家族が助けを求める相手は，そのソーシャルネットワーク内の人です。そのネットワークの中に，精神疾患との関わりを公表している家族があれば，助けを求める人々はここに集まるでしょう。地域において宗教活動を行なう人々，学校の教師，その他何らかの援助活動を行なう立場にある人々に対して，精神疾患に関する教育とサポートを提供することによって，この人たちが家族教育受講者の募集に貢献してくれるようにもなります。

受講者家族の募集の秘訣

精神疾患をめぐり，援助を求めることを躊躇する家族にとって，家族教育は最も入りやすい入り口であることが多いため，ここに出席しやすいように配慮することが重要です。スケジュールと教室の場所については第5章で論じましたが，さらに，家族を家族教育に近づける3つの方法を挙げておきます。1) 体験授業を受けられるようにする，2) 一連の講座が予定されていても，すべてに出席しなければならないのでなく，試しにどのひとつを選んでもよいことにする，3) 登録に際して個人的な情報を明らかにする必要もなく，費用もかからないことを明示する（講座の後で，参加者の希望によっては，名前を明かして家族会の会員名簿に加わってもらったり，いくらかの寄付をしてもらってもよいことを伝えてもよいでしょう）。

受講者募集の効果を評価するには，受講者がどこで家族教育のことを聞いてきたかを尋ねるとよいでしょう。それぞれの経路で，どのくらいの家族が参加してきているかを記録しておくべきです。募集方法を常に調整し，それぞれの効果を継続的に評価していく必要があります。

家族との絆のために

家族教育は，家族にとって重要な位置を占めるようになりますから，これを提供するだけでも家族との絆が生まれます。しかし，家族教育への参加の障害となる要因がたくさんあります。Tarrier [27] は，その要因の詳しいリストを作りました。これらの要因を認識して，その影響を軽減する方法を知れば，家族の出席率と積極的参加が促進されるでしょう。

障害となり得るのは社会資源の不足

家族教育の企画は，中産階級以上の家族層に人気があります。その理由のひとつとして，この階層の人々には，クラスへの出席の障害となる要因が少ないということがあります。出席の障害となり得る実際の要因は，以下のようなものでしょう。

1. 交通手段，または交通費の持ち合わせがない
2. 授業で使う言語が十分に使いこなせないか，読解力が足りない
3. 2つ以上の仕事をもち，家族の面倒もみているため授業に出る時間がない
4. 病気の人をみてくれる人が他になく，その人をおいて外出することができない
5. 家族に健康の優れない人が多い

障害となり得るのは家族の態度

社会や家族の態度が主な障害となることがあります。その要因は以下のようなものです。

1. 社会の歪んだ見方，まわりの目が気になる，恥と感じる
2. 統合失調症についてのクラスに出ているのを誰かに見られることが，

社会生活上，または仕事の上で不利になることを恐れる
3. 精神疾患についての教育の価値を家族が理解していない
4. 精神保健医療の専門家に対する違和感，恐れ，怒りがある
5. やっとのことで達成した家族関係の安定を崩すことについての恐れ
6. やる気と希望の欠如

　社会的資源や態度に関連する要因は，相互に関連し合います。講座に出席するか否かの判断は，出席することによるメリットと出席するために払う犠牲を天秤にかけることで下されます。家族によっては，講座から得られるかもしれないメリットが障害要因を克服する労力に値しないと思うこともあります。この場合，以下のような比喩を用いて，家族が陥っている落とし穴を指摘することもできます。

- 雨漏りの水を鍋で受けるのに忙しすぎて，屋根の修理ができない
- だらしないままでいると，余計な仕事ができてしまうので整理整頓の暇がなくなる

障害となり得るのは，授業自体

　多くの家族は，精神保健医療サービス制度によってないがしろにされ，ひどい仕打ちを受けた経験をもっています。そこで当然，専門家の介入と聞くと，嫌な感じを覚えます。講座の紹介を行なう場合，そのあらゆる場面（手紙，お知らせ，パンフレット，配布物，登録手続き，電話での回答，自宅訪問など）において，家族に対する講師の態度が相手に伝わります。書面や口頭での家族との接触を通じて，家族側に否定的反応が生まれたときに，障害となる要因が現われてきます。

1. 講座の内容が自分たちには初歩的すぎると見えたり，押しつけがましいと感じる

2. 自分たちが批判されているとか，とがめられているように感じる
3. 相手が自分たちを理解してくれない，または自分たちの立場に共感的でないという雰囲気をかぎとってしまう
4. 家族がすでにもっている技能や内在する力に対して敬意が表わされていない，またはそのことを認めてもくれないと感じる
5. 講座が，自分たちの文化的特徴に配慮していないようにみえる
6. 講師が，まるで何でも知っているかのごとく振る舞い，知識をひけらかすのみで家族を援助しようとする態度が感じられない

講座開始前から進める家族との絆づくり

　家族との絆ができるのも，また逆に家族との距離ができてしまうのも，そのプロセスは，実際にはクラスが開始されるよりもはるか以前に進んでいます。講座の呼び名，講座で扱う課題，また講座内容を記述する言葉使いなどのすべてから，受講者家族がどのように位置づけられ，またどのように扱われるかについての情報がたくさん読みとれるものです。受講者家族の目に触れるものはすべて，その言葉使いや記述内容について，草稿の段階で家族会の指導的立場にいる方々などからアドバイスをもらうのがよいでしょう。あるいは家族教育とのつきあいがすでに長い家族に意見を聞くのもよいでしょう。

　受講を考慮している家族が家族教育について問い合わせの電話をかけてくるときも，それが絆を強化する方向または家族を遠ざける方向の分かれ道になることがよくあります。まず，電話を最初に受ける人が，どのような語調で家族と対応するかによっても，その方向が左右されます。電話が，しかるべき職員に速やかにつながれば，問い合わせの電話と受講希望家族がどれほど大切に考えられているかを印象づけられます。家族の質問や関心事に対する職員の対応からも，実際のクラスにおいて受講者がどのように扱われるかの想像がついてしまいます。非常に単純なことであっても，家族からの電話を受ける者はまず，家族からの問い合わせを大歓迎する態度を示し，時間，

場所，登録方法などについての質問に答える必要があります。もう少し込み入った質問である場合は，それに対して明解に答えられる職員に電話をまわします。それを受ける職員は，電話での家族との対応において，自分はいま忙しいからあまり時間がないというような印象を与えずに，共感的な態度で臨まなければなりません。この対応で，家族がサポートされ，安心を与えられたと感じられるようにします。可能であれば，家族教育を受けたことのある家族会会員の方々などが，この役割に最適です。

家族との間の絆形成の過程，またはその逆のフラストレーション蓄積の過程は，第1回目のクラスにおいても続いています。家族が最初に直面する状況としては，駐車するところがすぐに見つかるかどうか，建物に入ってから教室が容易に見つかるか，企画関係者が暖かく歓迎してくれるか，またお茶菓子が用意されているかなど，さまざまです。自分たちが歓迎され，大切に扱われ，またちやほやされすぎではないかと家族が感じるくらいの状況であれば，学習課題の受け入れがよくなります。

第1日目における家族との絆

最初のクラスでは，学習目標，学習方法，授業中の基本ルールを説明します。その説明の仕方を工夫することによって，家族との距離を縮めると同時に，講座に対する家族の期待を現実的な内容に修正しつつも，期待感自体は潰さないようにします。講義中，講師は家族がよく経験する事柄，感情，疑問などが何であるかを話します。これによって，家族は，自分たちの辛い感情体験をわざわざ表現することなしに，自分たちの気持ちを聞いてもらい，理解されたと感じます。講師はさらに，よくある感情的反応について触れます。たとえば，自分を責める気持ち，羞恥心，喪失感，悲嘆，悲哀，失望，恐怖，不安，フラストレーション，そして怒りなどです。

また，講師が，統合失調症の人を援助するつもりで行なったことが裏目に出たという，よくある体験を伝えることもよいでしょう。たとえば，病気の人の妄想の内容の真偽をとやかく言ってしまった，病気の人が大切に思って

いる人生の目標を無視してしまった，監視しすぎた，症状再発の徴候を見落とした，意図せず依存性を助長させてしまった，などの失敗体験を話します。このように，学習には失敗がつきものであるということを伝えると，家族は安心します。

> 注
>
> 私自身が使う例のひとつは，効果的コミュニケーションに関する知識の応用に失敗した体験です。統合失調症の人が，家族に混じってクラスに参加していたときのことです。クラスの後でその人が私のところに来て，自分が時々抱く妄想のひとつは現実ではないのかと尋ねたのです。これに対して，わたしは，講義中に家族に話すような比喩で答えました。その人はきょとんとして私を見つめました。そこで気づいたことは，私の比喩が抽象的すぎたため，その人は混乱しているのだということでした。その人をさらに不安定にし，居心地悪くしてしまったのです。私は慌ててこう言いました。「あなたの言うとおりです。あなたの頭に浮かぶことが，事実でなかったり，現実でなかったりすることもあるでしょう」。その人は微笑んで，ほっとしたようでした。自分の妄想が事実ではないことを確認してもらって，安心したのです。慌てていた私は，落ち着きを取り戻しました。

講師は，家族が何となく意識している関心事を言語化し，家族の声として音声化するのもよいでしょう。たとえば，「どうしたらこんな事態を受け入れられるのか」「彼の病気はいったい回復するのだろうか」「病気の子の耐え難い行動に悩まされながら，この子を家から追い出さずにいられるだろうか」「病気の子の介護に追われながら，自分が正気のままでいられるだろうか」「私がいなくなったら，病気の子はどうなるんだろうか」などです。このように，講師が家族の思いを声に出すことによって，家族は人前で自分たちの問題を話すことなしに，自分たちの思いが理解され，困っているのは自分たちだけではないと感じられるようになります。

要は，講師が家族の関心事を理解していると伝えることです。そして，その関心事に関連のある情報や技能がこれから提供されるということを家族に

知ってもらいます。このメッセージを伝えるために最も威力があるのは，家族教育を受講したことのある家族にパネルディスカッションを行なってもらうことです。そこでも，受講者家族の思いがパネラーによって代弁され，講座内容が家族の声にどれだけ応えてくれるかについて語られます。また，パネルディスカッションに参加している家族の率直な話し方が，受講者家族のよいお手本になります。講座で受講者に必要となる，前向きの学習態度およびディスカッションの仕方の手本も示されます。このように，受講者に期待されている行動の手本が示されることによって，受講者の不安は軽減され，これからたどる道中の道案内を得たように感じられます。

応用練習やディスカッションを通じての絆づくり

応用練習やディスカッションは，家族が感情を表現したり，関心事を訴える機会を与えます。このような場を，病気の本人を同席させずに設けることは，家族との絆を強める上で非常に役立ちます。このような場で家族が感情を表現し，関心事について語れるようにするためには，応用練習を効果的に進め，ディスカッションの焦点が失われないように介入する講師の技能が要求されます。講師は，家族の感情表現に共感的に対応し，家族に内在する力と，これまでに積み重ねられた努力を高く評価し，家族が抱える問題の解消は可能であるという希望を与えます。講師が使う具体的な手段として効果的なのは，家族の感情体験や関心事を大きな紙や黒板に書き出すことです。

受講者の言ったことが書き出されることで，受講者は自分の言葉や自分自身が大切に扱われていると感じます。家族の関心事を箇条書きにして並べれば，それらが普遍的なものであるという印象を与えます。それらを主要テーマ別に分類すると，家族が自分たちの経験を整理して把握するのに役立ちます。また講師は，それぞれの関心事が一連の講座のどの部分で扱われるかを示します。講座で扱わない課題については，別の資料を提供します。応用練習やディスカッションを行なうために取り上げるトピックには，以下のようなものが適しています。

- 統合失調症が病気の本人にもたらす問題と家族一人一人にもたらす問題
- 病気の本人とその家族がすでにもっている技能と内在する力
- 統合失調症が家族に及ぼす情緒的影響
- 家族がほしいと思っている情報と技能

　家族の考えていることや感じていることを引き出すための練習課題はいろいろ考えられます。ここで講師が気をつけるべきことは，家族から情報を引き出し，家族に共感して，家族のあるがままを認めつつも，ディスカッションはだらだらと流さず，簡潔にまとめ，そこに秩序を与えることです。講師によってディスカッションの流れに与えられた秩序こそが，家族を圧倒している問題や感情を整理して納めておく器となります。家族は，自己表現のための応用練習やディスカッションが短く収められることを不満に思うより，むしろ無意識的には自分のためになっていることを感じるはずです。そのためには，このような学習活動を始める以前に，その段取りを簡潔に，明解に，具体的に指示する技能が講師に要求されます。これがうまくいくと，与えられた自己表現のための時間に限りがあるにもかかわらず，家族は，自分たちの言い分を聞いてもらえたと感じるようになります。一連の講座の中で行なう応用練習や焦点を絞ったディスカッションは，講師がそれぞれを短くまとめあげ，回数を多く行なうべきです。これは，だらだらと長引くディスカッションを数回行なうよりも効果的です。話題や時間配分はどうであれ，徹底的に腹を割って行なわれるディスカッションは，家族教育の目的に合いません。これは，サポートグループで主に採用されます。

　実際に受講者を流れにのせるために，以下のような段取りに従うのもひとつの方法です。まず，先に挙げた練習用のトピックをひとつ選び，それについて家族にいろいろなアイデアを出してもらいます。たとえば，第１例のトピックを取り上げる場合，統合失調症が家庭内に引き起こした問題の具体例を文章にまとめるよう受講者に指示します。講師はそれとは別に，統合失調症が本人や家族に引き起こす諸問題を黒板などにあらかじめ提示しておいて

もよいでしょう。家族にそれぞれの問題を発表してもらうときには，一家族の持ち時間を30秒に限り，ある家族だけが時間を独占することを防ぎます。この作業を行なうと，いろいろな問題が長々と箇条書きになって出てきます。この問題のリストを家族とともに吟味するときに，家族は，1) 自分たちが経験している問題は他の家族にもよくあることだという認識をもてるようになり，2) 問題の中には，自分たちがまだ経験したことのないことや，逆にすでに卒業してしまった問題があることに気づき，そして，3) 自分たちが現在最も苦労している問題をすでに卒業している家族もいることを知ります。

クラス時間外における絆づくり

家族教育では，多くの場合，クラスの前後でお茶菓子をいただきながら交流の場を持ちます。このとき講師は，家族と同等の立場にいることを態度で示すことによって，家族への敬意を表わします。また講師は，家族が現在直面している問題についての援助を積極的に提供する意志のあることを，この場で示すことができます。お茶菓子を用意して家族との絆づくりに役立てることについては，第5章を参照してください。

家族との絆が強まるか（または切れるか）は，家族がクラスとクラスの合い間にもってくる授業内容についての疑問または自分たちの直面している危機状況についての問いに，講師がどう対応するかによって左右されます。講師は，クラスの合い間に家族を援助できる体勢を整えておくか，必要な援助が得られる社会資源がどこにあるかを示すことができるようにしておきます。家族が現在直面している具体的な問題を解決するための支援を与えることは，家族との絆を強めるために最も効果的です。講師がこのように対応できることは，家族が二重，三重の問題に圧倒されている場合や，精神保健医療サービスを信頼していない場合などに特に重要です。医療サービス機関に来たがらない家族との絆づくりには，電話による支援を提供することが役に立つかもしれません。また，個別に家庭訪問を行なうことは，人手不足や時間的な余裕不足のために困難なこともあるでしょうが，講師にどれだけ熱意がある

かを示すのに役立つでしょう。家庭訪問の援助が具体的に実を結ぶ場合，家族との絆は確実に強まります。

異文化の背景をもつ家族との絆

　第2章でお話ししたように，文化的に多様なロサンゼルス，中国，インドなどで家族教育の介入を効果的に行なうためには，かなりの修正を施す必要があります。修正なしの場合，家族教育はアングロ・アメリカ系中産階級の家族層には人気があっても，そのような文化に適応していない家族層には効果的ではありません。したがって，家族との絆を強めるためには，まずカリキュラムと形式を，対象家族の文化的背景に合わせて作り直す必要があります。ただしこのトピックは，本書の守備範囲を越えています。文化的に適切に修正された講座を提供しても，異文化を背景にもつ家族はあまり出席したがらないかもしれません。

　異文化を背景にもつ家族との絆づくりのためのガイドラインを提示してしまうことで，私たちは自己矛盾に陥ります。「他の文化」の人々について，またはある特定の国の人々すべてについて一般化した記述をすることは，一見装いはよくても，結局はステレオタイプ化のひとつであり，これこそが重大な問題になります。たとえば，中国人がアメリカの文化に適切に対応するためのガイドラインを作成したと想像してみてください。ニューヨークのスラム街に住むアメリカ人，アイオワ州の農家のアメリカ人，アラバマの小さな町のアメリカ人，またニューイングランドの郊外のアメリカ人などにこのガイドラインがぴったり当てはまるでしょうか。家族介入は，異文化の人々をステレオタイプに当てはめて行なうべきものではありません。どのような文化的背景の家族と絆を結ぶにしても，最善の策は，相手に敬意を表わすことです。相手の家族の信条や価値基準を尊重する態度が重要です。

　いずれにせよ，講師は，英語以外の言語を話し，いろいろな信条と価値基準をもつ家族と絆ができるよう最善の努力を払わなければなりません。し

がって，異文化を背景にもつ家族との絆を強めるための一般的注意事項をある程度挙げておきます。

> **注**
> 読者は，このような一般的注意事項の内容がそもそも不正確であることを認識しておくべきです。この注意事項を応用する過程は，家族教育の過程と似ています。ガイドラインを作成する者（あるいは講師）は，一般的な現象と平均的データを提示します。読者（受講者家族）は，ここで与えられた情報のうち，自分たちの個別の状況に当てはまるものを選んで使います。以下に示すガイドラインは，対象家族を理解しようとする過程において，応用可能な事項をいくつか選んで利用してもらうためのものです。

家族が英語を母国語としない場合

言語の違いは，一目瞭然あるいは微妙で見えにくい障害となって，難しい事態を引き起こします。明らかに，コミュニケーションがうまくいかなければ，どんな介入も不可能です。言葉やアイデアを翻訳することも必要ですが，それだけでは十分でないという事実は，それほど自明ではありません。たとえば，スペイン語では「コーピング」に相当する語がありません。しかし，家族教育の講座には「精神疾患に対するコーピング」などと題したものが多くあります。ある言語を別の言語に移し替える場合，単に逐語的に入れ替えただけで意味が移し替えられるとは限りません。したがって，家族教育の内容またはその中核となる意味概念が別の言語で表現されるときは，その言葉を理解する家族にとって意味を成すように翻訳が行なわれなければなりません。英語が母国語でない家族を援助する際のガイドラインを以下に示します。

1. 家族が使う言語や方言を話せる講師を選ぶ
2. 対象家族と同じ民族的，文化的背景をもつ講師が，その文化的文脈における意味や経験を家族と分かち合えるようにする
3. 家族が使う言語に翻訳された教材，視聴覚資料を提供する

4. 家族教育を対象家族の母国語で行なう
5. 翻訳した教材を，対象家族と同じ教育的背景や世界観をもつ人たち何人かに読んでもらう。翻訳したものを英語に翻訳し直し，中核となる意味概念が伝わってくるかどうかを確認する
6. 教材で提示する諸原則は，文化的価値を考慮して翻訳する（たとえば，独立よりも，あくまで家族の一員として機能し，相互依存の意義を認めることのほうに高い価値を見出す文化があります。ある韓国人男性がこう言いました。「本当に独立した人は，身よりのないホームレスの孤児だけです。他の人々は何らかの形でまわりと相互依存関係にあります」）
7. 同じ家族でも，世代によって異なる言語を母国語としている場合があることを意識しておく（ある家族に具体的な介入を行なう場合，この点を考慮して，どの言語を使用するかを決める必要があります。これにより，選ばれた言語を話す家族が重視されたことになります）
8. 子どもを通訳に使うことは避ける（これが家族の階層構造を逆撫でし，子どもを通じて届けられた情報が不遜で失敬だと受け取られるかもしれません）
9. 国によっては，民族的，宗教的，あるいは社会階級的な違いで分かれたグループの間に，強い偏見や憎悪が存在することも意識しておく（ある受講者グループと同じ国の出身の講師でも，受講者とは違うグループに属している場合，むしろその国の出身でない講師のほうがこの受講者家族との絆を形成しやすいということもあり得ます）

精神医療のサービスを受けることに消極的な文化背景をもつ家族

　精神疾患が家族に存在すること，または現に家族の誰かが精神科にかかっていることの意味とそれがもたらす影響は，文化によって異なります。たとえば，精神疾患が家族にあると，その家族には「悪い血」が流れていると解釈される場合があります。したがって，精神疾患の存在を明かしてしまうと，

その家族全員の結婚の機会に重大な制限が加えられます。統合失調症の遺伝要因を強調しすぎると，この差別を激化させます。この場合，家族は，精神科と関わりをもつことで世間から白い目でみられるように感じ，自分たちを責めることもあります。このような家族はまた，政府の施設や企画になじめないと感じたり，猜疑心をもったりします。それらが，自分たちのニーズに応えてくれないと感じたり，ここに関わると自分たちの移民としての立場が危うくなったり，政府からもらえるはずの恩典に悪影響が及んだりすると思うことがあります。このような家族との絆を形成するためのガイドラインを以下に示します。

1. 最初の電話連絡で，歓迎の意を最大限に伝える努力をする。家族と天気について話したり，質問に答えたり，援助を提供するための時間を余分にとり，絆を強めるよう努める。家族からの電話による最初の問い合わせは，単に予約をとること以上の意味があることがしばしばである。すなわち，家族はこの企画が自分たちを歓迎してくれるのか，また援助を提供してくれるものなのかについて，探りを入れてきている。ここで，家族のあるがままを認め，指針を与え，その家族に必要な他の社会資源を紹介することによって，後で家族が再び連絡を取ってくる可能性が高まる
2. 精神保健医療サービス機関に来ることを躊躇する家族には，電話でサービスを提供する
3. 精神保健医療サービスの利用に消極的な家族には，家庭訪問も行ない，絆を強める。その際，広義の家族メンバーであれば誰でも同席させる
4. 家族の実質的な長，あるいは決定権をもっている人が誰かを確認する。家族に対する敬意を表わす意味で，まずその人の許可を得てから他の家族に話しかける
5. その家族の中心人物が，問題をどう受けとめているかを尋ねる。「何が問題だと思いますか」「何が原因で問題が生じたと思いますか」「こ

の病気が，体調に何か影響を及ぼしていますか」「どのくらいひどい状態ですか」「どんなタイプの治療が必要だと思いますか」「どんなことで状況が好転すると思いますか」「誰が助けになってくれると思いますか」など

6. 精神疾患に関する家族の考え方を受容する。家族は，精神疾患の原因が，不運，悪霊，悪の眼，神の天罰，問題の人間関係にあると考えていたりする。アングロ・アメリカの文化以外では，何でも個人の責任に帰着させるということがあまりない

7. 多くの文化では，身体的，情緒的，スピリチュアルな問題というような区別をあまりはっきりとは行なわないことを認識しておく。精神疾患の症状を，身体的な不調や，スピリチュアルな問題としておくと，社会から拒絶されたり，自尊心を失ったりすることが比較的少なくてすむかもしれない

8. 病気の人のケアプランを立てる際に，家族にも関わってもらう。家族教育をケアプランの骨子として位置づける。家族教育をケアプランの付け足しに過ぎないようなサービスとして家族に説明することは間違いで，家族の抱える問題の解決法は家族全員で取り組むことによって得られることを強調する

9. 家族として関わってもらうメンバーとしては，家族が望む限り最大限に広義の家族，あるいはサポートシステムの範疇に入るすべての人を含める。その人たちからの情報を得ながら，援助を提供する

10. 家族が信頼し，価値を置いているいわゆる民間療法などを尊重し，それらとの協力関係を維持する姿勢をとる。家族が信頼する牧師，民間療法師，ファミリードクター，神父，漢方医，その他，病気の治癒に関わるいかなる存在も，家族とその地域社会によって信頼され，高く評価され，利用されている限り，その意義は受け入れるべきである。講師は，精神医療サービスを家族の選択肢のひとつに加えてもらえるよう努力する。精神医療サービスと，その他，治癒に有効と信じられているサー

ビスとの二者択一を迫る態度は避ける
11. 神父や一般の内科医など，自然なかたちで家族の支えになっている人々は，家族のニーズをさぐる手がかりを与えてくれる。講師と家族との初めての面接には，それらの人々に同席してもらえるような場所を選ぶのもよい
12. 同じ文化的背景をもち，同様の問題を抱えている別の家族に電話で連絡を取ってもらったり，家庭訪問をしてもらい，両家族間の絆ができるように図る
13. 同様の状況に置かれたことのある別の家族にパートナーとして動いてもらう。パートナーは，定期的に電話を入れて家族の様子を聞いたり，病院やクラスに同行したりする
14. 家族が直前に出席を躊躇するような場合，電話を入れたり，車で教室まで連れて来たりすることを，家族教育の企画の一部に含むことも考える。これによって，講座に出席するひとつの意義としての，社会とのつながりの強化を図る
15. 食べ物を提供し，受講者間の交流を促し，また受講者が企画責任者側から大切にされ，歓迎されていると感じてもらえるようにする。食べ物を共有し，軽い話題での交流ができないと，アドバイスまたはいろいろなサービスを受ける関係に入れないような文化もある
16. 夜の家族懇談会，表彰式，祝祭日の特別な集いなど，家族が肩の力を抜いて参加できるイベントを企画する
17. 家族からの贈り物や食べ物は，快く受け取る。これによって，贈り物とその行為に対する敬意を表わし，家族との関係が深まる。サービスを受けながら，そのお返しとしての贈り物を受け取ってもらえない場合，侮辱されたように感じることが，いろいろな文化でみられる。そこでは，家族の価値が貶められ，その名誉が傷つけられた状態になる。

経済的に恵まれていない家族

家族によっては，経済状態が非常に悪く，バス代にも事欠くために受講できないこともあります。また，家族の居住地域が出歩くには危険すぎたり，受講場所までの道のりに危険な区域があったりして，出てこられないこともあります。あるいは，受講中，病気の本人やその他の子どもの面倒をみてくれる人がいないために，受講できないこともあります。母子または父子家庭，2つ以上の仕事を抱えている夫婦で子どもが多い場合などは，生活に追い立てられて受講できません。以上のような障害要因を取り除いて，低所得層の家族の受講を促進する企画も，以下のような方策を取れば可能です。

1. 車での送迎やバス代の提供
2. 家族教育の企画を家庭や最寄りの教会などで行なう
3. 子どもたちの保育サービスを提供する。子どもの世話で圧倒されている家族は，子どもから解放されて自由時間ができ，受講のためのエネルギーも沸いてくる
4. 受講料は請求せず，できる範囲内で献金をお願いするか，献金箱を設けるだけにとどめる。金銭的に余裕のない家族は恥ずかしい思いをし，二度と戻ってこないかもしれない
5. 受講者に何らかの役職（連絡係りなど）をつけたり，何らかの当番制度を設けることは避ける。すでに押しつぶされそうになっている家族は，これを脅威に感じたり，余計な負担と受け取ったりする
6. 言語表現能力や読解能力をめぐって，受講者の気持ちを傷つけないよう配慮する。家族によっては，講義が理解できなかったり，教材が読めなかったりすることを恥ずかしく思い，戻ってこないこともある。また，対応策が図らずも裏目に出ることもある。たとえば，配布物の内容を音声化したテープを渡しても，自宅にテープレコーダーやプレーヤーがないため役に立たず，家族に恥ずかしい思いをさせることがある。また，言葉使いをあまりに簡単にしすぎたりすると，ばかにされたと感じる

こともある。受講者全体に対して，以上の点に関するフィードバックを得ようとしても，恥と感じて，思うような反応が得られないことがある。クラスで使う言葉使いや形式についての意見を家族から得たいときは，家族に個別にアプローチする

ま と め

　受講者募集は，まず対象家族のニーズを探ることから始まります。そして，そのニーズを満たす講座を計画し，その学習目標の達成によって満たされるようなニーズをもつ家族に照準を当てて受講者募集を行なうという，いわばひとつの円を回って振り出しに戻るようなプロセスをたどります。対象となるのは，治療中の患者さんの家族や，家族会の会員家族や，一般の家族です。家族会との協力体制のもとに企画する場合，宣伝や募集の際に要する技術面や社会資源の援助が得られます。

　家族が家族教育に関わることを制限するような障害はたくさん存在します。そのような障害を減らす方法について，家族が利用できる社会資源の不足，家族の態度，家族教育プログラムの内容などの観点から記述しました。異なる文化的背景をもつ家族との絆を形成するためのガイドラインも示しました。受講者家族募集の段階ですでに家族との絆づくりが始まっており，家族の言葉に耳を傾け，敬意を態度で表わし，歓迎することが，この段階の各ステップにおいて重要です。家族との絆を形成することは，第8章で詳しくお話しする間接的要因と関連があります。

第7章 家族教育における講師の役割

　多くの講師は，統合失調症を扱う分野にもともと治療者として入ってきています。このような人々が治療を提供することを職業として選んだ理由は，そこで要求される職業人としての態度，技能，相手との距離が，ちょうど好みに合っていたからでしょう。しかし，家族教育の講師（すなわち，教師）に要求される態度，技能，相手との距離は，治療の場合とは異なってきます。「治療者」の役割にとどまっている講師は，家族教育の中でフラストレーションがたまり，教育効果も上がらないでしょう。

　教育の目標は，受講者がある具体的な知識や技能を身につけ，教材を自分たちの生活の場で応用できるようにすることです。この目標を達成するための講師の役割にはいろいろな側面があります。講師は，具体的な学習効果を上げるために全力を注ぎます。そのために，特別な「教師」の行動をとり，受講者の学習を促進します。講師は，受講者の注意を，現在取り上げている課題に集中させます。その課題からはずれた発言があれば，それを方向修正したり，即座に中断したりします。学習させたい課題のリストまたはカリキュラムを用意し，それに沿って授業を進めます。特別なニーズをもった受講者がいれば，授業のあとで対応します。特別なニーズをもった受講者のために授業を軌道からそらすことは許されません。講師は，受講者が積極的に授業に参加するか否かについては，その責任を受講者自身に負わせます。

　講師，治療者いずれの場合も，最も重要な倫理的原則は，相手のニーズがどこにあるかを調査した上で，自分自身のどの部分が相手のニーズを満たす

のに役立つかを認識し，それを相手のために使うことです。この章では，どのように自分自身のある部分を相手のために使うと，統合失調症を抱えた家族の教育的ニーズに応える上で効果的なのかに焦点を当てます。以下は，家族教育において自分自身を用いるための3原則です。

- 家族との共同作業の姿勢を保ち，病気の人の回復と家族全員の健康のために全力を尽くす覚悟を家族とともに確かめ合う
- 情報やアドバイスの提供を行なう専門家としての自分を受容し，その役割を全うする
- 講師として相手と適切な距離を保ちながらも，自分自身を出し，家族をいたわる気持ちを態度で示しながら，自分の人となりが相手に伝わるようにする

受講者との協力関係および教育への熱意

　精神療法では，治療者が中立の立場に立ちながら，相手との関わりにおいて敏感に自分を反応させることによって，相手を映し出す鏡のような役割を果たすことがあります。精神保健の専門家が講師の役割を担うときには，このスタンスが劇的に変わります。講師が中立の立場をとるということはまずありません。講師は，より受講者寄りにいて，受講者の学習の成功のために積極的に力を注ぎます。講師は，受講者の学習に全力を尽くし，責任をもちます。そのために学習目標を定め，授業を計画し，クラスを監督します。受講者が何らかのことを学習すれば，講師は成功をおさめたことになります。

　「治療者は治療にのみ責任をもつ。クライエントは自分自身の人生に責任をもつ」という伝統的原則は，精神療法においては適切です。このように責任の範囲を区別することは，親密で，乱用されやすい治療的関係には必要なことです。家族教育のように短期間で終わることの多い講義では，講師が負う役割，責任，リスクは，治療者の場合とは大きく異なります。家族との協

力関係のもとで行なう家族教育では，講師は，教師またはコーチとしてとるべき相手との心理的距離を守らなければなりません。

　教師は生徒に働きかけます。誰もが，生徒の成功に全力を尽くす教師を求めます。ここで，読者自身のこれまでの人生において強く印象に残っている教師のことを思い出してみてください。あなた自身に対する，また学習させることに対する熱意をその人はどのように示しましたか。その人があなた自身やあなたの学習に特別な興味をもっているように感じていましたか。その人は，あなたに大きな期待を抱いていましたか。その人はあなたが成功をおさめたとき，そのことを誇りに思っていましたか。あなたが学習の成果をあげられない場合，その人は失望しながらも，あなたの支えになってくれましたか。その人はあなたの力を信じていることをどのように態度で示しましたか。その人は，あなた自身が到達できると思っていた目標よりもさらに高いところまで，あなたを引き上げてくれましたか。その人はあなたを援助するために，惜しまず努力をしてくれましたか。あなた自身が出会った教師のことを思い出し，そこから，あなた自身の全力投球の態度を受講者家族に示すための情報を引き出してください。

　成人に教えるのは，子どもに教えるのとは違います。成人は，教師との協力関係を築くことで最も学習効果を上げます。彼らは自分なりの目標をもっていて，学習方法についても自分なりの好みをもっています。彼らは自分の学習目標を達成するために，教師と共に取り組みたいと考えます。統合失調症を抱える家族の場合も例外ではありません。受講者家族は，講師と一緒に取り組みたいのです。したがって，授業は，統合失調症の人を抱えた家族全員の生活が，どうしたら楽になるかの方法を探すための共同作業の場でなければなりません。

　家族教育においては，講師の行動は1から10まで，家族との共同作業に全力投球する姿勢を示していなければなりません。第8章でもお話しするように，家族によっては，精神医療とその関係者との間であまりよい経験をしていなかったり，ひどい目にあっていることもあります。そうなると当然，

その家族は精神科医療の専門家を教師として信用することに躊躇します。講師はこの可能性も考慮し，自分の行動を通して家族の信用を取り戻すことが，自分に課せられた責務と心得るべきです。全力投球および家族との協力関係に熱意をもっていることを，講師は以下のように示すことができます。

- 家族に敬意をもって接する
- 家族の経験している心痛や問題に共感する
- 家族の強さを確認する
- 家族が目指す目標を共有する
- 現実的な希望がもてるよう促す
- 家族には具体的な援助を提供する

最後の2点については第8章で詳しく解説します。はじめの4点については，以下の点を指摘しておきます。

敬意をもって家族に接する

家族は，精神科医療の関係者から責められたり，無視されたりすることに慣らされています。ですから，家族は教室に入ってくるなり講師の言うこと成すことすべてを鋭く観察し，そこに礼を欠いた見下すような態度があれば，敏感にかぎとります。家族を大切に考え，敬意をもって臨んでいることを示すような，また家族によい印象を与え，歓迎の意を伝えることのできるような場を設定するにはどのような要素が必要かについては，第5章で取り上げました。講師が家族に対する敬意を態度で示すときには，以下の点に気をつけます。

- 講師自身が時間に遅れないようにし，またあらかじめ決められた計画に忠実に従うことで，家族がこのために貴重な時間を費やしてくれていることに配慮する

- 暖かい，また親身な態度で接し，同等のレベルに立つ
- 相手に言及するときはその人の名前を使う（受講者が多いときは名札を付けてもらう）
- 家族の価値と内在する力を信じていることが伝わるよう，言葉使いに気をつける
- 無味乾燥な専門用語は，受講者と講師の距離を広げるので避ける
- 家族の中から講師を選び，協力して講義を進める

家族の経験している心理的負担や問題に共感できる

　共感は，精神医療関係者が使う技法の中で，最も威力のあるものです。家族教育において，共感を相手に伝えることを成功させる鍵は，家族との言葉のやりとりを必要以上に長引かせないことにあります。少人数制のセミナー形式においては，統合失調症が家族に及ぼす影響を吟味するための練習課題に取り組ませ，その時に家族の経験する感情が当然の反応であることを知らせ，それに共感を示すことができます。受講者が多い場合，この練習課題は実施できません。

　受講者が多い場合の共感の示し方にはいくつか考えられます。

- 統合失調症が家族に及ぼすよくない影響について家族に書き出してもらい，それを集めて，その中のいくつかを受講者全員に紹介する
- いくつかの家族にあらかじめパネルディスカッションを依頼しておき，受講者全員の前で，自分たちが経験した感情について話してもらう
- ある家族が経験したことを例にとって紹介する
- 精神医療の現場で働く者として，自分の感情が統合失調症の人によってどう影響されるかについて，家族が経験していることと類似する点を意識しながら話す

家族に内在する力の存在を確認する

　情緒的サポートには，不快な感情に対する共感を示すことと，相手の強さとその功績を確認するという2つの側面があります。打撃的なストレスを受けた家族は，共感してもらうことで自分たちが理解されていると感じ，また自分たちに力が内在することを確認してもらうことで，自分たちの価値に気づきます。家族が講師から伝えられる情報を受け入れられるようになるためには，まず講師が，家族がすでにもっている技能と力を高く評価していることを伝えなければなりません。

> **注**
> 私は第1回目の講義でこう言います。「私は今日は講義をいたしません。皆さんのようなご家族の中から選ばれた方々に今日の講義をお願いしてあります。この方々から私は，統合失調症が引き起こす問題へのコーピング方法をいくつも教わって参りました。私が伺った，このような知恵の集大成を皆さんにもお伝えしたいと思います。私がお話しする方法は，皆さんそれぞれの状況に当てはまることもあれば，当てはまらないこともあるでしょう。私は，一般原則についての専門家です。皆さんお一人お一人は，それぞれ固有の状況に関する専門家です。私が提示する解決策のうち，それぞれ固有の状況に当てはまらないものは，思いきって切り捨ててください。皆さんの目標達成に役立ちそうなものは，必要に応じて，皆さんの使いやすいように修正しながら応用してください」

　少人数制のセミナーでは，最初に次のような練習課題に取り組んでもよいでしょう。〈受講者が，自分に内在する力と病気の本人を援助する上で現在使っている技能を記述する。そして，この講義中に身につけたい技能のひとつが何であるか書く〉。第1回目の授業で，家族がもっている力を確認し，家族の頭の中にある学習目標を引き出す作業を行なっておくと，その後の授業全体を貫く学習体勢が整います。後で，統合失調症が本人や家族に及ぼす影響についての練習課題に取り組む場合，やむを得ず辛い感情が強く出てきてしまっても，受講者家族は，学習の姿勢を維持することができるでしょう。

家族の目標に照準を合わせる

 講師は，積極的に家族側に立っている態度を示す必要があります。統合失調症に対処するために家族の側に立ちます。家族教育における講師の目標は，病気の本人だけでなく，家族全員の健康な生活です。病気の本人の両親，兄弟姉妹，子ども，そして配偶者全員のニーズや目標が均等に取り上げられ，それを満たすために必要なサポートについて，明解な説明がなされなければなりません。家族教育の基礎クラスはほとんどの場合，病気の本人を含みませんから，そこにいるのは講師と家族だけです。講師はいずれ，家族を通じて病気の本人にも働きかけ，全員で統合失調症と闘う体勢にもっていきます。

専門家としての情報提供とアドバイス

 家族は，以下のような要素を備えた教育を好みます。

- 明解で具体的な情報を提供する
- 家族が直面している問題に直接関連がある
- コーピングのための具体的な指示および必要な技能を提供する
- 病気の本人に必要な精神医療サービスへのアクセス能力が強化される

 家族は，最新の情報と専門家のアドバイスを求めています。それを身近な問題に役立てようとします。講師は外見上，専門家に見えなければならず，また実質的にも専門家でなくてはなりません。どれほど講師に知識があっても，受講者の眼にそう映らなければ，講師は受講者に影響を及ぼすことができません。専門家を装うだけではすぐに見破られてしまいます。講師は専門家らしく，役に立つ情報とアドバイスを常に用意していなければなりません。

専門家らしくに振る舞う

 すでにお話ししましたが，教師に要求される技能は，治療者に要求される

ものとはかなり異なります。素晴らしい治療者でも，教師としての経験は乏しく，人前で話すことに不安を覚える場合もあります。多くの場合，治療者は気持ちが内に向いており，治療関係における親密性や内観的姿勢を好みます。優れた教師は，自己の外向的な部分を利用し，聴衆とは気持ちの上で距離を置いたまま，専門知識やアドバイスを提供します。家族は，専門家から学びたいと思っています。講師に知識があるように見え，相当の経歴もあるように見えれば，受講者が講師から学ぶものが多くなります。講師は受講者から，以下のように受け取られなければなりません。

- 専門家らしくきちんとした身なりをしている
- クラスを仕切っている印象を与える
- 知識と経験が豊かである
- 自信と熱意がある
- 手際がよく，よく準備している

　講師が正装するのは，相手のことを大切に考えているという証です。服装は，非常に強力な非言語的コミュニケーション手段で，講師が受講者をどう見ているかを示しています。年輩の受講者のためには，講師の服装はより保守的なほうがよいでしょう。

　講師は常に立った状態で話します。決して座って話してはいけません。立っていることは，こちらに注意を払うよう要求するための，非言語的コミュニケーション手段です。立っていることで講義に重みが出てきます。いろいろな比喩的表現の中に，立っていることの価値を読みとることができます。「正しいことのために立ち上がる」「彼は，正々堂々と立てる人だ」などがその例です。また，立ち上がっている講師自体が，視聴覚機材と同じ機能を発揮できます。体の動きやジェスチャーなどが声に加わると，音声だけの場合より，受講者の心の奥に強い印象を残します。

　講師が受講者の間を動き回って，エネルギーと興奮を伝えるのも効果的で

す。適切なときに講師が自分の動きを利用することによって，聴き手の注意力を改めて取り戻し，姿勢を正すよう誘導できます。これによって，受講者の集中力低下をある程度防ぐことができます。

援助される側がもっている期待感が，態度や行動の実際の変容に大きな影響力をもつことは，Jerome Frank [28] によっていち早く指摘されていました。彼によれば，人が説得されたり癒される過程には，希望の種が植え付けられ，自尊心が高められ，何らかの感動が引き起こされ，そして心の支えになってくれる人々との絆が強められるといった要因が絡んでいるということです。講師は，授業の影響力と受講者の学習効果を高めるために，このような原則を利用することができます。ひとつの方法としては，受講者が講師の能力や影響力に対してもつ印象をよくすることです。

これらの原則を応用する場合，講師は以下の点に留意します。

1. 講師自身の身だしなみ，教室の外見，教材のまとまりと提示の仕方に気を配ることによって，講義の質が高いことを印象づける
2. 家族の助けになる情報が提供でき，それ以外にも，家族を援助する能力を講師が備えていることを示す機会を意識してつくる
3. 受講者はこの講義から多くを学ぶことができるという信念を伝える
4. 家族の態度変容や技能訓練は機械的に行なわれるものではない。いたわりの態度と親身な対応を感じさせることが指導者の基本となる
5. この授業で家族が学ぶ情報や技能は，病気の本人の回復と家族全員の健康を促進するのに役立つという強い信念を講師がもち，それを家族に伝える

講師は，自分の専門技能を相手に示すだけでなく，自分の開発した教材を使っての家族指導について，どれだけ自分の気持ちが高揚しており，また指導への熱意があるかを伝えなければなりません。使用するカリキュラムが講師自身の手で用意されたものでない場合でも，講師はそれを自分なりに修正

し，足りない部分を加えるなどして，独自のスタイルと内容につくりかえておくべきです。

専門家として臨む

受講者家族は，情報やアドバイスを必要としています。それだけでなく，自分たちの力を認めてほしいという気持ちももっています。講師は，自分が統合失調症に関する一般原則についての専門家であるという大前提で臨むべきです。一方，各家族が直面する独自の問題状況については，その家族が一番の専門家であるということを認めなければなりません。教育の目指すところは，家族が一般原則を，それぞれ独自の状況に応用できるようになることです。

専門家として，講師の発言内容は，相手にとって明解でなければなりません。「それは場合によります」「今のところ，その点は不明です」などの発言は，このあとに適切な内容が続く場合にのみ許されるものです。そうでなければ，このような発言は，解決のための選択肢やアドバイスに100％の自信がないときの逃げのように聞こえてしまいます。統合失調症についてはまだまだ知られていないことが多く，この病気をめぐる状況は複雑で，不確定です。それでも，家族は授業が終わって帰宅すると，専門家の援助があってもなくても難しい決断を迫られ，実際の対応を選択しなければなりません。ですから講師は，現時点で最善と考えられる情報とアドバイスを思い切って提供すべきです。その際，その情報の限界やアドバイスの有効性について一言添えることは適切でしょう。有効であるための条件や因子などをいろいろ付け加えすぎると，家族が行動選択を行なう上で役に立たなくなります。

講師の情報提供の仕方は，誠実かつ率直でなければなりません。家族を気遣って，情報を控えめにしたり，隠したりすべきではありません。家族は，自分たちが抱えている問題に名前がついて安心します。未知のものについての想像からくる恐怖のほうが，現実のものからくる場合より大きいことがよくあります。

講師は，専門分野の知識を豊富に備えていなければなりませんが，自分の知らないことについては，それを率直に認める態度も必要です。このクラスがいわば万能薬のように何にでも効き，何にでも答えられるという印象を与えるべきではありません。講師は，家族の抱えている課題がいかに大きいものであるかということについての理解を，折にふれ受講者に示します。そして，家族が払っている苦労を病気の本人に代わってねぎらうべきです。クラスで得られる情報が家族の生活の改善にどう役立つかについて，講師は現実的かつ楽観的な立場に立ちます。

　専門家としての責任で見落とされやすいのは，マスメディアで扱われる精神疾患関係の話題に，あらかじめ，またクラスが続いている間も，常に精通しておかなければならないということです。家族によっては，マスメディアの情報を非常に詳しくつかんでおり，新しい話題についての疑問や意見をもっています。これに対する最善策は，講義や練習課題に，マスメディアで扱われている話題を取り入れることです。たとえば，最近の新聞で統合失調症の病因のひとつが記事に取り上げられたことを指摘し，病因論については以前に授業でも扱ったことを思い出してもらうことで，学習すべき課題である病因論を復習でき，講師の専門家としての立場が確かめられ，またこの授業が最新の情報をキャッチしているという印象を与えることができます。新しい研究，発見，関連の法律，または精神疾患を抱える家族にマイナスになるような社会的事件などから，家族の頭に浮かんでくるような疑問および関心事を見越して，それらへの対応を準備しておく必要があります。たとえば，統合失調症の人が殺人を犯したことについてのニュースがあった次の日に，統合失調症の人の暴力がクラスの話題となる場合，講義の調子と受講者の反応に，通常とは異なる思い入れが感じられるでしょう。

　専門家として臨むには，知識だけでは不十分で，それを明解に整理して相手に伝える能力を示さなければなりません。提供される情報がわかりやすく伝わるようにあらかじめ整理されていれば，互いに関連性のある利点がいくつか生まれます。まず，講義の第一印象がよくなり，これから続く一連の講

義に対する期待が高まります。また，情報が整理されていると，受講者の頭に残る知識量が増えます。学習が進めば，熱意も高まり，受講者はさらに全力を傾けて学ぼうとしてくれます。情報整理の具体策については第5章でお話ししました。講義内容の準備と整理については第9章で取り上げます。

自分の人となりを出して親身になる

　治療者－患者関係における対人的距離は，講師－受講者関係の場合とはかなり異なります。治療関係における親密性とその依存関係における力動は乱用される可能性があるため，治療者の行動にはかなりの制限が加えられます。このような対人的距離は，治療には最適ですが，教育には適しません。

　対人的距離の違いは，治療者のオフィスや教室を離れたところでの関係に現われています。伝統的には，どこかの店などで患者さんを見かけても，治療者側からは挨拶しないことになっています。このような状況において，患者さん側から治療者に近づいてくることはめったにありません。しかし，どこかのお店で，受講者が講師に出くわした場合，受講者側から近づいて話しかけることが多いでしょう。この場合，講師が受講者に反応しなかったとすると，冷たい，または礼儀をわきまえない人と受け取られるでしょう。

　両者の職業倫理の原則で共通しているのは，治療者も講師も，その行動のすべてが相手のニーズを満たすためのものであって，自分たちのニーズを満たすためのものであってはならないということです。講師も治療者も，自意識過剰で，自分が利口に見えるようにすることばかりに気を取られ，相手のニーズをないがしろにしているなら，それは全くサービスを提供していないことになります。

　家族教育では，自分の人となりを出して対応することがよくあります。講義，ディスカッション，談話などでの対応については，お話しするまでもないでしょう。

講義において自分自身を材料として使う

　Jerome Frank [28] によると，講師が受講者をどれだけ説得できるかは，先ほどお話ししたような，講師の，専門家としての印象の強さにのみ左右されるわけではありません。重要な講師の印象として，暖かみ，人当たりのよさ，受講者への気配り，受講者一人一人を大事にする態度などが挙げられています。さらに，受講者の学習効果を上げる要因としては，受講者の積極的参加の態度と講師や教材に抱く好感度が指摘されています。受講者に新しい情報が伝わらないひとつの大きな要因は，受講者が気持ちの上で，講師や教材との一体感をもてないことにあります。

　多くの研究で明らかにされていることは，最も効果的な学習は，自分が気持ちの上でつながることができ，同化できる相手を模範にすることで達成されるということです。講師の共感と全力投球の態度が本物であると感じ取った受講者は，講師の「人となり」との絆を感じることができます。講義を通して，講師は自分が何者であるかを表現します。守るべき対人的距離の範囲内で，講師は自分の経験，感情，そして自分自身のあるがままを利用しながら，教えようとする事柄を提示することができます。講師自身が経験した統合失調症の人との間における苦労は，家族のそれと同様です。講師がこの苦労を打ち明けることによって，家族は講師との絆を感じるようになります。すると，受講者家族は講師を模範として，困難な問題のコーピング方法を学習する能力を高めることになります。

　教育における講師の自己開示の役割も，治療関係の場合とはかなり異なります。治療関係では，治療者が自己開示しすぎると，治療過程を阻害する危険が高くなります。教育においては，これとは別の危険があります。すなわち，講師が十分に自己開示しないあまり，講義が無味乾燥で心を動かさないものになることがあるのです。

　受講者が多い場合に特に重要になる講師の役割のひとつは，受講者との絆をつくることです。形式自体は骨組みであり肉付けがありませんから，そこを補うことによって，受講者への影響力が強まります。講師が個人的経験を

話し，それに伴なって経験された感情を表現することが，受講者との絆づくりには重要です。このような意味での自己開示は，その方法を講師があらかじめ綿密に計画した上で実行すべきです。どのような感情表現と挿話が受講者との絆づくりに殊に重要かを考慮し，どのような点を強調するか，またそこで取り上げる学習目標の達成がどのように促進されるかなどを注意深く検討，準備して，予行演習も行なうべきです。講師の実体験に基づいた話は受講者の印象に最も強く残ります。どのような話を講義に挟むかは，内容の整合性を慎重に吟味して決めます。また，その話の内容に，意図的に感情的色合いを付け加えることもよいでしょう。あくまで，そこで焦点を当てている学習目標を達成する上でプラスになることが見込まれる場合に，個人的経験談を入れます。

　経験談の内容の細かい部分は，学習目標に合わせて適宜修正します。素晴らしい講義はカリスマ的要素をもっているものですが，そのカリスマ性は受講者のニーズを満たすためにのみ発揮すべきです。

　講師はまた，自己開示によってコーピングの模範を受講者に示すこともできます。実際に問題に四苦八苦して解決にたどりついた人をお手本にしたほうが，完璧すぎる例を絵に描いた餅のように見せられるよりも自らの学習に役立ちます。ユーモアを交えて，講師の失敗談を語るのもよいでしょう。これにより，完璧にできなくてもよいことを伝えます。善意で行なった介入によって思った効果が得られなくても許される，ということを受講者に示します。講師としては，受講者に身につけてもらいたい姿勢（例：寛容，受容，介護技術の向上に対する取り組み）のお手本を目の前で意図的に見せているのです。

注

私は，腰痛からの部分寛解という自分の経験を比喩として用い，統合失調症からの回復について説明しています。すなわち，生活能力低下の事実を受け入れること，それを補うために新しい技能を身につけねばならないこと，避けなければな

らないストレス要因を認識することなどについて話します。生活の楽しみの一部は，それに固執しようとすると困難または痛みを引き起こすため，いろいろな活動のメリットとデメリットのバランスを常に吟味しなければなりません。受講者にも非常に身近に感じられる例として，私が講義中によく歩き回ることを取り上げ，これが腰痛緩和のひとつの方法であることを話します。

練習や討議形式の学習活動において自分自身を材料として使う

ディスカッションや応用練習の形式でクラスを進める場合，講師の行動の自由度は狭まります。このような授業形式は，受講者にある概念を納得させるために試行錯誤させ，相互学習を促すことが目標となります。講師は，その目標から学習活動の流れがそれないよう監督し，必要に応じて軌道修正します。講師が，応用練習のやり方のお手本を受講者に示すのもよいでしょう。応用練習中は講師もある程度参加して，受講者があまり講師の監視の目を意識しないように配慮します。ただし，講師はディスカッションや応用練習の内容に関わる情報をあまり与えないよう注意します。専門家としての存在感は講義では役立ちますが，ディスカッションの際にはそれがマイナスに働くこともあります。ディスカッションの最中に，受講者が講師に答えを求めるような場合，受講者同士の情報交換という重要な要素が失われ，受講者のエンパワメントが損なわれます。

受講者との談話において自分自身を材料として使う

家族教育では，計画的にまたは自然の成り行きで，受講者同士の談話のひとときを設けます。このときが，講師が家族への敬意を示すチャンスです。同等の立場で互いに手を組もうする姿勢を示すのです。講師としての役割の範囲から逸脱しない限りにおいて，暖かみのある誠実な態度が，家族との絆を強めることに役立つでしょう。談話中は，講師や受講者の個人的な事柄が話題にのぼるということも自然に起こるでしょう。これは，出会いに感謝し，お互いへの理解を深めるために必要なことです。このとき講師は情報や示唆

を与えて，家族を実際に援助してもよいでしょう。能書きばかりで実がないことを言うのではなく，不言実行を重んじ，その行動や態度を通して，講師は家族に対する尊敬と援助への全力投球の覚悟を伝えます。たとえば，「私はご家族に敬意を表わさないわけにはいきません」などと何千回言うよりも，コーヒーを飲みながらおしゃべりに加わり，家族と同じレベルに立つことのほうが，言いたいことを伝えるのにはるかに効果があります。また，「私たちはいろいろな問題に一緒に取り組んで行かなければなりません」と言うよりも，家族の抱える問題の解決に実際に介入したほうが，共同での取り組みの姿勢を単刀直入に伝えることができます。

　講師に対する期待が文化的要因によって左右されることについても，講師は敏感であるべきです。講師をファーストネームで呼ぶようにと受講者に言うことは，家族との距離を縮めるのに役立つこともありますが，文化的背景によっては，講師の専門家としての地位をおとしめる結果を招くかもしれません。逆に，受講者をファーストネームで呼ぶことが，ある家族にとっては親近感をもたせることに役立ちますが，場合によってはひどい中傷と受け取られます。また談話が公式の場やビジネスの場においてもつ意味も，文化によってかなり異なります。講師は，受講者の文化的特徴をつかみ，その文化的文脈を理解して行動すべきです。

教師としての家族

　病気の人とその家族，および精神医療の専門家たちの間の協力関係をつくるという家族教育の目標は，家族と講師が協力して講義をすることにより，その手本が示されます。

　家族には，知識や経験の蓄積がかなりあり，創造力も豊かです。本書の中でお話ししている重要なことの多くは，ご家族からのものです。稀に，専門家である講師がたまたま家族に統合失調症の人を抱えている場合があります。このような講師は，家族教育に特別な視点を与えてくれます。しかし，精神

科医療の専門家が同時に家族内に病気の人を抱え，しかも教育者としての技能に優れているということはほとんどありません。

家族が専門家と協力して家族教育を企画する方法にはいろいろあります。企画の段階で関わるのもひとつですし，パネルディスカッションに加わったり，司会をしたり，講師を務めたりすることもできるでしょう。

注

私の考えでは，家族教育の企画のどこかで，経験のある家族に必ず登場してもらうべきです。私には以下で述べるような方法を用いて家族に関わってもらい，成功した経験があります。

受講者同士が互いに学び合う

第8章で詳しくお話ししますが，受講者は統合失調症への対処に関して，経験と知恵をもっています。講師は，いろいろな応用練習やディスカッションの中で適切な質問を受講者に向け，その経験を引き出せるよう，あらゆる機会を利用しなければなりません。家族は相互学習から多くのことを得ます。家族は，すでにもっている知恵を講師に引き出してもらい，その価値を認めてもらうことによって，自分に自信がもて，元気づけられます。

経験を積んだ家族が経験の浅い家族を支援する

家族教育が家族会と共同で企画されている場合，経験の浅い家族が，何年にもわたる経験と技術の積み重ねがある家族と接する機会が提供されます。家族教育の中で家族会のリーダーを紹介し，家族会が提供するサービスについて説明することもできます。このようなことを，一度に限らず何度か行なうとよいでしょう。新しく来た家族のもつニーズはいろいろです。家族会の会員に対する信頼感や心の開き具合も，講義が進むにつれて変わってきます。

経験を積んだ家族によるパネルディスカッション

　経験を積んだ家族が，新しく来た家族に何かを教えるための方法で最も簡単なのが，パネルディスカッションへの参加です。講師は参加者を選び，ディスカッションの流れを監督し，特定の話題に焦点を当て，あらかじめ用意された一連の質問を参加者に答えてもらえるようお膳立てします。参加者の数は4，5人が理想です。これより少なくなると，多様な視点が出にくくなります。逆にこれより多くなると，時間配分が難しくなります。参加者の一人に時間がかかりすぎたり，すべての質問事項に参加者全員が答えるのに時間がかかりすぎたりします。参加者には，あらかじめ質問に対する答えを書き出してもらい，発表の練習もしてもらいます。そうすると，本番では明解で簡潔な発表ができるようになります。講師またはもう一人の司会者が進行役を務め，流れがそれないように，時間通りに終われるように進めます。

　受講者が多い場合は，特にこのパネルディスカッションが家族の声を受講者に聴いてもらうための唯一の方法になります。少人数制の場合，パネルディスカッションを家族参加の手本として一度行なうのもよいでしょう。あとは，受講者に直接ディスカッションに入ってもらいます。

進行役としての家族

　応用練習やディスカッションは，受講者をいくつかの少人数グループに分けて行なうとうまくいきます。これによって，発言，参加学習，および練習のために，受講者一人あたりに割り当てられる時間が多くなります。ここで講師が直面するジレンマは，このような小グループでは，学習効果が上がる反面，予定の流れからそれてしまう可能性が高くなるということです。その解決策としては，各グループに経験のある家族に入ってもらい，進行役を務めてもらうことです。進行役の人には，あらかじめ進行の仕方に関する指示を書いて渡しておくか，口頭で伝えておきます。理想的には，進行役の人は，グループのリーダーとしての役割を練習し，起こり得る問題について話し合い，ロールプレーなども行なっておくべきです。

家族による講義

　経験を積んでいる家族には，豊かな知識と技能があり，それを別の家族に教えることができます。家族によっては，膨大な読書量をもち，いろいろな講義や訓練に参加した経験ももっています。精神科医療の専門家は，専門の教育機関において，専門の先生につき，訓練に訓練を重ねてその技能を身につけたわけです。家族も，教える立場に立つには，同様の訓練を必要とします。最初，家族は，講義の中のほんの一部を受けもち，それから徐々に講義全体を教えるようになるのがよいでしょう。また，NAMI Family to Family Education Program では，家族が講師になっていますが，講師になろうとする家族のために，カリキュラムに関する訓練を行なっているところもあります。これも，家族が講師として機能するためのひとつの方法です。

病気の本人を治療しつつ，その家族を教育する

　家族教育の中には，講師が受講者の抱える病気の人々の治療に関わっていないため，その病状などについて直接の情報をもっていないことがあります。このような状況では，講師の役割は，純粋に家族教育だけとなり，病気の本人はいかなるかたちでも対象に含まれません。

　講師が，治療者として病気の本人とすでに関わっており，さらに総合的なサービスの一貫として，家族だけを対象とした心理教育プログラムを提供することもあります。この場合，家族全員が「クライエント」として，あらかじめ総合的な治療介入に同意しているはずです。病気の本人と家族の間のコミュニケーションや生活機能の向上を目標とした介入を行なう専門家として，講師は「クライエント」に責任を負います。

　専門家が，病気の本人に治療者として関わり，その家族に講師として関わる場合によく起こる事態が2つ考えられます。ひとつは，治療中の患者さんの家族から受講者を募る場合（第6章参照）です。この場合，病気の本人の許可がないと，その家族との接触や家族の講義への参加もあり得ません。秘

密厳守に関する原則を明確に，患者さんに伝えておくべきです。秘密厳守をめぐって，家族教育において最も一般的に守られていることは，講師が患者さんについての情報を講義中に一切漏らさないということです。治療者は，講師として臨むとき，患者さんのことは一切知らないという前提に立ちます。講義のときも質疑応答のときも，統合失調症についての一般情報を伝えることが，基礎クラスの目標です。ただし，ある家族が重要な個人的課題を提起した場合は，病気の本人も含めて，講義とは別に面接の場を設けて対処します。病気の本人が同意する限りにおいて，家族全体がサービス対象となり，全員で問題解決に取り組みます。ある家族に固有の問題は，講義だけでなく，本人を含んだ面接を行なわないと，思うような解決にたどり着けません。本人の同意が得られない場合は，それ以上の介入を家族に対して行なうことはできなくなります。その家族のニーズを満たすために，別の精神医療の専門家に照会しなければなりません。

　もうひとつの状況は，一般向けの家族教育の講義で，家族がたまたま教わった講師が，実は病気をもつ家族の治療者であることが後から判明する場合です。この際，家族は講義に出席するにあたって，病気の人の許可を得る必要はありません。この場合，講師は最も厳格な秘密厳守の原則を適用します。教育は，統合失調症についての一般情報の提供に限定し，質疑応答では，受講者家族から与えられた情報のみを材料として話をします。このような対応は，病気の本人のための秘密厳守の原則を犯すことなく，容易に実行することができます。

　また，この場合，その家族が家族教育に参加している旨を講師が病気の本人に伝える義務が自動的に生じるということはありません。しかし，受講者家族の抱える病気の人の治療担当者が講師であることがわかった時点で，家族にはその旨を病気の本人に伝えるよう促します。これを家族に説明するときは，病気の本人との協力関係を発展させることが重要であるという点から話をします。また，家族が授業で学ぶ技能を病気の本人に応用する際に必要となるコミュニケーションの窓口を開けておくことにも役立つと伝えます。

さらに講師は，家族が参加していることを病気の本人に伝える際には，参加状況の詳細は話さないという条件で，家族の許可を得なければなりません。もし，病気の本人が，秘密厳守その他の問題について気にしているなら，講師は，それについて本人と話し合いの場を設けなければなりません。上記のひとつ目の状況と同様，家族に固有の何らかの問題が提起された場合は，必要に応じて，面接の場を設けます。

注

以上のような状況は，非常にデリケートで困難な問題を含んでいるように見えます。しかし，ほぼ20年にわたる私の臨床経験において，受講者家族と病気の本人との関係をめぐって問題が生じたことは一度もありません。当たり前の常識を応用することで，いろいろな状況に対する単純な解決策が見つかります。

ま と め

講義，応用練習，ディスカッション，談話のひとときをすべて企画に入れるような教育プログラムでは，バレリーナのステージを演出する場合のような，パワーと自己抑制のコンビネーションで曲に振り付けをするような難しさがあります。講師は，受講者からの質問を講義中に受けるにあたっては，制限を設けます。受講者が応用練習に取り組んでいるときには，その効果を最大限に引き出すための演出を行ないます。講師は，受講者の力強い感情表現を引き出す一方で，逆にその表現が行きすぎないよう抑制しなければなりません。講師は，談話のひとときにおいては，自然な流れに身を任せる反面，受講者全員の行動を監督し，コントロールしなければなりません。講師は，さまざまな種類の介入を効果的に行なうにあたり，綿密な計画を立て，全体がスムーズに流れるように工夫します。講師は，専門家としての威厳（力）を示しながら，いたわり（親切）をも示さなければなりません。

講師は，あらかじめ立てた教育目標と，それに合致した教育方法に厳密に

準拠し，教師またはコーチとして，受講者との心理的距離を保ちます。家族との協力体勢を重視していることを，教育活動のあらゆる場面において態度で示します。病気の人を抱える家族に，パネルディスカッションに参加してもらったり，進行役や講師として関わってもらうことは，教育効果を上げる上でも，また家族との協力関係を強化する上でも非常に有意義です。

第8章 間接的治癒因子の活性化

　家族教育の直接的な効果（あらかじめ設定された教育目標に直接関連のある効果）は，精神疾患およびそれに対処するための技能に関する知識が増えることです。それ以外にも，多くの効果が考えられます。たとえば，自責の念やその他の心理的負担が緩和されます。家族の心理的負担の軽減の度合いと知識の増大との相関は認められていません[29]。したがって，心理的負担の軽減が知識の増大そのものによって引き起こされたとは言えません。教育プログラムを企画する際には，知識の増大という直接的効果と，自他を責める気持ちその他の心理的負担の軽減という間接的効果の両方が得られるように配慮します。本章では，この間接的効果について述べ，それを促進する方法についてお話しします。

家族の経験

　家族の心理的負担を緩和するためには，精神疾患が家族に及ぼすよくない影響について理解する必要があります。その理解をもとに，講師は間接的効果が期待できるような教育的介入を企画すべきです。すなわち，自責の念，フラストレーション，失望感，疎外感，その他，家族が経験する心理的負担を軽減するようにします。

　統合失調症の人を抱える家族を理解するには，この家族が経験している打撃的ストレス因子が多様であることを認識しなければなりません。第1のス

トレス因子は病気そのものです。これは決まって，家族を危機状況に陥れます。その家族にとっての人生はもはや以前と同じようにはいかなくなります。統合失調症の性格上，家族の不安とストレスは高まり，病気の本人はしつこい症状に悩まされ続け，生きている限り，危機状況の予期せぬ再来に対処していかなければなりません。ストレス理論によると，ストレッサーとなる出来事に対する病気の人の反応の激しさは，次のような条件に左右されます。すなわち，その出来事が説明のつかない，あるいは未経験のものであること，またその出来事の持続時間と頻度，その出来事が病気の人に及ぼす衝撃の強さ，曖昧さ，予測不可能性などが，病気の人のストレス反応の激しさと関連します。統合失調症は，家族にとっては不可解で未知のものです。それは突然に家族を襲うため，直面する問題への対処の準備をする暇がないのがふつうです。危機状況が一生のうちで何度か繰り返され，しかも病気とは一生つきあわなければならないとしたら，家族は疲れ果て，失望していきます。統合失調症は，家族生活のあらゆる局面に侵入します。その悪影響をすべて未然に防ぐことも，その一部を抑えることすら困難です。病気の経過と病気の本人の行動は予測不可能です。家族は次の危機状況がいつやってくるのか知るよしもありません。統合失調症とそれが引き起こす問題にどう対処すべきかをめぐっては，混乱と曖昧さがついてまわります。これらすべての要因は，家族の適応能力に計り知れない圧迫を与えます。

　さらに家族は，病気の人の人生に約束されていたはずのことが実現しないことをめぐって，ひどく気を落としています。家族がかつて知っていた人は，統合失調症のためにいなくなったも同然で，これが喪失感につながります。また病気の人の将来について心に描いていた夢も失われています。

　悲嘆，切望，苦悶，悲しみ，恐れ，不安，そして怒りなどの一連の感情は，喪失感を伴なっています。親は，子どもを育て上げ，立派な大人に成長させることから非常に大きな満足感を得るものです。子どもが統合失調症になると，いわば烙印を押された上に重度の障害を負ってしまうことになり，親としては，子育ての達成感を得ることがなかなかできなくなります。これは，

強い敗北感として経験される可能性もあります。

　これらのストレッサーが持続すると，客観的および主観的な負担が家族を圧迫します。客観的負担とは，経済的困難，仕事への支障，家族生活への支障，圧迫される夫婦生活，社会的つきあいの減少，介護の負担，そして身体的不調などを指します。主観的負担は，病気の子を不憫に思う気持ち，悲嘆，喪失感，自責の念，抑うつ感，フラストレーション，怒り，症状に対する恐れ，将来についての不安などです。家族の負担についてさらに詳しいことは，*Families and Mental Illness: New Directons in Professional Practice*[7] をご覧ください。

　統合失調症が引き起こすストレスに妥協することばかりであった過去の歴史は，家族も専門家も効果的な介入方法を見つけることができなかったということを示しています。統合失調症の本質，病因，および治療法が明らかになってきたのはごく最近のことです。1970年代に盛んであった統合失調症のための心理社会的介入方法は，今日の基準に照らせば，医療過誤と判断されるかもしれません。多くの家族は，統合失調症の人のために行なわれた治療がほとんど効果のないことを何十年ものあいだ見てきています。

　家族はまた，精神医療の専門家からないがしろにされ，無視された経験ももっています。かつて精神医療の専門家は，統合失調症の原因は家族にあり，病気の本人を，家族の悪影響から守らなければならないと考えていました。逆に，最近の生物学的精神医学の治療においては，病気の本人だけを対象とし，家族を考慮にいれる必要はないとみる専門家もいます。このような状況で，家族は精神医療の専門家からの援助なしに，有効な手段を与えられないまま，できるかぎり自力でがんばってきました。家族は，いくら努力しても効果がみられないことを知っていましたから，フラストレーション，自責の念，そして失望感がたまる一方でした。精神科医療の専門家は，家族に有効な対処方法を提供することなく，なかなか効果のあがらない家族の対処方法を批判することによって，すでに痛手を受けている家族に追い打ちをかけるようなことをしていました。これはまるで，土木工事現場の現場主任が，手

で穴を掘っているために仕事が遅い部下たちにシャベルを渡さないのは，部下の仕事が遅いからだと理由づけているのと同じようなものです。

　家族が病気の人を援助する技能をいったん身につけると，今度はそれまで役に立てなかったことについて，自分たちを責めることがよくあります。このとき，その技能をもっと早く教えてくれなかった精神医療の専門家に対する怒りをもつこともよくあります。これは，専門家が必要なことを教えてくれなかったために，病気の本人に効果的に対処してあげられなかったと考えることからくる怒りです。また，過去に専門家から責められた経験を思い出しての怒りもあります。このように自分やまわりを責め，怒りを感じることに加えて，家族は精神疾患をめぐって世間の風当たりが強いことから，羞恥心や疎外感も経験しています。社会は，精神疾患をもった人を恐れ，その家族を白い目で見ます。病気の人を抱えた家族は，友人，親戚，および地域のサポートが最も必要なときに，責められ，忌み嫌われてしまいます。地域社会のサポートが得られるどころか，家族はいっそう孤立し，疎外されます。

　家族教育は多くの場合，家族にとって精神医療サービスとの初めての接点または再接触の第一歩ですから，家族が抱えてくる荷物の中身を確認することが重要です。家族が怒っているのも当然と言えるような状況があるでしょう。ほとんどの家族は，統合失調症の人のための満足な治療を受けるに至っていないことが多く，家族自身も十分なサービスを受けるに至っていないのです。

　家族の怒りに接した講師は，自己防衛の姿勢をとってしまうことがあります。防衛は，他の専門家の弁護として，「彼らは彼らなりに最善を尽くしていたはずです」などの発言になったり，また個人的な防衛として，「どうして家族は自分に怒りを向けるのか。私は何もしていないのに」をいう心のつぶやきになったりします。これを実際に表現してしまえば，相手の怒りに油を注ぐことになるでしょう。しかし，教育とサポートを提供することによって，専門家に対する怒りを解消できるよう，家族を援助することができます。統合失調症に関する多くの発見はつい最近になされたのであり，その情報が今

やっと普及してきたのだということを家族が知れば，精神医療の専門家や自分自身を許せるようになるかもしれません。専門家も家族も，満足な武器もないまま，何十年ものあいだ統合失調症と闘ってきた，いわば同士であると言えるのです。このことを認識することによって，両者は手を握り，現時点で得られる最善の方法を用いるよう共に全力を尽くし，よりよい治療法が今後開発されるよう発言力を強めていくことができます。

> 注
>
> 私は，この怒りに対処する際，それと自分とを関連させます。すなわち，私自身も，この病気の難しさについてフラストレーションを感じていることを話します。薬物療法も心理社会的介入も十分な効果があるとは言えないのが現状です。また，最善の治療法は時代とともに変わってきたことを自分の経験から話します。たとえば，私が20年前に用いていた介入方法は，現在の知識からすると恥ずかしいようなものでした。1978年の時点では，私は，入院治療中の統合失調症の患者さんに対して，力動的精神療法を行なっていました。この療法に伴なう強い感情体験のために，患者さんは胎児のように体を丸めてしまい，スタッフに抱えられて病室に連れ戻されることもありました。また，私は15年間にわたり，統合失調症の症状発現は予防できないと教えてきました。1996年から97年にかけて発表された研究では，私が間違っていたことが明らかになりました。

　講師がもうひとつ意識しておかなければならないことは，すべての臨床家が最新で最善の方法を用いて治療に臨んでいるとは限らないということです。家族は当然，このように新しい情報の普及が遅いことについての怒りを感じています。新しい情報を取り入れる努力をしない臨床家にも腹を立てて当然です。新しい発見が一般の臨床レベルに普及するのが遅いことを示すよい例は，ジョセフ・リスター（リステリンは彼の名に因んでいます）の感染に関する発見です。1700年代においてリスター医師が発見したのは，外科医が手術前に手洗いを行なうと，患者の死亡率が減少するということでした。その30年後，手術前に手洗いをしていた外科医が50％であるという調査結果

が出ました。残りの50％の外科医の言い分は、「私はそのようには教わっていない」というもので、時代遅れの方法を臨床で続けていたのです。

過去にいい加減な扱いを受けたことと関連して経験される、家族の怒り、悲嘆、および罪悪感は、次第に受容され、当然の反応と認識され直し、解消されていきます。不快な感情をもつ家族にサポートを提供することは、家族教育の重要な要素です。サポートは、これからお話しする間接的治癒因子群のひとつであり、まずこの因子についてお話しします。

情緒的サポートの提供

精神疾患は、家族にとって打撃的なストレッサーとなり、そのコーピング能力や適応能力を損ないます。家族の適応能力は、その家族がもっている社会的サポートシステムの規模や質と直接相関しています。家族を襲う二次的な悲劇は、社会の冷たい目とそれに伴なう羞恥心が家族を社会から疎外し、孤立させることです。地域社会は、子どもの精神疾患が家族のせいで起こったと責めます。友人や隣人なども公然と、または陰で、その家族を批判します。地域社会は病気の本人だけでなく、家族がまわりに及ぼすかもしれない悪影響をも恐れます。地域社会はその家族を避けるかもしれません。同情してくれる友人は援助の手を差し伸べてくれるかもしれませんが、必要な知識に裏打ちされない援助の努力は実らないため、援助する側にフラストレーションばかりがたまります。そして、結局はどうにもならないように見える状況から身を引いてしまうことがよくあります。

McFarlane[9]は、家族心理教育を、一家族を対象とした場合と複数の家族からなるグループに行なった場合とで比較しました。その結果、後者のほうが、症状再発と家族の負担の軽減に、より効果があることが認められました。彼の家族グループでは、参加家族が互いにサポートしあえる間柄になるよう促しました。家族同士で提供しあうサポートが、グループ形式の優位性を説明するという仮説を彼は立てています。

サポートは，物質的，肯定的，および情緒的要素の3つに分けて捉えることができます。物質的サポートとは，実際的な援助やその他必要な情報や手段を提供することです。たとえば，交通手段，照会，心理的・身体的負担を緩和するような介護，共同作業や活動などです。心理的サポートの範疇に入るのが，肯定的サポートと情緒的サポートです。特に治療者などの頭に最初に浮かぶのは，情緒的サポートまたは共感でしょう。このサポートによって，否定的で不快な感情体験の正当性が認められ，共感されるのは重要なことです。しかし，SolomonとDraine [30] によると，共感と適切なコーピング方法の増大との間には相関関係が認められませんでした。これとは対照的に，肯定的サポートと家族の適切なコーピングとの間には強い相関関係が認められました。すなわち，統合失調症の人を抱える家族のための心理的サポートを比較すると，肯定的サポート（あるがままを認めて尊重すること）のほうが，情緒的サポート（共感）よりも重要であるとの結論です。この肯定的サポートは，家族がすでに示している強さ，技能，これまでの努力と成果を確認し，高く評価し，賞賛することです。これによって，家族は自尊心が高まり，外部の世界からも自分たちの価値が認められ，尊重されていると感じます。

　家族教育を提供すること自体が，ある程度家族のための心理的サポートになります。家族に学習の場が与えられるということは，それ自体家族のニーズを認めていることであり，病気の人の回復において家族が重要な役割を果たすことを示唆し，家族に新しい技能を学習する能力があることを前提にしていることになります。また，ひとつ部屋の中で，同じ問題で悩んでいる他の家族と共に過ごすこと自体が，支えになります。

　講師は，授業におけるいろいろな治癒因子を活性化させることができます。これらの因子は，グループ療法などにおいて作用するものと共通しています。Yalom[31] は，グループ療法における治癒因子を以下のように記述しています。

1. 希望の芽生え
2. 普遍性（自分だけではないと感じる）

3. 情報交換
4. 愛他感覚（人のために役立つことができる）
5. 家族関係の修復と家族の発達過程の再経験（家族関係の葛藤を再吟味し，修正する）
6. 対人的技能の発達向上
7. 模倣行為
8. 相互学習（グループのメンバー間の相互作用を通して）
9. グループとしての親密性
10. カタルシス（強い感情の表現）
11. 実存的要因（心に傷を負いつつ生きる意味を見いだす）

　以上の治癒因子のうち，情報交換などは，まさに家族教育の方法そのものです。そのほかの因子をみても，家族教育が内包する間接的因子としてはっきり確認できるものが多くあります。これらの治癒因子を最大限に活性化するための方法を以下に記述します。

授業前後のサポート
　講師は，授業の前後で受講者が非公式に支え合う機会を増やせるよう，スケジュールに配慮します。以下はそのための具体策です。

1. 授業の前後に時間の余裕を設け，また家族が早めに会場に到着したり，授業の後で残ったりするときのための場所を確保しておく
2. 出席率を高めるためにも，また談話の時間における交流を促すためにも，お茶菓子を用意する
3. 交流を促進するために，名札を用意する
4. この分野での経験が長い家族をあらかじめ招待しておき，談話時間に加わってもらい，新しい家族に対する援助の手を差し伸べてもらう
5. 最寄りの家族会の会員を招待し，社会資源に関する情報源，書籍など

の配布や販売を行なう場を設けてもらい，新会員の募集にも役立てる
6. 講師も時おり談話の時間に顔を出すことで，より多くの家族が交流の場に出てくるよう促す

注

筆者が担当している Families Surviving and Thriving の講義は，NAMI の Pasadena 支部と Pacific Clinics の共同企画です。経験が長い NAMI 会員の方々が，上記の 6 つの因子を活用して，新しい家族にサポートを提供しています。会員の方々が，講義の始まる 40 分前に会場に来て，お茶菓子，書籍販売，資料配付などのためのテーブルを設定してくれます。さらに，受講者が到着した際に出迎え，名札と講義用資料を手渡してくれます。また，講義の後でも最低 30 分は残って，受講者家族との交流やその他の援助を行なってくれます。各講義ごとにあらたな会員の方々が来てくれ，講義に同席したことによって感じたメリットと引き替えに，また次の講義でもお茶菓子やサポートの提供を申し出てくれます。

授業中のサポート

談話の時間を設けることに加えて，授業の中にも社会的または物質的サポートを促すような要素があります。その要素を活性化させるための方法には以下のようなものがあります。

1. 感情体験を引き出し，正常化し，サポートするような応用練習やディスカッション
2. よく経験される感情や利用価値のあるコーピング方法について，パネルディスカッション参加者の家族が行なう発表
3. 経験の長い家族が講師として，専門家講師と共に授業を担当する。これが，好ましいコーピングの模範となり，家族の知恵と技能に敬意を払っていることの明かしとなる
4. 特殊な心配事と問題を抱えた家族に具体的な援助を提供する
5. サポートとは何かについて明確に示す。例として，「ジャーニー・オ

ブ・ホープ」[22]で採用している 10 原則を以下に挙げます

「ジャーニー・オブ・ホープ」のサポート：10 原則

- 私たちが大切に思う人が，精神疾患を患っている事実を認め，受容します
- 私たちは，その病気または病気の本人をコントロールすることが全くできないという事実を受け入れます。私たちがコントロールできるかもしれないのは，自分自身の行動と思考だけです
- 私たちは，精神疾患をめぐる自責の念をすべて解放します。私たちは，病気とその影響についての責任を負ってはいないからです
- 精神疾患が，私たちの人間関係全般にわたって影響を及ぼしている事実を理解し，認めます
- 私たちは，自分の犯した誤りに関して自らを許します。また，他の人が私たちに対して犯したと思われる間違いについて，その人を許します
- 私たちは，幸せで健康である道を選択します。私たちは，健康的な視点を取り戻す道を選択します
- 私たちは，自分自身および病気の本人に対する期待を現実的なレベルに調整します
- 私たちには内的な力があることを信じます。それが，私たちの成長を助けてくれ，また危機状況のただ中でも私たちを支えてくれます
- 私たちは，このサポートシステムの強さと価値を信じます。私たちは，自分自身のためにも，他の家族のためにも，これを維持することに全力を尽くします
- 私たちのコーピング能力を育て，強めるために，私たちが頼りにすることのできる偉大な存在があることを，私たちは認めます

注
私は，授業中あちらこちらで，上記の原則をそのまま紹介したり，または別の話

を持ち出して同じメッセージを伝えるようにしています。たとえば、サポートの第2原則との関連で、統合失調症からの回復に関わる諸要因の相対的な貢献度について話します。すなわち、病気の重さが30％、薬物療法の効果が30％、病気の本人の闘病意欲が20％、リハビリテーション・プログラムを受けて効果が得られた場合が10％、そして残りの10％に過ぎないのが、家族のサポートと励ましです。実際の研究では、貢献度について、はっきりとした数値は示されていませんが、推測で具体的な数字を出すほうが家族にとってはわかりやすいでしょう。その上で、私は家族にただこの10％の範囲で全力を尽くすしかないことを話します。残りの90％は、家族のコントロールを越えたところにあるためどうにもなりませんから、それについては希望をかけ、祈り、また間接的に擁護するよう導きます。また私は、この原則を印象づけるために漫画を使うこともあります。

物質的、情緒的、そして特に肯定的サポートは、どれも家族教育の重要な要素です。したがって、サポートの効果を強化するための方法についても、本書のほとんど各章で触れています。どのようなグループ設定においても認められるサポートと「Yalomの治癒因子群」に加え、家族教育では、家族の感情、態度、および信念の変容を図ります。これは、病気の本人の利益となるようなかたちで行なわれます。講義の内容だけでなく、それを受講者に伝えるときのプロセスにも、相当の配慮がなされ、受講者の中の破壊的感情を緩和し、前向きの態度と信念が強化されるように意図されています。統合失調症の経過に影響を及ぼすような態度については第4章で触れました。以下では、そのような態度を強化するために、教育的介入をどのように行なったらよいかについてお話しします。

病気の人を捉える家族の視点をポジティブなものに変える

統合失調症の人の動機づけについての信念、また、病気の人の行動をどの程度コントロールできるかについての信念に基づく家族の態度は、統合失調症の経過と強い関連をもっています。すなわち、病気の人のことを、怠け者

で頑固で反抗的であるとみている家族は，その人の問題行動に対して批判的に対応します。このような状況では，行動変容はまずあり得ません。病気の人に対する家族の否定的態度が固まるばかりです。家族は，病気の人に対して攻撃的になっていくことすらあります（ここで，もし家族の信じていることが正しければ，すなわち，病気の人は自分の行動を自分でコントロールでき，故意に家庭をかき回しているというのが事実であれば，家族の批判的態度と攻撃性は当然の反応です）。家族の批判的態度と攻撃性は，病気の人の症状再発に直接影響します。病気の本人が自分の行動をコントロールでき，自分の意志で怠惰になり，反抗的になり，破壊的になっていると思い込んでいることが隠れた要因となって，家族が批判的で攻撃的な態度をとることがよくあるのです。

　病気の症状が，病気の人のコントロール下にあるという誤解が家族に生じやすいというのは理解できることです。無気力，引きこもり，回避などの陰性症状が，怠惰や努力不足とみられることは，容易にあり得ます。このようなことを信じている家族にとっては，病気の本人が少しでも努力すれば，問題は解決すると考えられます。抑うつ気分や不安症状なども，病気の本人がコントロールできるものであると解釈されることがよくあります。病気でない人が経験するレベルの不安や抑うつは軽度のものであることが多いので，自分でコントロールし，解消することもできます。この経験から推察して，病気の人の不安や抑うつも，程度の差はあれ，本人の努力次第で解消できるのだという誤った前提に家族が立ってしまうのです。

　生物学的な病変を伴なう病気では，質的に異なる厄介な症状が，本人のコントロールの及ばないところで問題となっているという事実をいったん理解すると，家族の行動は非常に変わってきます。家族は，病気の本人に対する共感とサポートを提供し，病気の治療を求めます。この概念は，「病気を憎み，人を憎まず」という基本から教わるものです。この基本に沿って行動している家族では，再発の見込みが少なくなり，回復の可能性が高まります。家族教育の内容は，統合失調症とその経過，および脳機能の欠陥からくるいろい

ろな限界に関するものです。この情報が家族に及ぼし得る最も大きな衝撃は，病気の本人について，新たに効果的な視点がつくられることです。この新しい視点は，以下の要素を備えています。

- 病気の本人が，慢性的な，重度の精神疾患を患っているということを受け入れる
- 病気の本人が悪いのではなく，生物学的な原因があるということを理解している
- 本人にとって拷問のような陽性症状，しつこい陰性症状，認知能力の欠陥からくる日常生活機能の障害，気分症状からくる気力低下などについて納得している
- どの行動が症状の現われで，どの行動が本人のコントロール下にあるのかを識別できる
- 症状のことで，病気の本人を責めたり，批判したりしない
- 統合失調症が引き起こしているハンディキャップを認識できる
- 病気の本人が家族の期待に応えられないことや，責任感のある行動をとれないことについての怒りが軽減している
- 現実的な期待をもつようになる
- 病気からの回復に役立つ行動を促す

このように適切で前向きな視点をもてるように家族を援助する方法がいくつか考えられます。

1. 統合失調症を患っている人々がパネルディスカッションに参加して，自分たちの病状が次第に悪くなっていった様子，どのような希望を抱いていたか，また失ったか，症状の重さ，回復のための努力，自分たちが回復途上のどの段階にいるのか，などについて語る
2. 病気と闘いながらも多くを成し遂げた人，病気の人を抱える親兄弟が

どのような模範的対応をしているかなどについての，短い逸話や例を挙げる
3. 病気の本人が経験していることの一部を，家族自身も体験的に想像できるような練習課題に取り組んでもらう
4. 統合失調症の症状を経験することがどのようなものかを比較的容易に想像できるよう，比喩を用いて家族の共感を促す

このとき用いる逸話，練習課題，比喩などの実例については，第13章と第14章をご覧ください。

家族が自分たちやまわりを責める気持ちを軽減する

家族はしばしば，ひどく自分たちを責めています。これは，自分のせいでわが子が統合失調症になってしまったとか，それを予防するためにもっと自分にできることがあったはずだと思い込んでいるためです。あるいは，病気のことを知る以前に，病気の本人を責めたり，避けていたことなどについて，自分を責めているかもしれません。

このような自責の念は，相互に関連のある二通りの意味において，非常に破壊的に作用します。すなわち，自責の念は，家族のエネルギーを消耗させ，抑うつや失望感を招きます。また，自責の念から，家族が病気の本人を過保護にするという事態もあり得ます。病気の本人はすでにかなりの痛手を受け，みじめな思いをしてきているのだから，これ以上余計な痛手を受けないように守ってやらなければならないと家族が思っていることがあります。また，自責の念が家族を極端な介護行為や押しつけがましい行為に走らせたりするのは，過去の自分たちの失敗の埋め合わせをしなければならないと感じているためでもあるでしょう。自責の念が生み出す家族の過剰な介入や感情的なのめり込みは，病気の人の症状再発の要因となってしまいます。

これとは対照的に，統合失調症が誰のせいでもなく起こるものであるとい

う事実を受け入れた家族は，自分自身と病気の人に優しくなれます。そうなると，家族のエネルギーを前向きのコーピングのために集中して使うことができるようになり，病気の本人の回復を最善のレベルにもっていくことが可能になります。

しかし，ここで，家族教育は両刃の剣になり得ます。統合失調症についての情報が自責の念を軽減するのは，家族が，発病は自分たちのせいではないと知るからです。一方，新しい技能を学んだ家族は，それまでその技能を病気の本人に使ってあげられなかったことについて，自分たちを責めることがあります。このような後悔が過去にさかのぼって自責の念になると，それは，自分たちが病気の原因になったとの思い込みからくる自責の念と同様，家族の力をそいでしまいます。講師はこの点について，家族と率直に話し合い，破壊的な自責の念が湧き起こるのを防ぐ必要があります（詳細は第14章参照）。

被害者意識から生還者意識への前進

家族はみな，打撃的なストレッサーの被害を受けています。統合失調症が家族に及ぼした心理的，現実的なダメージの深さと広さを認識することは，最初の重要なステップです。どのような心的外傷体験にも言えることですが，家族は，以下に挙げたような適応過程の諸段階[30]を行ったり来たりします。

1. 具体的症状は確認できないものの，何かがおかしいということについて初めて自覚する
2. 精神疾患を否認
3. 病気の本人を精神疾患であると認識する
4. 精神科医療の専門家を信じ，短期間での治癒を期待する
5. 危機状況の繰り返しを経験する——常軌を逸し，攻撃的で，自殺企図を伴なう行動の断続的発現

6. 病気が慢性疾患であることを認識する
7. 精神医療の専門家への信頼感の喪失
8. 自分自身の実際的な能力・知識についての自信をもつ
9. 将来についての憂慮

　第6章で触れましたが，家族との絆づくりのための最初のステップは，家族が経験している過度の否定的感情を引き出し，それが自然であることを認め，共感することです。講師は家族のために，このような感情を表現する機会を設け，また家族がこのような感情をもつことが当然であると納得できるように援助します。このような感情についての話し合いは，通常，講師とだけ行なうよりも，他の家族に同席してもらうほうが効果的です。別の家族に共感してもらい，そう感じることが当然であるということを認めてもらい，まわりや自分に優しくなれるように援助してもらうことの効果は，講師には真似できぬほどに大きなものです。講師は，実際には家族についてどう考え，どう感じているかに関わりなく，「共感的な発言をしなければならない」立場にいるからです。

　さらに言えることは，別の家族によるサポートは，不安，抑うつ，社会的孤立などの軽減に，直接役立つということです。統合失調症の人を抱える家族の一人一人が痛手を受けている状況では，ストレスが原因で起こる医学的，情緒的問題の発生率が増加するという研究報告もあります。そのような問題が出てくる危険性は，統合失調症の人との接触と正の相関をもっています。これは悲劇的悪循環を生みます。すなわち，統合失調症の人は，家族による介護を必要としている一方で，家族の介護能力がこの同じ病気によって阻害されてしまうのです。

　情緒的サポートは，教育的介入を補完する役割を果たします。両者とも，家族が問題へのコーピングに役立つ態度を身につけて，自分たちのエネルギーを生産的な方向に向けられるように促します。ただし，情緒的サポートは必要条件ですが，コーピング技能を実際場面で活用できるようになるため

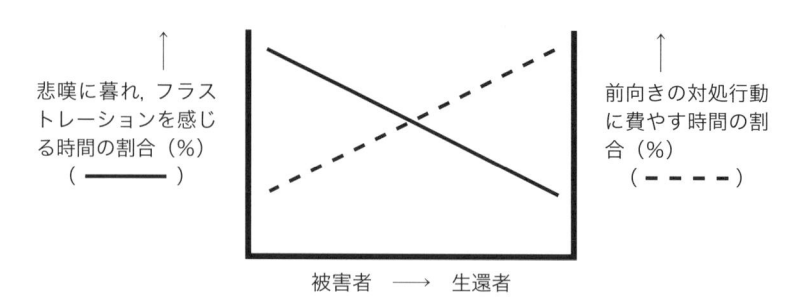

```
        ↑                                    ↑
悲嘆に暮れ，フラス                      前向きの対処行動
トレーションを感じ                      に費やす時間の割
る時間の割合（％）                      合（％）
（――――）                              （- - - -）

              被害者 ――→ 生還者
```

図11 被害者の悲嘆が生還者の対処能力に変わる

に十分ではありません。否定的感情を表現し，それに共感してもらうことで，問題解決のための土壌が準備されることは，よく経験されることです。共感は，たとえて言えば，蒸気を吹き出す圧力釜です。これは，蒸気を開放して一時的に内部の圧力を下げますが，釜が同じ強さの火にかかっている限り，また内圧は上がります。打撃を被った家族は，まず蒸気を開放する必要があります。打撃の被害者から一歩前進して生還者となるためには，火の強さを調節する方法を身につける必要があります。

　何年かかけて，家族が被害者から生還者へと移行する過程について，講師は認識しておく必要があります。この過程において，家族の否定的感情が次第に薄らぎ，コーピング能力が増していきます（図11）。

　家族ごとに，この過程のどの段階に位置しているかが異なります。初期の段階にいる家族には，より多くの情緒的サポートと共感が必要です。集中的な肯定的サポートが，中期の段階にいる家族には重要です。後期の段階にいる生還者家族は，効果的なコーピングのための情報と技能を学ぶことに飢えています。最終的には，この過程を通過した家族は，まだ初期段階にいる他の家族をサポートし，指導することを考えるようになるかもしれません。

　講師は，この過程の，それぞれ異なる段階にいる家族が，どのようなニーズをもっているかに配慮すべきです。同じ家族教育の授業を受けている受講者家族でも，初期段階にいる受講者は，自分たちやまわりを責める気持ちの

処理を主な課題とし，中期にいる受講者は，自分たちにもできることがあることに自信をもつようになり，後期段階にいる受講者は，教えられた技能を応用する課題に取り組むことができます。被害者から生還者へと移行する過程で，多くの家族は同じ家族教育の講義を繰り返し受講しますが，二度目でも三度目でも，そこで新たに学ぶことは，一度目と同じくらい多いと話してくれます。初期段階にいる家族は，この講義をすでに一度受けたことがある，もう少し先の段階にいる家族からサポートや指導を受けることができます。いったん，家族が生還者の段階に到達すると，基礎教育で提供される情報について繰り返し学ぶ必要がほとんどなくなってきます。この家族が次に取り組むべきものは，家族心理教育かその他の「上級者」向けの介入です。

病気との闘いを続ける力を見つける

この悲惨な病気と毎日激しく格闘するために重要な因子でありながら，しばしば見落とされがちであるのは，心のよりどころと勇気を家族が見つけることです。統合失調症は，家族一人一人の人生に想像を超える障害となり，深い悲嘆を経験させるだけではありません。それは，家族の心のよりどころと実存的基盤を揺るがします。「どうして神は統合失調症を創造されたのか」「なぜ，わたしが？」などの問いは，この病気に対する反応としてよく見られるものです。このような問いに対する満足な答えが見つからなければ，家族の志気は低下し，身動きできない状態になりかねません。講師は，統合失調症が家族に引き起こし得る心のよりどころの問題や実存的危機の存在も認識しなければなりません。講師が最初になすべきことは，悲嘆に押しつぶされそうになっている家族にそれを表現する場を与え，家族のその経験が当然のものであると認めることです。「病気のあの子が死んでしまえばよいのにと思うこともあります」などと言い，家族が気を落としていることもあります。このような家族が，心のよりどころと実存的サポートを求めるよう促すことも講師の重要な役割です。家族会，親戚縁者，サポートグループ，宗教団体

なども心のよりどころと勇気の源として頼りになることがあります。家族は，多大の力と勇気を必要としています。講師は，それがどうすれば得られるのかについての援助も提供しなければなりません。

家族教育の副作用

家族教育は，直接に意図した効果以外に，多くの間接的な効果をもたらしますが，一時的には好ましくない副作用を引き起こすこともあります。講師は，以下に示すような副作用の可能性も考慮に入れて，その対応策を準備しておかなければなりません。家族の示すいろいろな反応は，病気とどのくらい長くつき合っているか，どの程度の情報をもっているか，病気への適応過程のどこに位置しているか，などの条件によって変わってきます。講義中に提示される同じ情報が，経験を積んでいる家族にとっては現実的希望の創造に役立ち，病気とつきあい始めて間もない家族にとっては絶望感を引き起こしたりします。家族の反応のうち，好ましくない副作用には以下のものが考えられます。

悲惨な状況を聞くことによる抑うつ感情の悪化

統合失調症が引き起こす悲しみ，悲嘆，喪失感と格闘中の家族は，講義の治癒因子の作用によってほっとするのが普通です。しかし，中にはこれらの感情にすでに押しつぶされている家族が，別の家族の悲劇を講義で聞かされ，あらためて負担を感じ，大きな打撃を受けてしまうことがあります。このような家族には，書籍やビデオテープなどを用いて必要な情報を講義以外で補ってもらったり，個別の家族教育に切り換えたりして対処することができます。これらの家族は，適応過程の段階をさらに進んでいくうちに，講義やグループワークからもメリットを得られるようになるでしょう。

恥の意識，世間の目を気にする度合い，自分自身の中の偏見の増大

　家族が抱く羞恥心や世間の白い目への意識も，多くの場合，家族教育で緩和されます。しかしまた，家族によっては，講義に参加することで地域社会にさらされたように感じ，自分の置かれた状況をあらためて恥じ，精神疾患に対する世間の白い目に余計耐えられないように感じることもあります。精神疾患に対する世間の歪んだ態度は，現に存在しており，統合失調症を抱えていることを公表した家族は，偏見に満ちた社会のひどい扱いに直面するかもしれません。たとえば，Thomas Eagleton 上院議員は，過去に大うつ病の治療を受けていてことが報道されるまでは，副大統領候補に選ばれていました。恥の意識や世間体の意味が文化によって異なることにも，講師は十分配慮しなければなりません。文化によっては，統合失調症を抱える家族には「悪い血」が流れているという烙印が押され，その家族や親戚すべての結婚の機会が制限されることがあります。また，どんな噂もすぐに広まるというのは，小さな地域社会ではよくあることです。病気の本人のことが話題になれば，その家族全体が白い目で見られることになります。また，地域社会で救済者的役割を常に担って社会の中で機能している人が，善より悪をなすこともあります。たとえば，教会の聖職者に病気のことを打ち明けた結果，その人が日曜の礼拝に来た人々の前でそのことを公表し，悪霊がついた人のために祈りましょうと言ってしまったということもあります。

病気の人を恐れる気持ちの増大

　講義を受ける家族は，医学生やその他の治療者が専門機関で教育訓練を受けている最中に経験することと同様の経験をすることがあります。すなわち，授業で教わったいろいろな病気の症状がみな自分に当てはまるように思えてしまうようなことです。家族が抱える病気の人の症状や欠陥が，教科書に挙げられている統合失調症の条件をすべて満たしているように突然思えてくるのです。病気の本人が実際にはもっていないような問題，たとえば暴力，自殺企図，物質乱用などを家族が恐れるようになってしまうのも，家族教育の

副作用です。これを避けるために，講師はすべての症状や欠陥が一人の人に起こるわけではないということを強調しなければなりません。今までにその人が一度も経験したことのない問題が，かなり後になって生じることはあまりないということです。

自分たちが過去にしてやれなかったことをめぐる罪悪感

統合失調症の人に最適な対応をすることは，家族にとってはかなり難しいことです。病気の人に役立つような対応の仕方は，本能的に選択するものとは反対であったり，一般の心理学の勧めることとも逆であることが多いからです。統合失調症への理解を欠いている場合，通常の社会的環境からの刺激を減らすこと，妄想についての本人との話し合いは拒否すべきこと，精神状態を変容させる強力な薬の服用を促すこと，などが，本人のためになるとはなかなか思えないものです。講義を聞いた家族が，役に立つ対応について学ぶと，それまでそのような対応をしてこなかったことについて自分たちを責めることがあります。病気の回復を邪魔していたことに責任を感じ，「もし自分にこういうことができていたら——」という自己呵責に深く陥る家族も出てきます。

講師は，家族のこのような反応を予測して，予防策をとっておく必要があります。統合失調症の回復に役立つような対応を学ぶときの苦労話を，講師が自分の体験から話すと，家族とかみあえることがあります。自分に現在ある技能の範囲内で最善を尽くすプロセスを講師が手本として示し，その過程での試行錯誤は当然であることを受け入れ，さらに技能を磨くという姿勢を家族に学んでもらいます（第13章参照）。

医療サービス機関に対する過去および現在の怒りの再燃

どの分野においても，最善のサービスを提供できる体制を整えるには，何年も何十年もかかります。統合失調症の治療のための最善の臨床サービスも新しく，常に変化し続けています。したがって，家族が経験してきた精神科

医療サービスは，最善のものではなかったということもあるでしょう。講義で，あまりに理想的な治療とその他の介入方法について聞いてしまうと，その時まで自分たちが関わってきた精神医療の専門家に対するフラストレーションや怒りが活性化することがよくあります。この怒りを，いわば希釈する方法として効果があるのは，そのフラストレーションの表現に講師も加わることです。治療法によっては，効果が今ひとつで，実際に得られるサービスの種類も一般の人，家族，専門家たちの期待を下回ることについて，そのフラストレーションを共有するようにします。病気を相手に，家族と共に闘う姿勢を示し，最善のサービスを見つけることの困難，およびそのようなサービスを企画することの予算面での困難に共に立ち向かう姿勢を示すことが，ひとつの効果的な介入方法です。自分たちの声が聞き届けられたと家族が感じたことを確認した上で，慎重に示唆を与えるとすれば，過去に受けた不公平な扱いにエネルギーを向けるよりも，現在の状況改善に努力するほうが生産的である，と言うこともできるでしょう。

ま と め

家族教育は，統合失調症を抱える家族にとって重要な情報を提供するものです。また，間接的治癒因子が，家族の信条や態度を調整する上で威力を発揮します。情報をどのようなプロセスで提供するかを企画するときには，以下の点を配慮します。

1. 情緒的サポートを提供する
2. 病気の人をどう見るかについて，役に立つ視点を提供する
3. 家族が自分たちやまわりを責める気持ちを緩和する
4. 家族の被害者意識が生還者意識に移行する過程に援助を与える
5. 自己疎外感と孤立を軽減する
6. 治療と回復において家族が果たせる役割を示す

7. 闘病に取り組み続ける力をみつける

家族教育が副作用をもたらすことは稀ですが，それを考慮に入れて，予防策を講じておくことが重要です。

第9章　講義の仕方

　家族教育活動の方法のひとつとして，いくつもの家族に対して同時に行なえる講義があります。講義による家族教育にも長所と短所があります。この章では，講義の長所を最大限に，短所を最小限に抑える方法について説明します。

　講義の長所：
- 最大の利点：たくさんの受講者に同時に行なうことができる
- 最小限の時間で最大限の情報を伝えることができる
- 一人の講師でできる
- 参加者が求めている情報について講師が十分な知識と経験を有していれば，受講者が理解できるように具体的に話すことができる
- 講義の内容が受講者を不安にせず，押し付けがましくない
- 計画しやすく，同時にコントロールがしやすい
- 受講者にも馴染みやすく，そのため適切な対処法を学べる

　講義の短所：
- 内容や話し方が退屈で，面白みのないものになる可能性がある
- 講師の専門知識と話し方のうまさに左右される
- 受講者がどの程度理解し，学んでいるかの情報が講師に伝わらない
- 成人にとって最も効果的な学習方法（実際に練習をする，理解できるま

で話し合う，何回も繰り返し練習するなど）が応用できないために，与えられた情報の保持率が低い（すぐに忘れられがちである）

　受講者の数を減らし，小さなセミナーグループでの講義形式をとれば，ディスカッションやちょっとした応用練習，ロールプレイなども導入できます。このことについては次章で説明します。

講義の情緒的雰囲気

　講義の目的は，受講者が新しい情報を学ぶことにあります。この章では，受講者が最も理解しやすい講義のまとめ方や話し方について詳しく説明します。非常に大切なことながら，おうおうにして忘れられがちなのは，受講者が新しい情報をどの程度理解しているかということです。

　受講者が新しい情報を受け入れるためには，彼らが，講師が自分たちの立場を理解してくれていると感じられなければなりません。ですから講師は，講義の内容だけに注意を払うのではなく，どのように伝えるかについても注意しなければなりません。受講者への共感を保つこと，彼らの努力を認めること，彼らの願望や意思を取り入れながら共同的な態度で接することの大切さは，第6, 7, 8章で詳しく説明しました。

　家族教育活動を行なうときは，常に受講者の立場から講義内容を考え，受講者が実際に心配していたり苦労していることなどを話題として取り上げる必要があります。最初の講義のときに，受講者が毎日経験している事柄を話題にすることが大切です。そうすることで，講師と受講者との間にある種の信頼関係が生まれます。このような信頼関係を築こうとする態度は，家族教育活動全体を通して維持されなければなりません。第1回目のクラスでは，統合失調症の患者が家族の中にいるために経験せざるをえないさまざまな苦労や努力に焦点を当て，言葉や情緒的な表現を用いて話しかけることで，家族との間に信頼関係を築くことができます。

つまり，講義は内容が充実しているだけでは十分ではなく，家族への理解と家族が求めている情報を与えているかという2つの要因をもとに，受講者は講義がはたして自分たちの役に立つかどうかを判断します。話されている内容や講師の家族に対する態度が求めているものと異なれば，受講者は教育活動に興味を示しません。講義に，統合失調症の患者を抱えていることからくる苦労や努力への共感が組み込まれていなければ，家族の心をつかむことはできないでしょう。これはとても大切なことです。以下に，家族の信頼を得るための4つの方法を説明します。

　第1に，1回目のクラスを，家族の苦労や努力に関する共感的な力強い言葉で始め，締めくくることです。家族と共に考え，家族の気持ちを理解し，家族が求めている情報を提供するという態度を伝えることです。この講義のはじまりの言葉と締めくくりの言葉については，第13章と第18章で詳しく説明します。

　第2に，それぞれの家族に共通する気持ちや経験を取り上げます。たとえば，「ある家族の方がこのようにおっしゃいました…」のように，家族が実際に経験している気持ちや苦労を話題にすることで，家族は講師が単に新しい情報を提供してくれるだけでなく，自分たちの立場を理解し，サポートしてくれると感じ，安心します。最も効果的な介入方法は，統合失調症を患っている人の内なる経験や症状と，そこから受ける家族の経験とを結びつけることです。講義の内容が家族が求めている情報であるのと同時に，家族への共感的な態度が感じられるものであれば，家族の信用を得ることができます。たとえば，「統合失調症の症状は，それを患っている人を身動きできないほどの恐怖で混乱させ，何をすればよいかわからない状態に追い込みます。と同時に家族は，病気に圧倒され，病気を患っている人とどのように生活していけばよいか，本人の気持ちや考えが理解できず混乱します。本人も家族も，置かれている状況を改善したいと思っても，どうすればよいかわからずにいるのです」のように話します。

　第3に，すでに統合失調症を患っている人の症状が安定し，それに伴ない

さまざまな経験，危機，介入を通してある程度の落ち着きを取り戻した家族にパネラーになってもらい，彼らに他の家族へ直接話しかけてもらうことです。自分たちと同じ経験をした人たちから話を聞き，その人たちが自分たちがいま苦労しているのと同じことを経験し，立ち直ったことを知れば，希望が出てきます。講師とパネラーの方では話し方が異なりますので，それもまた新鮮な感じを講義にもたらしてくれます。

第4に，統合失調症のさまざまな症状や機能不全を，患者の立場と家族の立場との両面から説明することです。次にあげるのは，統合失調症の症状を理解していなかったために，病気の本人と家族との関係がもつれ，悲劇的になりそうになった事例です。

注

私は，家族教育活動中にたくさんの事例を話します。実際にあったことを話すことで，家族の人たちにより身近に教育内容を理解してもらうためです。以下はその例です。

私がある病院の救急室に勤めているときでした。警察から電話がかかってきて，統合失調症の男が自分の母親に暴力を振るった。この男を病院に入院させたいから協力してほしいとのことでした。まだ若く，臨床経験が浅いころの私でしたので，警官の言ったことを鵜呑みにし，強制入院をさせるつもりで，その男性にどうしてお母さんに乱暴をしたのか聞いてみました。彼は，神様の声が聞こえて，神様がお母さんのコーヒーには毒が入っていると言った。お母さんがコーヒーを飲もうとしたので，テーブルを乗り越えて急いでそれを払い除けようとしたら，勢いあまってお母さんの上に倒れてしまったのだ，と説明しました。彼は，でもまさかお母さんが怪我をしたわけではないでしょうね，と心配そうな顔で私に聞きました。また，どうして警察官がここに来ているのか，と不思議そうに尋ねました。お母さんは自分に怒っているのか，と心配そうでした。明らかに，この男性は自分の母親に危害を加えようとしたのではなく，お母さんを護ろうとしていたわけです。もし，警察官や精神科医が，「この患者は母親を理由なく突然襲い，危害を加えようとした」との間違った報告をしていたら，どんなにこの男性に迷

惑をかけただろうかと考えると，今でもぞっとします。そのとき私は医師に薬を増量してもらい，ケース・マネージャーに1日2回3日間，この男性の宅を訪ね，抗精神病薬が幻聴に効果を出し始めたかを観てもらうことで，強制入院させずにすませることができました。その間，母親には男性の行動や幻聴についてわかりやすく説明し，理解してもらいました。この事件が起こったために，親子関係が向上したのです。

どのように講義の内容をまとめ，伝えるか

　家族教育に参加した人たちからアンケートをとったところ，受講者の90%が，家族教育活動で教わったことを，統合失調症を患っている人も含めて自分の家族に伝えていることがわかりました。このことからみても，家族教育活動で話す内容は，一般の人にも簡単に理解できるようにまとめられていなければなりません。家族教育活動に参加している人たちは，非常に複雑な事柄を家庭内で説明することになるからです。家庭で説明するには，もらった教材や講義の内容が理解しやすく，他の人にも伝えやすいようにまとめられていなければなりません。また，家族教育活動は，単に情報を提供するだけでなく，それを聞く人たちの病気や病人に対する見方や態度，対処の仕方を変化させるという機能もあります。正しい情報を伝え，その情報がいかに聞く側に影響するかなどを考慮し，講義をまとめていかなければいけません。

　次に，どのようにすれば正しい情報が伝わり，容易に理解してもらえる講義ができるかについて説明します。

家族に認知地図を与える

　家族教育活動に参加すればたくさんの情報を学ぶことになりますが，情報も多すぎるとかえって混乱をもたらしたり，飽和状態になってまとまりがなくなることがあります。これは，知りあいの人たちの電話番号を書いた紙切れを，すべてひとつの引き出しに整理しないで入れているようなものです。

そこに電話番号があっても，いざというときにはあまり役に立ちません。もし子どもや誰かが急に病気になり，高熱が出てしまったとき，医者の電話番号がこの雑然とした引き出しの中にあるとすれば，慌て，いらいらするでしょう。ほとんどの人はこのような混乱を防ぐために，電話番号はきちんと名前の順にまとめたり，項目ごとに分けてノートに書き込んでいます。たとえば，物事を修理する人たちは修理屋の項目に，食べ物屋さんは食べ物屋の項目に，親類縁者は親類縁者の項目にまとめたりするのです。

家族教育活動に参加する人も，この電話番号と同じように，統合失調症に関するいろいろな情報をまとめた上で保存する必要があります。たとえば，病気，病気の影響，治療，薬の効用と副作用，地域の社会資源などについての情報を要領よくまとめて，保存しなければなりません。家族教育活動のクラスでは，このように情報をまとめ，保存し，必要なときに容易に取り出せる仕組みを教えることが大切です。そこで役立つのが認知地図です。いろいろな情報を家族に提供するときに，講師はその情報が認知地図のどこに当てはまるかを何回も繰り返し指導します。たとえば，脆弱性 - ストレス（vulnerability stress）理論を説明するときなど，脆弱性にはどのような要因が含まれているか，ストレスはどのような要因により起こるか，などの項目に分けて説明すれば，脆弱性とストレスの相関関係が容易に理解できます。

このような認知地図は，家族教育活動においてはとても重要です。いろいろな言い回しを使い，何回も繰り返すことが必要です。図を描いたり，項目分けをしたりして教えてください。受講者がこの認知地図を十分に使いこなせるように宿題を出すのもよい方法です。時には受講者に，統合失調症に関する認知地図についてクラスで説明してもらったり，文章で提出してもらい，正しくこの概念を理解しているかを調べ，もし十分に理解していないなら，理解できるよう取り計らうことが大切です。

図12は，統合失調症の再発と回復の脆弱性 - ストレス理論の認知地図の例です。このように図式にまとめることによって，受講者は生物学的要因と心理社会的要因がいかに統合失調症の再発や回復に影響するかを容易に理解

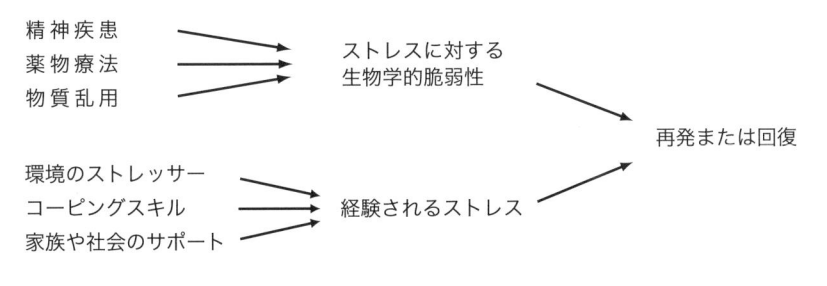

```
精神疾患 ──→
薬物療法 ──→  ストレスに対する
物質乱用 ──→  生物学的脆弱性 ──→
                                    再発または回復
環境のストレッサー ──→              ──→
コーピングスキル  ──→ 経験されるストレス
家族や社会のサポート ──→
```

図12 再発と回復の脆弱性‐ストレス理論

することができます。このような認知地図を教材として使用することにより，再発や回復をひとつひとつの状況の中で検討するときに，家族はどのようにストレスの調節をしたり，回復への要因を強化することができるかに気づきます。このような図をクラスの壁などにはっておけば，講師も受講者も，それを参照しながら，統合失調症に関する新しい情報について学ぶことができます。

重要な事柄を徐々に紹介し，何回も繰り返し教える

成人に対する教育の要点は，言わんとしていることのキーポイントを繰り返し述べることです。教育学の研究の結果わかったことは，成人がふつう1時間に3つ以上の新しい概念を習得することは困難であるということです。効果的な教え方は，講師が参加者に理解してもらいたい大切な概念を2つまたは3つ選び，それを繰り返し話すことです。

講師は，キーポイントを説明するときには声の調子を変えたり，身振り手振りを交えて，大切なことを話しているということを参加者に知ってもらいます。講師が受講者の方へ歩み寄れば，講師と受講者の間の近親感が深まります。声を上げたり下げたりすることで，大切なことを強調することができます。ちょっと話の間を置いたり，声を低くすることは，大声を出すよりも受講者の注意を引くことがあります。受講者の関心を最も集める方法は，講師が受講者の中に歩いていったり，受講者の一人に個人的に話しかけている

かのように話したり，相手の目や口元を見つめ，低い声で，しかしはっきりと話したりすることです。また，「今日のクラスで何かひとつだけ憶えて帰りたいと思っているのでしたら，このことを憶えていってください」と言って，大切なことを簡潔に説明します。また「今から大事なことを言いますので，ほんの2, 3分，目を覚ましてください」などとユーモアを交えて言ってみるのもよいでしょう。

　このような概念は，全体的な大きな認知地図の中に位置づけられることでより明確になり，理解しやすくなります。小さな認知地図が全体的な認知地図のどこに当てはまるかを指摘し，全体像を明確にするのです。同時に，小さい認知地図と大きい認知地図の両方の大切な概念を言葉を変えて何回も繰り返し話し，受講者が明確に理解できるようにします。時には，小さい認知地図と全体的認知地図の相互関係を繰り返し説明することも大切です。受講者は理解力に差がありますが，理解のはやい人たちのためには少しずつ新しい情報を盛り込むことも大切です。同じ概念を繰り返し説明するばかりでは，理解力のある人は退屈になり，集中力を失ってしまいます。

　受講者に理解してもらいたい大切な事柄に番号をつけて箇条書きにし，リストを作るのもよいでしょう。たとえば，上述した脆弱性‐ストレス理論の認知地図の中の大切な概念である「家族は生活環境のストレスを軽くすることができる」を説明する際，どうすればストレスを少なくできるかを受講者と考えるとき，受講者から出される提案に番号をつけて箇条書きにしたりします。ここで箇条書きにしたものをプリントし，次回のクラスで受講者に配ったりします。

いろいろなメディアや教育モデルを使用しながら話す

　上述した教育方法において，2つの事柄が明らかになりました。そのひとつは，大切な概念を説明するときはそれを繰り返すということです。しかし，どんなに大切な事柄でも，同じ言葉で何回も繰り返されては，聞くほうも飽きてしまいます。それでは，せっかくの教育目的に反します。繰り返し大切

な概念を説明するときには，言葉を変え，教育モデルを変えながら繰り返します。

　もうひとつは，人にはそれぞれ習得の仕方に癖があるということです。言葉を通して新しい情報を得るのが最適の人もいれば，絵や図を見たりするほうが習得しやすい人もいます。また，実際に経験することによって物事を習得する人がいるかもしれません。言葉を通してといっても，話を聞いて学習する人もいれば，読むことで学習する人もいます。またその中でも，講師がクラスで出されるいろいろな意見のアウトラインを書くことで能率的な学習をする人，あるいは話されている内容についてのいろいろな事例を聞くことで学習する人がいます。家族教育活動にやってくる人たちの間にも，皆それぞれに異なる，適切な学習方法があります。このように学習方法の異なる人たちに講義をする場合は，いろいろな感覚のチャンネルを使い分けなければなりません。絵を使ったり，スライドを見せたり，一寸劇を使ったり，音楽を聞かせたり，ビデオなどの機器を使ったりします。人々は目で見，手で触って物事を学習します。たとえば，ある本を受講者に薦めたいときは，実際にその本を家族教育活動のクラスに持ってきて，参加している人たちが見て，触れられるようにすれば，その本を読む気になってもらえるでしょう。

鮮明なイメージや物語を使う

　参加者に話す物語が鮮明であればあるだけ，聞いている人はその物語を記憶します。講義前に，講義内容の要点を十分に頭に入れておくことが大切です。その日の講義全体の話し方を考え，どこでポイントを強調するための物語を話すかなどを考えます。話す物語は，講師の実体験に基づくものが最も効果的です。講師が自分の経験から話をすれば，その感情的な経験が直接受講者に伝わります。これは受講者の，学習内容への興味をそそります。

　この方法が最も効果的なのは，講師の経験における感情的側面と受講者がそこで学ぶべき感情経験とが同じであるときです。講師が，感情を伴なった経験を受講者と分かち合えば，受講者は講師の共感性に引き込まれ，そこで

学んでいる事柄を理解します。家族教育活動を行なうとき，講師が適切な自己開示をすれば，受講者の学習も向上します。自己開示についてはすでに第7章で説明しました。

注

私は，統合失調症を患っている人が薬を服用することに躊躇している様子を説明するときに，私の，背痛に効く，あまり副作用のない薬を探すときの努力について話します。副作用の少ない背痛用の薬が見つからず，フラストレーションを感じることを話します。背痛に効けば効くだけ，頭はぼーっとします。副作用がひどくなるわけです。私はなるべくユーモアを交えながら話します。ある日も，背痛に非常によく効く薬を見つけました。この薬をとると，身体のあちこちを力いっぱい動かしてもどこも痛くありません。さっそく好きなテニスに行きましたが，今度は薬の副作用で頭がぼーっとして，テニスなんかどうでもよいと思ったのです。このような体験談は，統合失調症を患っている人のフラストレーションを理解する上で非常に役に立ちます。彼らも，薬の副作用を最小限にし，抗精神病薬の副作用と統合失調症の症状の軽減とのバランスをとりながら，薬物療法を行なわなければならないのです。講師の個人的な体験を話すことで，効果的な講義になります。

第2は，絵を使う方法です。「百聞は一見にしかず」という諺があります。まさにその通りです。繰り返し，絵や図を見せたり，絵や図について話せば，いつの間にか聞いている人の頭に入っていきます。絵，図，グラフなどは，特に認知地図を伝えたり地図の上に新しい情報を加えたりするときに効果的な教え方です。統合失調症を患っている人が描いた絵などは，その人が毎日経験していることを身近に理解してもらえます。

ユーモアは使ってもジョークは慎む

ユーモアは，話のポイントを示すときに有効です。笑いは，話を受け入れやすくし，学習を促進します。ユーモアは講義の内容をソフトに，よりわか

りやすくします。ユーモアに満ちた小噺は，誰でも思い出すことができます。思い出すことで，キーポイントを憶えます。ユーモアの部分を繰り返し話すことで学習を強化します。

> **注**
> 先ほどの背痛の薬とテニスの話を最初にするとき，薬の副作用で頭がぼーっとなった状態をまねしてみせます。その後は，統合失調症を患っている人が薬の副作用と症状とのジレンマで悩んでいることを説明するときに，私が背痛の薬の副作用で頭がぼーっとしている状態をちょっとまねだけするだけで，受講者は病人のジレンマを容易に理解します。

ユーモアの最も効果的な使い方は，講師の個人的な経験を話すことです。特に，人間一般に通ずる人生経験を話せば，その効果は最大です。講師が，誰でも経験するユーモアに満ちた心あたたまる物語を話し，受講者と共に笑えば，その場が和み，学習を向上させます。

ジョークはあまり使いません。ジョークは第三者をねたにして笑うことがあります。受講者の中にはそのようなジョークの対象になった人がいるかもしれず，傷つくことがあるからです。また，権威的な立場にいる人がジョークを言うと，地位の低い人にとっての脅しと取られることもあります。家族教育活動では講師に権威があり，受講者の地位が比較的低くなります。家族教育者が誰かをねたにジョークを言った場合，聞いている人は，「この先生はあのように第三者のことを悪く言っている。外では私たちのことについてどんな悪口を言っているのだろうか」と考えるかもしれません。侮辱に対し，集団は個人より激しく反応します。個人に言えばおかしいジョークでも，集団に言えば侮辱に聞こえることがあります。

要点を箇条書きにして渡す

どんなに面白くてためになる講義でも，長い間憶えておくことは誰にとってもなかなか難しいことです。非常に効果的な学習法は，講義のポイントを

簡潔に箇条書きにすることです。箇条書きにもいろいろなものがあります。たとえば，講義の概略，ガイドラインのリスト，講義に関連する簡単な文献，などです。大切なのは，簡潔で明確にすることです。講義内容を1頁ほどにまとめたものであれば，受講者は後で必要なときに何回でも復習することができます。長い資料を受講者に与える場合でも，その要点を簡単にまとめたものを添えることが大切です。

もし受講者の手元に講義の概略があれば，講義中にノートをとる必要がなく，講義だけに注意すればよいわけです。人によっては，ノートをとっていると，聞いていることに十分な注意を払うことができない場合があります。また逆に，講義を聞きながらノートをとったほうが集中でき，理解しやすい人がいます。このような人たちに講義の概略を渡しておけば，それに従ってノートが取れますし，またそこに十分な余白を作っておけば，その部分に書き込みができます。

講義の課題や文献を事前に与える

講義の前にそこで話される内容について考えたり予習したりすれば，それだけ講義内容をより理解することができます。受講者が教育活動に参加する手続きをした時点で，クラス全体の概要を与えてください。ひとつのクラスが終わったときに次のクラスの概略を与えれば，受講者は講義前に予習できます。次のクラスの概略を与えるときに，次の講義についての質問などを書いてくるよう勧めるのもよい方法です。時には次のクラスの前に講義に関する文献を読むよう勧めることもあります。何回か続けて行なう学習の場合には，初めのクラスのときに，全体の講義のためのさまざまな教材をバインダーに入れて渡しておくのもよいでしょう。

講義を深く理解するための教材を与える

成人が新しい情報を習得するとき，なぜそうなのかを同時に説明されると，そのぶん学習が進むと言われます。ほとんどの受講者は，簡単な「なぜそう

なのか」の説明で満足します。受講者によっては，話されている事柄をもっと深く知りたがります。講義で話す事柄をより深く知るための文献を教えたり，どこでその事柄に関する文献が見つかるかの情報を与えることには2つの利点があります。まず，講義内容がどの文献を反映しているかを知らせることにより，講師に対する信用が高まります。そしてまた，講義で話された内容をもっと深く知りたい人が，与えられた文献を通して自分たちの学習意欲を満足させることができます。

十分な用意と予習をする

　効果的な講義をするために重要なのは，十分に用意することと，講義の練習をすることです。教室を講義向けに準備することや，教材や受講者に対するときの心構えについては，すでに第5章と第6章で説明しました。講義を準備するというのは，1回1回の講義の課題を選択すること，教材を揃えること，教材を講義でいかに生かすかを考えること，何をいつ話すかのタイミングを考えること，などです。

　講義の課題やその構成を考えるときにありがちな過ちは，課題が大きすぎ，大切なポイントも多すぎてしまうことです。講師がやりがちなのは，何を教えるかに重点を置きすぎて，一度にどの程度受講者が学習できるかを忘れてしまうことです。講師は，自分が知っている事柄の全部を教えるのではなく，受講者が学習できるように内容の範囲を狭め，その内容を細かく説明し，要点を何回か繰り返し，聞いている人が十分理解できるようにします。

　これによく似た間違いは，細かく説明しすぎ，不必要な情報をも組み込んでしまうことです。たとえば，飛行機での旅行がいかに安全であるかを説明するためにいろいろな統計を引用しても，聞いている人はそのような統計など憶えていません。それよりも，飛行機のほうが車の旅行より安全であることを言葉を変えて何回か繰り返して言うことのほうが学習には効果的です。教育者と言われる人たちは，いろいろと統計的な情報を使いすぎ，受講者を混乱させるという過ちを犯すことがあります。法律家が書くような文になっ

ては，理解を向上させるより，混乱させてしまいます。

　ある概念を教えるためには，その概念を使う以上の知識が必要です。家族教育者は，講義の内容を十分に知っておく必要があります。受講者がわかりやすいように説明できなければなりません。講師が講義の内容を十分に理解していなければ，そのぶん受講者が理解できるように説明することはできません。講師は，自分が得意とする知識をさらに深め，得意でない部分についてはそれを増やしていく必要があります。

　受講者は，講師が話す物語，事例，絵などから最もよく学習します。講師がよく失敗するのは，講義の内容が立派に用意されているにもかかわらず，退屈で物語や事例に乏しく，受講者がついていけない話し方をすることです。要点をまとめるときは，そのひとつひとつに，物語，事例，絵などを交えると，受講者も学習しやすくなります。講義の中で使う物語，事例，絵を選択するときには，講義の概略を作成するときと同様の注意と時間が必要です。適切なものを選ぶことが大切です。熟練した講師が自ら作った概略は，絵や図，あるいは話の内容を思い出させるための簡単な言葉だけである場合も多いのです。

　講義の内容は，事前に計画された時間内で話せるように準備します。大切な概念や情報を受講者が十分に理解できるよう時間をとることが必要です。計画する時間には当然ながら，要点を説明する時間，物語や事例を話したり，絵を見せたりする時間も入っています。講義が時間通りに進んでいることを確かめるための目安を頭の中に入れておくこともひとつの策です。必要に応じて，あまり大切でないことは切り捨てるほうが，時間内で講義が終わらなくなってしまうよりもよいのです。講義の初めのほうでは細々と詳しく説明しておきながら，時間がなくなくなったからといって終わりのほうを飛ばして駆け足で終わってしまわないように注意してください。

　講義全体をいくつかに分け，時間を計りながら練習してください。言葉，声の調子，ジェスチャーなどを考え，視聴覚機器がちゃんと使えるかどうか試してください。講義の仕方を上達させるためには，練習を録音したりビデ

オをとって，自分の講義を客観的に観察してみるのもよいでしょう。また，練習を同僚に見てもらい，いろいろと注意してもらうのもよい方法です。あるいは，ひとつの講義が終わったときに，受講者に講義の内容ややり方についての評価を紙に書いてもらうのもよいでしょう。熟練した，信頼できる講師に，自分の講義の明瞭さ，スタイル，話す速度，講義のマナー，感情の組み込み方，言葉以外の態度や接し方，視聴覚機器の使い方などについて評価してもらえば，講義の技術が向上します。

参加者との交流

このことはすでに第6, 7, 8章で説明しましたが，ここでもう一度説明するだけの価値があります。

> 注
> 家族教育活動のときと同じように，この本を書くにあたっても，成人の学習の原則を応用して，要点を繰り返します。

家族教育活動を行なうにあたっての一番の問題点は，講師と受講者間の物理的距離や情緒的隔たりが大きすぎることです。すでに説明したように，物理的距離は，受講者が座る椅子をなるべく講師の近くに並べたり，講師が受講者の中に入っていくことで解決します。

物理的間隔よりもっと問題なのは，講師と受講者の情緒的隔たりです。熟練した講師はもっぱら，屈託がなくリラックスしています。彼らはまた教えている内容と受講者を心から信頼しています。彼らは受講者の学習を向上させるために，自分自身や自分の経験を自由に受講者と分かちあいます。講師が最も名誉に思えるのは，受講者から「先生は本当に私たち（家族）や娘や息子たち（統合失調症を患っている人）のことを思ってくださっているんですね」などと言われたときです。受講者は，講師が自分たちに対して本当に

心を開いていると思ったとき，自らも講師に対して心を開くものです。

予定通りに進める

家族教育活動を進める上でよくある間違いは，事前に計画した内容や進め方から講義がそれてしまうことです。初めに30分の講義，その後30分のロールプレイを計画していたのが，講義中にいろいろな質問が出て，それに答えていたために，講義だけで1時間が終わってしまった，などということです。このようなことになれば，受講者は，講義の要点が何であるかわからず混乱するばかりか，講義で教わったことを実際に練習したり，ディスカッションによって学習を強化したりする機会を失ってしまいます。予定された時間内に全家族教育を終了するために，講師は講義中には受講者からの質問を制限する必要があります。次の第11章と第12章で，受講者からの質問をどのように扱うべきかについて説明します。

講義の課題に焦点を合わせ，予定通り進め，時間内に終わらせることができれば，2つの利点が生まれます。そのひとつは，よく組織化された明確な講義内容が受講者の学習を向上させるという点です。また同時に，わかりやすい教育活動をしてくれる講師としての信頼が高まります。受講者が講師を信頼すればするだけ，受講者の学習意欲が高まります。

学習を向上させるために言葉を選ぶ

受講者の学習を向上させるためには，彼らが理解できるような言葉で講義をしなければなりません。講師が医学や心理学の専門用語をあまり使わず，毎日の生活の中で使われる言葉を用いることで，受講者の学習を高めることができます。しかし同時に，あまりに簡単な話し方では，受講者は子ども扱いされたように思うでしょう。また，あまり専門用語を使いすぎると，受講者を混乱させ，教育活動への興味をそぐことになります。難しい専門語を使

えば，講師はかっこよく見えますが，受講者は何も学習できません。適度なバランスが必要です。受講者は保護者として置かれている状況から，いろいろな精神医学用語を耳にしますので，その意味を知る必要もあります。講師は受講者が頻繁に聞くであろう精神医学の言葉の意味を受講者が十分に理解し，医師などと話すときにそれらの言葉を正確に使えるように，何回も繰り返しその意味を教えなければなりません。受講者にとって必要なもの以外，専門用語をむやみに家族教育活動で使うことは控えるべきです。

　学習のためには，家族教育活動で使う言葉は受講者に関係のあるものでなければなりません。家族教育活動の鍵は，受講者の知識や態度に変化をもたらすことです。そのため，家族教育活動で扱われる情報は，受講者にとって必要な情報でなければならないですし，いかに統合失調症が本人に影響するか，また家族に影響するかに関係したものでなければなりません。直接的には，家族教育活動で使われる用語は受講者にとって情報をわかりやすいものにし，間接的には，そこで与えられる情報は受講者が新しい考えを受け入れやすく，それを毎日の生活に応用しやすくします。

現在の知識の限界を伝える

　統合失調症に関する知識は急速に変わりつつあります。まだまだ知られていないことがたくさんあり，また，知られている部分でもいろいろと討論され，決定的とは言えない事柄があります。講師は，家族教育活動で与えられる情報の確実性について，受講者に話す必要があります。統合失調症に関する科学的証拠は概念によって異なり，その知識が実際の治療にどれだけ応用されているかも異なります。たとえば，「統合失調症の専門家は，統合失調症の原因は生物学的原因にあり，家族が統合失調症を起こさせることは不可能であると主張しています」などと伝えるのは正確であると言えます。残念ながら，精神医学の分野で活躍している人たちの中でも，最も新しい統合失調症に関しての知識を知らず，まだ統合失調症は家族のしつけや家庭環境が原

因だと言っている人もいます。また，科学者の間で討論されている事柄には，「はたして，巷で乱用されているドラッグが統合失調症の原因でありうるかどうか」などがあります。講師はこのような事柄に関するいくつかの意見を受講者に披露し，また自分の意見も述べるようにします。時には受講者から出される質問が，講師のよく知らない事柄であることもあります。そのような場合，講師は正直に，質問された事柄について十分な情報をもっていないことを告げ，誰かに尋ね，調べてみますと伝えます。

ビデオテープ，本，パンフレット

講師が受講者に直接情報を提供するのが最もよい教育方法ですが，時にはビデオテープなどの教材も家族教育活動には欠かせません。それぞれの家族が求めている統合失調症についての情報や知識の全部を与えようとしても，それは不可能です。毎日どこかの家庭で，家族の一人が統合失調症であることを告げられています。また，家族は病気に対する順応度に応じて，同じ情報を繰り返し学習することにより，新しい知識を理解することができます。家族のこのニーズを満たすために，家族教育活動をビデオテープに収め，家族が必要とするときにテープを観てもらうことも効果的な教育方法です。

統合失調症に関する簡単なビデオテープはいろいろなところにあります。たとえば，家族会や製薬会社などは統合失調症に関するテープをもっており，売ったり，貸してくれたりします。今のところ，家族教育を専門に取り扱ったテープはありません。精神保健所や病院などには，自分たちの教育活動の教材として制作されたテープがあるかもしれません。地域の精神保健所などに問い合わせてみてください。

精神保健所や病院で家族教育活動のためのビデオテープを制作できるのであれば，制作することをお勧めします。制作すること自体，有益な学習になります。新しく入院した患者さんや紹介された患者さんの家族に教育活動のテープを貸し出すことによって，家族は計り知れない援助を得ることになり

ます。テープを見るときは，理解できない部分についてノートをとり，診療所や病院のスタッフや心理士，精神科医などに尋ねたり，家族のサポートグループや家族教育活動のクラスにもってきて尋ねるよう勧めてください。このようなテープがあれば，病院や診療所の人手不足を補うこともできますし，また，診療所や病院の信頼性を高めることにもなるでしょう。

　本やパンフレットなども，情報を伝えるためには効果的です。これらはビデオテープにくらべ，一般の人の注意を引くことはできませんが，ビデオテープより伝播しやすい方法です。

　教育活動にとって効果的なものとなるには，パンフレットは，家族が理解できる言葉と内容のものでなければいけません。家族は一度に新しい概念を少ししか習得できないということを考えて作成されるべきです。パンフレットやビデオテープは大切な概念を何回か繰り返して教えるように制作されなければいけません。ビデオテープやパンフレットを使うのは，経済的な家族教育の方法でもあります。

　診療所や病院は，精神疾患についての本，ビデオテープ，パンフレットなどの資料を用意し，家族に貸したりあげたりできるようにすべきです。

ま　と　め

　家族教育活動の方法として，講義方式には長所と短所があります。講義はその短所をディスカッションや，ロールプレイなどの応用練習などで補うことができます。

　家族教育活動の目標は，受講者が正確で適切な情報を得，その情報により統合失調症に関する知識を深め，病気を患っている人に対しての態度や接し方，期待感を変化させ，現実的な予後を考え，より建設的な人生を送れるようにすることです。受講者の学習は次のようなことで強化されます。

1．認知地図を与え，それを頻繁に教材として使う

2. 要点を何回か繰り返して教える
3. いろいろな教え方をする
4. 講師の個人的な体験を話す
5. 要点の書かれた摘要を与える
6. 講義内容をより深く知りたい人たちへの資料を用意する
7. 講義の十分な用意と事前練習
8. 講師が受講者との物理的間隔，情緒的隔たりを狭める
9. 重要な用語を繰り返し説明する
10. 見下した感じを与えない，生活の中で使われる言葉を使って教える
11. 家族の立場から考慮された内容にする
12. 情報の確実性，講師個人の考えをはっきりさせる
13. 家族への共感，敬意，共同性のある家族教育活動

第10章　応用練習とディスカッションの方法

　講義形式は，情報を伝えるにはよい方法です。しかし，成人にとって最も効果的な学習方法は，与えられた情報を実際に使ってみることです。すなわち，与えられた情報を実際に応用することによって，新しい情報や技能を習得することができます。応用したり，応用から得た知識を話し合うことによって，新しい情報を操作，実験，修正し，自分のものとして組み込む機会が得られます。この章では，応用練習やディスカッションの方法を計画したり，指導する方法について説明します。

成人の学習方法

　家族教育活動の目標は，統合失調症を患っている人に対する家族の適切な態度や行動の指針となる情報を学習することです。最も適切な態度や行動を習得するには，繰り返し練習し，家族教育活動のクラスで積極的に話し合うことが大切です。ダンスを踊ったり，コンピュータを使えるようになろうと思えば，何冊の本を読んでも，何時間の講義を受けても，実際には踊れないし，コンピュータも使えません。統合失調症を患っている人を援助するのも同じことです。情報を得ることは最初の一歩で，スキルを習得するには何回も繰り返し練習することが必要です。

　以下のような場合に，成人の学習は促進されます。

1. 家族教育活動のクラスに積極的に参加する
2. 新しい情報が，受講者の過去の経験やすでに有する知識と関連がある
3. 家族教育活動の学習環境が共同的である
4. 受講者が，クラスで得た新しい情報やスキルをすぐに使えることを期待している
5. 受講者が，クラスで得た情報が有効であり，大切なものであると判断する
6. 新しく得た情報を受講者が直接に使用したり操作できる

　クラスでの応用練習や焦点を絞ったディスカッションは，この6つの因子を強化する機会を与えてくれます。

ディスカッションや応用練習への参加を促進する

　第9章で説明したように，クラスの雰囲気が共同的であれば，学習効果が上がります。クラスでの応用練習とディスカッションの利点には以下のようなものがあります。

　1. クラスでの応用練習は，受講者が自分たちの立場や統合失調症を患っている人の状態について話す機会を与えます。自分たちのことを他者の前で話すというリスクを負うことは，他の受講者への信頼感の表われであり，この信頼感はクラスでの練習に参加するたびに増していきます。講義や，パネラーとなった家族の人たちの態度が，受講者への共感に満ちたものであってはじめて，家族は他者の前で危険を冒す勇気が出てくるのです。最初の練習は，これらの信頼感が育まれた後に行ないます。初めの2, 3回はあまり難しい課題ではなく，受講者の自己開示が少なくてすむものにします。リスクの少ない練習であれば，ほとんどの受講者が抵抗を示しません。一度試してみれば，その次から練習に参加しやすくなります。

2. 初めの練習は短い，簡潔で組織だったものにすべきです。統合失調症を患っている人を抱えている家族は，クラスでの練習に参加するのに普通の家族よりも多くの勇気が必要であり，時間を必要とします。練習に参加するにつれ，組織化の必要は少なくなります。

3. 受講者が新しい情報を受け入れたり新しいスキルを習得するためには，講師や他の受講者からの，バランスのとれた共感と励ましが必要です。クラスでの練習のときに，受講者の感情的なニーズに注意を向けすぎるのは，それに注意を払わないのと同じくらいの誤りです。難しいことですが，統合失調症による感情的な衝撃についての時間の限られた応用練習やディスカッションを，その日の課題に関する講義，応用練習，ディスカッションの全体の一部として織り込まなければなりません。

4. 課題に集中した応用練習やディスカッションに参加することは，クラスで学んだ新しい情報を自分の知識の一部として組み込むための鍵でもあります。焦点の定まらないディスカッションは，真面目に何かを学びたいと思っている人を混乱させ，疎外感を強めます。もし講師が何人かの限られた受講者にディスカッションの場を独占させたり，同じような苦労話ばかりさせることになれば，真面目に何かを学ぼうとして家族教育活動に参加している人たちはクラスに来なくなります。講師は学習のために参加している人たちへの敬意を示し，その態度を維持していかなければなりません。感情表現を必要としている受講者には，家族サポートグループなどを紹介すべきです。たとえば，全員で自己紹介をするときに，このクラスで学びたい最も大切なことは何かを言ってもらうことは，クラスの目的が学習であるということを強調することになります。もし講師が，「皆さんの置かれた立場と，このクラスに参加された理由をお聞かせください。どなたから始めていただきましょうか」などという言葉で最初のクラスを始めれば，クラス全体の方向性が異なったものになるでしょう。このような幕開けの言葉は，サポートグループ（愚痴をこぼせる会）や集団療法には適していますが，家族教育活動のクラスにはふさわしくありません。

5. 講義とディスカッションを混ぜたクラスは，講義だけの場合よりも，クラス全体を予定通りに進めていかなければなりません。1回のクラスを，いくつかの異なる学習方法を使って進める場合には，ひとつの学習方法（講義）から別の学習方法（ディスカッション）に移る際に混乱が生じる場合があります。講師，受講者の役割は，講義，応用練習，焦点を絞ったディスカッション，オープンディスカッションごとに異なります。クラスの進行のルールも異なってきます。講師と受講者全員が同じルールに従って行動しなければ，クラス全体が混乱し，フラストレーションがたまります。講義についてはすでに説明しました。以下，その他の3つの学習方法について説明します。

応用練習の計画と進め方

知識や人間関係のスキルは，腕の筋肉の力とコントロールに似ています。筋肉は，鍛える（練習する）ことによって大きくなったり力強くなったりします。使わなければ，筋肉は弱く，小さくなります。筋肉の大きな動きも繊細な動きも，応用練習やフィードバックを繰り返すことにより，より自由にコントロールすることができます。ここで新しい情報やスキルを操作し，その使い方を考えることを応用練習（エキササイズ）と呼ぶのは適しています。学習のための練習は，新しい知識，態度，スキルを獲得し，保持する上で非常に大切なことです。成人にとっての応用練習は，それを行ないながら新しく得た概念や考えを見直し，操作し，はたしてこれらの概念が自分たちの生活に役立つのかを考える機会になります。練習すればするだけ，新しい知識やスキルが増えます。

応用練習の利点：
- 新しい概念やスキルを工夫することで，学習と知識の保持を促進する
- 受講者を能動的に考えさせ，新しい知識やスキルへの興味をそそり，やる気を起こさせる

- 講義に比べて覚えやすい
- 一般理論を具体的な状況に応用できる
- 安全な環境で自由に感情表現やスキルの練習ができる
- 感情を伴なった学習の機会が得られる
- 講師が直接，受講者から教育の成果についてフィードバックがもらえる
- 家族にさまざまなコーピング方法を紹介できる
- 受講者が仲間同士で互いに学ぶ機会を得られる
- 受講者同士が互いにサポートできる

応用練習の欠点：
- 講師は長時間かけて計画し，用意しなければならない
- 時間がかかり，制御しにくい
- 受講者が練習への参加を拒む可能性がある
- 効果的に行なうためには講師の明確な指導と監督が必要とされる
- 練習にあたって受講者を小さなグループに分けた場合，数人のモニターが必要となる
- 特別な教材と部屋が必要な場合がある
- 練習の成功が受講者の知識の度合いに左右される
- 受講者の数が多ければ，そのぶん練習を行なうのが難しくなる

　応用練習には1つひとつの課題があり，受講者がどのようにお互いに協力するかといった組織化を必要としている点で，焦点を絞ったディスカッションとは異なります。応用練習は教育活動の初期の段階で行なうのが適切です。応用練習の課題や目標を示すことにより，家族教育活動が学習の場であるということを明確にすることができます。
　応用練習を計画する上で，講師はその具体的な目標を明示する必要があります。目標の例としては，参加者がお互いを知り，親密度を高める；感情表現をし，その正当性を受け入れられるようにする；新しく紹介された情報を

強化する；新しいスキルを実践する，などがあります。応用練習の方法は，その目標に関連していなければなりません。たとえば，2人や3人の小グループは新しいスキルを練習するのには最適ですが，感情表現の正当性を確認するには適切ではありません。それと同じように，大きなクラスは感情表現の正当化には適していますが，スキルトレーニングにはふさわしくありません。

　応用練習を行なう前に，何分で行なうかなどの具体的な指示を受講者に伝えてください。これは紙に書いたものを渡すのがよいでしょう。紙に書いてあれば，応用練習の過程で何度も読み返すことができ，慣れないことをする不安をコントロールするのに役立ちます。指示を書いた紙を小グループに一枚ずつ与える方法と，クラス全体が読めるように大きな紙や黒板に書く方法があります。もし，応用練習が受講者の親密度を増すためのものであれば，「相手に自分の名前と，この家族教育活動に参加するにあたって何を学習したいと思っているかを伝えてください」などの指示を与えます。

　ブレーンストーミング（ある事柄について思いついたことをどんどん提案する方法）は，家族教育活動に適した教育方法です。この方法は，受講者に自分たちの感情や心配事を自由に表現する場を提供するばかりでなく，話し出せばきりがないような事柄に時間的な制限を与え，限られた中で表現できる場を与えます。旧来のブレーンストーミングも効果的な学習方法ですが，少数の人たちだけが時間を独占する場合がありますので，そのような場合は一人ひとつの意見に限り，受講者全員が意見を出せるようにします。もし意見のない人がいれば，ただ「今回はパスします」と言えばよいようにします。この方法を使う例としては，「ご家族の方が統合失調症を患われて，どのようなよくない影響があったか，ひとつだけ言ってください」あるいは，「統合失調症を患っている人が，これなら自分でやってくれると思うものがあれば，それをひとつ言ってください」などがあります。このような質問をして，受講者の意見がひとつひとつ出るごとに大きな紙や黒板に書き，皆が読めるようにし，記録をとります。応用練習によっては，受講者から出された意見を

後ほどワープロなどで打って印刷し，受講者に渡してください。あとでそれを読みながら，自分たちに適したアイデアを生活の中で応用することもできます。このような方法は成人の学習を促進します。

応用練習を効果的にするための戦略のひとつに，事前に受講者に練習課題とそれについての各人のアイデアを紙に書いてもらうことがあります。これは，受講者に能動的に考え，まとめる機会を与えます。こうすれば，自分の考えを仲間と分かち合うときに自分の考えを明確にでき，発表しやすくなります。

応用練習はパワフルな学習方法です。なるべくいろいろなクラスで行なってください。受講者の数が多ければ，皆が自分のアイデアを書いたら，それを互いに隣や後ろに座っている人に伝えるという方法も，能率的な学習方法です。受講者が話す相手には，なるべくそれまであまり話したことがない相手を選ばせるべきです。そうすれば，クラス全体がそのうちに知り合いになります。このような応用練習を行なう前には，講師は紙と鉛筆を十分に用意しておいてください。受講者の中には鉛筆など持ち合わせていないない人がいるからです。

焦点を絞ったディスカッションの進め方

時には講師の講義だけで終わることもありますが，受講者が最も学習するのはディスカッションや応用練習のときです。家族教育活動において一番大切な学習方法も，ディスカッションと応用練習です。

グループデスカッションの利点：
- 受講者が互いに接点をもち，関わりあう機会が増えることで，家族教育活動で与えられた情報に対しての思考的および感情的反応表現ができる
- 受講者の中にはディスカッションや応用練習を好む人がいる
- 抱えている問題が普遍的であることに気づく

- 仲間同士の学習を促進する
- 受講者の人生経験や生活知識を認識し，それを利用することによって，参加者の自己評価を向上させることができる
- クラスで与えられた新しい知識を，今までの人生経験や他の場から得た知識に統合できる
- クラスで教わった一般理論を，受講者の個人的な立場に応用するための学習ができる
- 新しく学習したものの見方や考え方が，受講者が直面する状況に対処するのに実際に役立ち，効果があるのかを試すことができる
- 感情的および実験的学習を促進できる
- クラスの成功に貢献した喜びがある

グループディスカッションの欠点：
- 家族教育活動の主題から逸れ，混乱する場合がある
- ディスカッションの焦点を見失うことがある
- 受講者によっては時間の浪費とみる人がいる
- 話し好きな人がディスカッションから逸れた課題も持ち出して独占することがある
- 時間がかかり，時間の制限がしにくい
- 受講者間で意見の相違から，討論になったり争いになることがある
- 小グループに分かれるために，かなりの場所と設備を必要とする

　焦点を絞ったディスカッションには課題が与えられますが，話し合いのプロセスまでは与えられません。そのためこの学習方法は，受講者が家族教育活動の構造に慣れてからにします。はじめのほうの家族教育活動は，なるべく構造を綿密にし，クラスが進んで受講者がクラスの形式に慣れるにしたがい，構造化を少しずつ緩めます。初期に構造化を綿密にすることは，受講者のニーズを満たし，不安をやわらげ，学習意欲を高めます。受講者がクラス

の規範に順応するにつれ，学習意欲は高まります。この意欲の高まりがその後のディスカッションにつながり，建設的な学習に変容します。

　焦点を絞ったディスカッションは，「どなたか質問がありますか」や「私がこれまで言ったことについて，どなたか何か質問や意見がありますか」のような自由回答式の質問で始めるべきではありません。このような何の制限もない質問で始めると，いろいろな質問が出てしまい，焦点が定まりません。受講者が集中的にひとつの事柄について話し合い，学習するためには，焦点を絞ったディスカッションで話すべき課題についての明確な指示が必要です。

　とはいえ，焦点を絞ったディスカッションは，講義で話されたことをそのまま話し合うものでもありません。講義で話された事柄を単に繰り返して話させることは，講義で得た新しい情報についてテストされているように思われますし，話し合いによる新しい学習ができなくなります。より効果的な焦点を絞ったディスカッションの方法とは，講義で与えられた情報の範囲を超えた事柄について話し合ってもらうことです。たとえば，講義で教わったことをどのようにして実際の生活で応用するかなどを話し合ってもらいます。感情的な経験，複雑なニーズの取り引き（trade-off），価値感に関する事柄などは，活発で意義のあるディスカッションになります。たとえば，

- 薬の服用量を減らせば副作用は軽減するが，再発のリスクは高くなる。はたしてどちらを選ぶべきか
- 過保護的に統合失調症を患っている人を保護すべきか，あるいは病人の自律心を育てるために，少々危険な行動や社会的に不適切な行動が起きるかもしれないというリスクを許容するか
- どの行動を病気が引き起こす症状とみなし，どの行動を当人がコントロールできる行動とみなすか

　学習の目的やディスカッションの構造を明確にすれば，焦点を絞ったディスカッションは受講者にとって大切な学習経験になります。応用練習と同じ

ように，焦点を絞ったディスカッションを行なうときは，綿密な計画と具体的な学習目標が必要です。ディスカッションの学習目標を受講者に明確に説明しなければなりません。ディスカッションの課題を具体的に紙に書いて受講者に配ります。話される内容には制限を設けるべきです。たとえば，統合失調症を患っている人の機能不全について講義したあと，病気の家族にはどのようにこの機能低下が表われるかを話し合ってもらう場合，目標は次のようなことになります。

- 統合失調症が生物学的原因に基づく病気であることを認識する
- ある種の行動が統合失調症の症状によるものと理解する
- 統合失調症を患っている人への共感を高める

ディスカッションで何を話し合うかを，黒板か大きな紙に書いてクラスの前に掲示します。たとえば，以下のように掲示されます。

下に書かれた，統合失調症による脳不全の症状について説明してください。これらの症状を，統合失調症を患っている人はどのように経験しますか。これらの脳不全によってどのようなことができなくなりますか。この脳不全にどのように対処していますか。脳不全の症状には次のようなものがあります。

- 精神集中の衰え
- ちょとした刺激に過度のショックを受ける
- 社交的判断が鈍る
- 問題解決の能率が下がる
- 作業記憶が低下する
- 新しいアイデアの理解が困難になる

ディスカッションの課題とそのねらいを受講者に説明してください。上記を例にすれば，説明されるのは，

> 今日皆さんに話し合っていただくのは，統合失調症を患っている人について理解していただくことが目的です。理解が深まれば，皆さんのフラストレーションを下げることもできます。また，統合失調症を患っている人の快方を援助することもできます。ここに書かれた，統合失調症が原因で現われる症状を読んでみてください。皆さんがこのような症状を観察したときのことを話してください。

これに以下のように付け加えることで，ディスカッションの内容を制限することができます。

> 統合失調症を患っている人がこれらの症状をどのように経験しているか，どのような影響を受けているかに，皆さんの話の焦点を絞ってください。これらの症状がどのように皆さんに影響しているかでなく，病気を患っている人がどのように症状に影響を受けているかです。これらの症状がどのように家族に影響しているかについては，来週皆さんに話し合っていただきます。

ディスカッションの間，講師の主な役割は，ディスカッションを計画通りに進め，話を計画どおりのトピックに絞ることです。受講者は自分たちの意見や情報を交換し，その中から自分に当てはまり，役に立つ情報を受け入れます。講師が気をつけなければならないのは，自分の意見を述べたり，グループのディスカッションの結果に影響を与えるようなことは行なわないということです。焦点を絞ったディスカッションにおける講師の役割は以下のようなことです。

- 受講者全員がディスカッションに参加できるよう励ます
- ディスカッションのトピックに関することを受講者が話したら、そのことを褒める
- 受講者がトピックから外れたことを話し出したときには、トピックに沿って話せるよう方向づける
- 定められた時間内で最大限に盛り上がり、その時間内で終わるように気をつける

ディスカッションがトピックから逸れないように指導することについては、第12章でもう少し説明します。

オープンディスカッションの進め方

何でも話せるオープンディスカッションは、家族教育活動の学習方法ではありません。オープンディスカッションはサポートを提供するグループには適切な方法です。仲間からサポートを得られる機会をもつことは、統合失調症を患っている人を抱えている家族にとっては大切なことです。家族によって、サポートの必要性や家族教育活動の必要性の度合いが異なりますし、同じ家族でも個人個人によってニーズが異なります。家族教育活動に参加している人で、「自分は何も話す機会が与えられなかった」と不満を訴える人もいますし、サポートグループのオープンディスカッションに参加し、「皆が無駄口ばかりたたいて、何も学習するものがない」と不満を言う人もいます。

家族教育活動にサポートも含まれたプログラムであれば、当然オープンディスカッションがあるわけですが、その場合には、クラスの最後にオープンディスカッションを組み入れるべきです。オープンディスカッションの「オープン」とは、開放されたという意味ですから、これは受講者が話したいことを自由に話せる時間です。オープンディスカッションで始める家族教育活動は、サポートグループに変わってしまうことがよくあります。小さなセ

ミナー形式のクラスであれば，授業の最後に小時間，オープンディスカッションがあってもよいでしょう。このやり方ではお互いのサポートを得ることができますが，認知的学習をする時間はそのぶんだけ削られます。

宿題の計画

　計画的であれ突発的であれ，家族は次のクラスまでの間に，クラスで教わった事柄を家庭内で話し合っています。この話し合い自体が学習になります。クラスが終わった後，受講者は新しく教わったことをもう一度考え直してみたり，他の情報源と引き合わせてその信頼性を調べてみたりします。また，新しく紹介された態度や考え方を実際の生活で試してみて，クラスで教わったことがはたして本当であるかを判断します。教わった新しいスキルを実生活で使い，その応用性を試したり，いろいろと工夫してみたりします。あいにく，最初はぎごちなく不慣れなので，成功率が低くなり，家族は失望することがあります。新しい考え方やスキルを学んだ際，ほとんどの人がそれを試してみますが，始めのぎごちなさで失敗し，せっかく教わった新しいスキルや対処法を捨て去ってしまうことがあります。

　宿題の目的は2つあります。そのひとつは，クラスで学習した事柄を強化することで，もうひとつは，新しく学習したことを何度か実生活で試し，習得できる可能性を高めることです。

　最もよく用いられる宿題を使っての学習方法は，クラスで教わった一般理論がいかに自分の立場に関連しているかを観察させ，記録を取らせることです。たとえば，家族は次のような事柄について観察し，記録することができます。

- 統合失調症を患っている人にはどのような症状が出ているか
- その人の再発の兆候として，どのような症状が出るか
- 症状を軽くするために，統合失調症を患っている人はどのような努力を

しているか
- 毎日の生活の中で、どのような建設的な事柄（たとえどんなに小さなことでも）を統合失調症を患っている人はしているか

このような宿題は、作文形式で書いてもらうのもよいでしょう。作文形式では家族は思う通りに自由に書けますが、ものを書く習慣のない人にとっては難しくもあります。チェックリスト方式にすれば簡単ですし、宿題を完了する率が高くなります。すなわち、講師がチェックリストを受講者に渡し、関係ある項目にチェックしてもらうのです。

宿題を使った学習方法では、受講者がクラスで教わった一般理論を自分の立場に当てはめ、具体的にスキルを伸ばし、新しい態度や見方を試し、練習することができます。たとえば、家族教育活動で「統合失調症を患っている人を、その人の今日あるがままでの状態で受け入れる」ことの大切さを教わったときに、クラスでの応用練習で、どのように病人をありのまま受け入れるかを箇条書きにします。宿題は、箇条書きにされたひとつの項目を家で実行してみて、その結果（本人がどのように反応したか）を記入し、クラスにもってくることとします。

家で宿題として何回も練習することで、新しく教わったスキルや態度も少しずつうまくなり、うまくなるにつれよい結果が生じ、強化され、学習が向上します。練習によってスキルが向上するに従い、新しい事柄を学んだりチャレンジするときに感じる不安が少しずつ少なくなり、間違いも少なくなります。このプロセスが進むにつれ、家族は初期の「成功」を経験し、また新しいスキルや態度を試してみる勇気を得ます。

参加を促す方法

受講者が応用練習やディスカッションに参加してくれないことがしばしばあります。参加を躊躇する理由にはいろいろありますが、例としては、恥ず

かしがりやだったり，うまくできなかったときに馬鹿みたいに見られるのが怖い，中傷されるのが怖い，だれよりも先に人前で何かすることを嫌がる，などです。この傾向は，すでに障害者が家族にいることを恥じている人や，まわりから白い目で見られていると思い込んでいる人たちに多く見られます。しかし，応用練習やディスカッションに参加することは，学習を促進させます。講師は，このような人たちを参加できるよう励まさなければなりません。参加を勧める方法には次のようなものがあります。

1. 名札を配る。名札があることで，互いに話しやすくなる
2. 少しの努力で成功するような，簡単な応用練習から始め，不安を和らげる（例：自分の名前と，何を家族教育活動で学びたいかひとつだけ言ってもらう）
3. 明確な指示を書いて，受講者に与える
4. 一人一人順番に参加できるようにし，参加にもれる人を出さない
5. 最初に講師がモデルとなって始める
6. 参加のたびに，それを強化する
7. 絶対に否定的な批判をしない。うまくできなかった人に注意を集めるような行動をとらない
8. もち時間を明確にし，必要な場合には時間制限することを前もって伝える
9. 受講者の全員が発言したり応用練習ができるように，時間の制限を手際よく行なう
10. 無口な人が同意の意味で頭を立てに振ったとき，その機会を生かし，その人が何か言えるように励ます（例：「○○さんはこのことについてどのように思われますか」）
11. 気弱な人や不安の強い人には「今回はパスします」と言うことで，発言を回避できるよう取り計らう
12. 参加を強制しない

13. 参加することを楽しめるようにする。参加を勧めるときにはユーモアを交える
14. 家族教育活動の経験がある受講者とクラスの前に相談し、その人たちに最初に発言したり、応用練習を行なってもらう

　誰でも、楽しく成功しやすいことなら何回も繰り返し行ない、面白くない不愉快なことや失敗したことなどは、繰り返し行なおうとはしません。講師がなすべきことは、初期の応用練習やディスカッションを、簡単で成功しやすく、参加を強化する仕組みが数多くあり、受講者が満足できるものとして計画することであり、受講者が家族教育活動全般を通して参加し続けられるようなプログラムを組むことです。

まとめ

　応用練習、ディスカッション、繰り返しての実践は、成人にとっては最も効果的な学習方法です。講師の役割は、受講者が応用練習やディスカッションに参加できるよう励ますと同時に、その最大の学習効果が得られるよう焦点を定めることです。綿密に組織化された応用練習から始めます。各応用練習やディスカッションには明確な学習目標を設け、紙に書いたものや口頭で指示を与え、時間を制限した、焦点を絞った意見交換にするための学習方法を用います。講師はクラスの前に十分な準備をし、進行を観察し、指導します。

　講義を補い、講義で教わった新しい概念、考え方、態度の統合を促進するための応用練習やディスカッションは強力な学習方法です。宿題はクラス外で学習を続ける上での効果的な学習方法です。講師は受講者が学習しやすいよう、いろいろな学習方法や教材を使って指導するのが役目です。

第11章 受講者からの質問に対する答え方

　質問は両刃の剣です。質問することは，成人にとって最も効果的な学習方法のひとつです。質問とそれへの対応は，講師と受講者の仲を親密にします。質問は，受講者が講義に積極的に参加し，興味を示している証拠でもあります。と同時に，質問は講義の流れを乱し，主題から逸れさせる恐れがあり，講義が全く予想しなかった方向へ進む原因にもなり得ます。そのため，質問の効果的な対応には，非常に巧みなスキルが必要とされます。質問にうまく対処するために，以下のことを目標とします。

1. 講義の主題に関する質問を引き出し，学習を促進する
2. 講義の主題から逸れるような質問を抑え，また抑えることで受講者が講義への興味を失わないように気をつける
3. 常にどのような質問も歓迎する態度を示す
4. 質問に含まれている学習への意欲を生かせるよう考慮する

　これらの目標を達成するために，講師は質問に関するルールを定め，各質問のタイプとその目的を見極め，それに従って適切な応答をしなければなりません。

質問についてのルール

　質問に関するルールは,「いつでも質問してよい」から「どの質問にも答えません」までさまざまです。講師,受講者ともに,質問への対処の仕方についてはいろいろな意見をもっています。実際の経験を通して学習したい人はいろいろと質問することを望み,アカデミックな受講者は皆が静かに講師の言葉に集中することを好みます。どの方法が最適かは,相手や話の内容によって異なります。

　質問に関するルールは,学習目標や学習方法によっても異なります。受講者の学習課題に対する関心を高めるためには,いつでも,何でも質問してよいという態度が最適です。非常に複雑な事柄を説明しているときには,はじめに講義を聞き,講義が終わってから質問をする方法が最適です。講師は学習目標を確認し,それに従って質問に関するルールを適応させなければなりません。

　セミナー形式の小さなグループの特徴は,質問に柔軟に対応できることです。クラスが小さければお互いに話し合えます。何かわからないことがあれば気軽に聞くこともできます。受講者には,講義の内容がはっきりしなかったり,教わっている新しい概念が十分に理解できないときにはいつでも質問するよう励ますことができます。講師は,ソクラテス教授法のように何回も質問をしながら,受講者が学習している事柄を十分に理解できるように指導します。講師は,質問をどの程度奨励し,抑えるかの選択を行なうことができます。

　25人以上のクラスでは,質問をある程度制限しなければなりません。受講者が多いときは,質疑応答に退屈する人が出てきます。受講者が増えるにつれ,質問の質が落ちてくる傾向もあります。受講者の数が多ければそれだけ,質問をせず,静かに講義を聞くようにとの集団の圧力がかかります。大切な質問を抱いている人も,大きなグループのときには質問を控えます。大

きなクラスでは、衝動的な人や個人の特殊な課題をもっている人たちが仲間からの圧力を無視して質問し、独占する傾向があります。

　2つの効果的な方法があります。25人から60人くらいのクラスでは、簡潔で的を絞った質疑応答の時間をもつことが適切です。受講者にはその日のクラスで話されている事柄に関してのみ質問するように指示を与えます。その日の講義内容に関係しない質問は、他の時間まで待ってもらうようにします。効果的な方法は、質問がある場合、それを紙に書いておいてもらい、質疑応答の時間に質問してもらうことです。この時間は数分に止めます。ひとつの課題が終わったときに、5, 6分の質疑応答の時間を設けるようにし、1回の講義全体でこのような短い質疑応答の時間を何回かもちます。このほうが、全講義が終わって一度だけ長い質疑応答の時間をもつよりも効果的です。受講者はほんの5, 6分しか質疑応答に集中することができません。このような短時間の質疑応答であれば、焦点の定まった質問だけが出るという傾向があります。

　60人以上のクラス（小さいクラスにもあてはまります）では、質問を紙に書いて提出してもらう方法が効果的です。大きなクラスでは、対話的な質疑応答形式はとらないほうがよいでしょう。このやり方を行なう場合には、クラスが始まる前に受講者に質問を書く紙を渡してください。質問が書かれた紙は、休憩時間かひとつの課題を話し終えたときに集めます。講師かアシスタントは、集めた質問の中から講義に関連したものを選り分け、答えるようにします。答えられなかった質問は、それに関連した事柄について講義するときに答えるようにします。

　質問の選別には、質問をわかりやすく書き換え、専門的かつ一般的な答えを用意することも含まれます。質問はまとまりのない順序でやってきますので、講師は、関連ある質問にまとめて答えるようにしなければなりません。ばらばらに答えると、受講者は学習している課題の認知地図の、どこに講師の答えを位置づければよいかわからず混乱してしまいます。講師はどの質問に答えるときにも理論的に、質問が認知地図の中に落ち着くように答えてく

ださい。

　その場で答えられない質問でも，後日，関連したトピックを話すときに答えられるものがあれば，そのことについて受講者に伝えます。同じような質問がいくつか出た場合には，全部まとめて答えます。クラスで取り上げていない事柄に関する質問には，クラスが終了してから個人的に対応すべきです。

　簡潔で，クラスで取り上げている事柄に関連する質問は，参加者全員の前で全文をそのまま読みます。この方法は，クラス全員を質問に引きつけます。質問によっては長々とまとまりなく書かれているものがありますが，その場合，講師は質問を，書かれている言葉を使ってまとめ，言い直し，受講者全員が理解できるようにします。絶好のチャンスは，講義で取り上げた内容に非常に関連した質問で，受講者全員の興味を引くような質問が出されたときです。講師はこのような質問に具体的に答え，同時に受講者全員の興味をさらに高める課題へと話を拡げることもできます。非常に大切な質問でありながら，その時の課題にそぐわない質問が出されたときは，いずれ説明することを伝え，その場は簡単に答えておきます。綿密な説明が必要で，その場の講義内容に関わりのない質問に対しては，他の資料を紹介することもひとつの方法です。このように質問に対処することで，講師が受講者を尊重していることが伝わります。

　講師は，受講者に質問の仕方についてのルールを明確に説明し，なぜそのようなルールが必要なのかも説明します。ルールは，全受講者が家族教育活動から最大の利益を得るためにつくられたものであることを伝えます。

質問に答えるときの一般原則

　受講者から出される質問は，深く考えられた質問から，途方もない質問までさまざまです。クラスで学んでいる事柄に関連している質問もあれば，全く的はずれの質問もあります。質問によっては，本当にその答えを知りたいために出されるものもあれば，質問にかこつけた攻撃的な非難もあります。

どのような質問であれ，答える際に考慮すべき一般原則があります。

どのような質問が出るかを予想して，事前に答えを考える

　熟練した講師は，講義の練習をするだけでなく，どのような質問が出るかを前もって考え，それに答えられるように用意します。受講者は，皆それぞれバックグラウンドが異なります。講義を準備するときは，このバックグラウンドが異なる人たちの立場を考慮に入れ，講義の内容，言葉の選び方，講義の組み立て方を考えます。過去に何かのクラスを受けもった経験や家族に関わった経験などは，非常に役に立ちます。いつも出される質問は，講義の中に組み入れるようにします。たとえば，統合失調症の遺伝について話すとき，よく出されるのは，他の子どもたちが統合失調症になる可能性がどの程度なのかという質問です。ここで講師が講義の一部として，「統合失調症には遺伝的な性質があると言うと，うちの他の息子や娘も病気になるのではと心配される方もおられると思いますので，そのことについて少し説明をさせていただきます」と切り出せば，受講者が知りたいと思っている情報を自然に提供することができます。

　時々，「祈祷師に連れていこうと思うのですが，どうでしょうか」などの質問が出されます。このような質問には価値観や感情的なものが含まれていますので，気をつけて返答する必要があります。そのような質問に対しては，事前に答え方の研究をし，ビデオやテープレコーダーを使いながら答え方を練習するのもひとつの方法です。そうすれば，それらの質問に対する自分の感情的な部分を観察し，修正することができます。何回も繰り返し出される質問は，返答の仕方をテープに取っておき，家族教育活動の前にそのテープを聞き直せば，講師の心の準備になります。

　質問に答える際は，受講者の認知地図のどこにその質問があてはまるかを伝え，その質問に関する一般理論につなぎ，質問した人の事情との関連性を考慮します。

質問する一人一人に対して謙虚な態度で接する

質問によっては，ばかばかしい質問，混乱を招くような質問，妨害するような質問もあります。質問をする人にも，攻撃的な人，無遠慮な人，論争好きな人がいます。講師も人間ですから，このような人たちに腹を立て，否定的に反応することがありますし，受講者もそのような質問者に対して否定的な反応をすることがあります。しかし，忘れてはならないのは，たとえ否定的な反応をしたとしても，受講者はやはり質問者を自分たちの一人として考えるということです。このような質問者に対して，講師が無礼で軽蔑的，あるいは批判的な態度で対応すれば，受講者全員が自分たちが叱られたと感じます。受講者は，集団で恥をかかされたと思ったときには，個人的に恥をかかされたと思ったときよりも強く反応します。誰かが質問をしたとき，他の受講者はその答えを聞いているばかりでなく，講師が質問者にどのように対応するかを注意深く観察しています。受講者は，講師が「弱い」メンバーにいかに対応するかを注意深く見ています。

根気よく，まとまりのない質問を明確にする

受講者が質問するのは，そこで話されている講義の内容を十分に理解していないからです。質問の中に，まとまりがないものがあるのはそのためです。質問者は，新しく与えられた情報を一生懸命に理解し，まとめようとしています。そのような質問が出た場合，講師は質問を明確にまとめ，受講者が要領よく理解できるように言い直します。時には，質問者に質問を繰り返してもらうのもひとつの方法です。質問を繰り返すことで，言ったことを再度考え，まとめることができます。

すべての質問に答える

受講者から出される質問のすべてに，何らかのかたちで答える必要があります。その場で答えるべき場合と，後ほど適切なときに答えたほうが受講者が理解しやすい場合があります。答えには，事実を伝える場合と，感情的な

答え（サポート的な対応）とがあります。答えは短い場合もあります。要は，どの質問も無視しないことです。次に，一般によく出される質問について説明します。

質問のタイプ

出された質問に答える場合，その質問の内容を理解するだけでなく，質問が出された前後関係や，その目的を知ることも大切です。以下のタイプ分けは，質問に答える際の認知地図です。質問を6つに分類します。

1. 明確化を目的とした質問
2. 意見や感情の表現を目的とした質問
3. 大切な事柄であるが，その場の課題にそぐわない質問
4. クラスで取り扱える範囲を超えた質問
5. 判断や価値観のジレンマを引き起こす質問
6. 助けを求めている質問

質問ごとに，質問者の動機やニーズが異なり，講師と受講者の両方の立場に影響します。

明確化を目的とした質問

講義で話されたことが理解できず，理解を深めようとして質問している場合は，意図がはっきりしています。質問は，講義で使われた言葉の意味をわかりやすく説明してほしい場合に出されます。家族教育活動を行なうときに注意しなければならないのは，一般の受講者は精神科で使われる専門用語の正しい意味や使い方を知らないということです。受講者が家族教育活動で使われている言葉の意味を知らない場合は，遠慮なく講師に質問するように勧めてください。家族教育活動の目的のひとつは，受講者に，よく使われる精神科の言葉（例：陰性症状など）の正しい意味を教えることです。受講者の

一人が精神科の専門用語の意味を尋ねた場合は，他の受講者の何人かも同じ質問を抱えていると考えてよいでしょう。言葉の意味を尋ねた人は，「この人はあんな言葉も知らないのか」と思われるのでないかと心配しながら質問しているかもしれません。講師は，質問したいときに自由に質問ができる雰囲気をつくるよう努力しなければなりません。質問者に対し，常に親切で丁寧な態度で接してください。受講者が理解できなかった場合，講師は自分の説明の仕方が不十分であったという態度をとります。言葉の意味や概念を明確にしてほしいとの質問が出された場合は，その言葉をクラスの前にある黒板や大きな紙に書いてください。書くことで，その言葉が大事な言葉であるということを講師が認めたことになり，質問した人も，自分が大切なことを聞いたのだと思うことができます。

　言葉の意味を理解し，講義の内容を理解した上で，さらに詳しく知りたいために受講者が質問をしたとき，講師は重要な選択をしなければなりません。このような質問は，質問者が講師の希望どおり，十分に家族教育活動の目標に達したことの表われです。講師はこの質問者に応じて詳しく説明するか，他の受講者がこの質問者と同じレベルで講義を理解していないかもしれないことを考慮して，一般的な答え方をして，他の資料を紹介したり，講義の後に詳しく説明するかの選択をしなければなりません。

意見や感情表現を目的とした質問

　意見を述べるため，あるいは自分の気持ちを伝えるための質問にはいろいろな形があります。そのひとつに，受講者がどこかで聞いたり読んだりした事柄を講師が知っているかどうかを質問する場合があります。このような質問は単なる好奇心から出されたものです。たとえば，ラジオやテレビで聞いたことについて，講師の意見を聞いたりするのです。

　質問には，内的な感情，他者に対しての気持ち，講師やクラスに対しての気持ちを伝えるためのものもあります。内的な感情を表わす質問は，応用練習やディスカッションをしているときには非常に貴重です。しかし，講義を

しているときにそのような質問が出されると，講義が学習の方向から逸れる恐れがあります。感情を含んだ質問が出されたときは，共感的なコメントで簡潔に，質問した人の感情に答えたり，感情的反応についての書籍などがあればそれを紹介したり，次の質問に移ったりして講義の方向を元に戻します。たとえば，「お医者さんから，うちの息子は統合失調症だと言われました。いったいどうすればいいのですか。親は何をすればいいのですか」との質問があったとします。ここで講師が「皆さんの中にも，自分の家族が統合失調症だと言われたとき，寝耳に水をかけられたように驚かれたり，何でこんなことが起きたんだとか，どうしていいかわからず不安でお困りになった方がいると思います。もしこの方と同じような経験された方がありましたら，ちょっと手を上げてみてください」などの共感的なコメントをし，何人かの人が手をあげたときには，「いろんなサポートや指示をいま必要とされていますよね。家族会などの自助グループについての情報をお伝えしますので，今日クラスが終わったら私のところに来てください」と言えば，受講者は全員，困っている仲間も援助がもらえることを知り，講義の方へと再び注意を向けることができます。計り知れない悲劇的なことが起きたとき，複雑な感情の爆発が起きるのは当然です。そのような感情の表現がなされたときは，講師は共感をもって，安心できるようにその人に話し，実用的なアドバイスをすべきです。

　時には，答えや援助を求めていないものの，強い感情が含まれた質問をする人がいます。講師は，このように答えに窮する質問や状況，「Yes, but」のゲームを注意深く聞かされる場合があります。これらの質問の裏にあるのは，無力感やどうしようもないといった気持ちです。このような質問が出されたときは，共感的な言葉をかけ，他の適切な資料や情報源を紹介すれば，受講者全員に満足してもらえます。もし，講師がこれらの質問に答えようとすれば，質問した人はかえって自分のやっていること，経験していることを無効にされたように感じ，不当に叱られたように感じます。その結果として，質問者は，講師の提案を全部「役に立たない」と却下し，反撃してくることに

なります。

　また，受講者の中には，他者に対しての感情を表わす人がいます。特に，いろいろな治療に携わっている職種の人や診療所や病院に対してのフラストレーションなどです。たとえば，講師に他の医者や診療所をけなさせようとする質問，「このようなことする医者がいるんですが，先生はそのような医者をどのように思われますか」などです。このような質問が出された場合は，他の専門家や診療所をけなすような言葉は避け，同時に質問者の怒りやフラストレーションを理解した共感的な言葉をかけてください。これに関する事柄は，次の章で詳しく説明します。

　さらに，受講者の中には，講師に対しての怒りを含んだ質問をする人もいます。もし講師が受講者の期待を満たすことができなかった場合には，受講者はトラウマを再経験することになります。過去に専門家の人に失望した経験をもつ人は，繰り返しての失望に怒りを表わすでしょう。受講者が講師に対して不満を表明した場合は，その不満がはたして正当かどうかを考えてみる必要があります。たとえば，「このクラスはいつも15分ばかり遅れて始まる」などの不満は正当な不満かもしれません。もし，表明された不満が正当性に欠けるように思えたなら，他の受講者も同じような不満を感じているか聞いてみるのもひとつの方法です。そのような質問をした場合，どのように受講者が反応するかに注意しなければなりません。もし一人の受講者だけが不満に思っているのであれば，クラスが終わった後に個人的にその受講者と話してみます。もし何人もの受講者が不満に思っているのであれば，そのことについての責任を取り，教え方などの改善を計ります。このようなことが起きた場合，最初に考慮しなければならないのは，家族教育活動の目標や形態をもう一度明確にし，それに従ってクラスを進めているか，また，クラスの目標と参加者のニーズにずれがあるのではないかを検討してみることです。もし参加者のニーズがクラスの目標に沿わないのであれば，その人たちのニーズを満たすことのできる他の手段を紹介することも考えます。

　このような質問が，講師の信用を落としたり，質問者の権威を高めようと

する攻撃的な試みである場合もあります。特に立場を高めるための質問である場合，質問者はその人が講師より知識をもっている事柄について質問したり，また論争性が高いけれども，どちらの言い分も正しいと証明できない事柄について質問する傾向があります。質問者が講師を長い討論に引き込もうとする戦略です。講師の答えに対して，質問者が長い応答をするのがパターンです。このような質問者に対して，講師は，相手のペースに巻き込まれたり，腹を立てたり，討論を終わらせるために質問者を粗暴に扱ったりしがちです。この種の質問に対して効果的なのは，「おっしゃるとおりですね」だとか「たしかに大切なことですね」と応答し，次の質問に移ったり，講義の主題に戻ったりすることです。

　強い主張や否定的な感情を伴なった意見に対処するときの原則は，それに反対したり討論したりしないということです。受講者の気持ちを否定することは，受講者全員の信頼を失うことにつながります。質問者と討論することになれば，講師は常に負けることになります。もし，質問者が理論的に勝てば，講師の信頼性が下がります。もし講師が勝てば，受講者の全員が，人前で恥をかくのを恐れて発言しなくなります。

　第2の原則は，他の受講者にこの攻撃的な質問者と討論させないことです。講師は専門家ですから，いろいろと異なる状況をこなす技能をもっていますが，受講者にその技能を期待することはできませんので，討論になれば，収集のつかない結果になりかねません。

大切な事柄ではあるが，その場の課題にそぐわない質問

　受講者にはいろいろと困っていることがありますが，家族教育活動はいくつもの話題を同時に取り上げることはできません。家族教育活動の基本的なルールとして，1回1回のクラスには決められた課題があり，全受講者の利益を考えて，その課題以外の内容は説明されないことを理解してもらうことが重要です。時には，講義の内容からは外れているけれども，非常に大切な事柄についての質問や意見が出されることがあります。そのような場合は，

その場では簡単に応答して，別の日にその事柄についての講義なりディスカッションを行なうよう計画します。その場での応答は，その質問の重要性を簡潔にまとめ，その日の講義との関連性を述べるだけに止めておきます。簡単な応答をするのは，発言者の意思を尊重し，同時にその日の講義の主題から逸れないようにするためです。

クラスで取り扱える範囲を超えた質問

時には受講者が，クラスで取り扱える以上の事柄を質問したり，綿密な説明を要求することがあります。たとえば，統合失調症についてのクラスに参加しているときにうつ病に関する質問をするとか，神経生理学に関する事柄について，他の受講者が理解できる以上の詳しい説明を求めたりすることです。

これらの質問は，講師の知識外であることもあります。そのような場合は，正直に「そのことについてはよく知りません」と伝えます。そして，受講者の前で質問をノートにメモし，次のクラスのときに答えをもってきます。

講師がそのような質問に答えられる知識があるにしろ，後で質問に関して勉強し，次のクラスで答えるにしろ，質問が出された時点で簡単な応答をすべきです。応答することによって，全受講者に講師がどんな発言や質問にも注意を向け，それを大事にしていることを伝えることができます。どんな質問も無視しないことを知ってもらいます。簡単な応答しかできない質問に対しては，クラスが終わった後に詳しく説明したり，他の書籍などを紹介することもできます。

判断や価値観のジレンマを引き起こす質問

受講者によっては，答えを出せない質問ではあるけれども，その事柄について話し合うことが大切だというような質問を出すことがあります。たとえば，「うちの娘は薬をとることを拒否し，私たちと一緒に住みたくないと言い張りますが，一人で独立して住むことはできません。どうしたらいいでしょ

う」などです。このような質問に答えようとしても，家族が直面するジレンマにいきあたります。このような質問は，焦点を絞ったディスカッションに最適の課題です。受講者がこのような質問をした場合，講師は即答を控えるべきです。このようなジレンマが起きた場合，家族はそれぞれが道徳や精神的価値観，人生の目的，家族各人の長所と限界を考慮にいれて決断しなければなりません。受講者一人一人，また同じ家族でもそれぞれ，異なる解決法を望むこともしばしばです。講師はこれらの質問や課題が出たときは，焦点を絞ったディスカッションの場を与え，なるべくたくさんの解決案を出してもらい，各人の価値観，目標，長所をもとに，最も適切な解決案を選ぶよう指導します。各受講者が決断に達したときに，その決断をサポートしてください。このようなジレンマが他の課題を学習しているときに起きた場合は，それについていつディスカッションするかを決めなければなりません。ここで講師は，難しいジレンマを含む課題が出されたときに，それを生かし，学習の流れを一時変えてディスカッションをするか，またはそのジレンマに適した課題を学習するときまで待つかの選択をします。もし，そのジレンマが受講者にとって非常に火急で大切であるなら，その受講者を熟練した臨床家に紹介し，個人的なカンセリングを通して解決できるように取り計らいます。

助けを求めている質問

　受講者によっては，クラスで話している内容以上の援助を必要としている人がいるかもしれません。そのような人は，質問を通して自分のニーズを伝えてくるかもしれません。たとえば，「私の息子は妻に暴力をふるい，怪我をさせてしまいました。どうすれば息子に薬をとってもらうことができるのでしょうか」などの質問です。この受講者は，薬物治療の大切さを患者に認めさせる方法について質問しているのではなく，「助けてください」という信号を送っているのです。この人は，薬についての考え方ではなく，危機介入についての情報や援助を求めています。適切な人への紹介が必要です。次の章で，いかにして危機に対処するかについて説明します。

ま と め

　質問は両刃の剣です。質問への対処を誤れば，それがクラスの進行を混乱させる原因となります。しかし，質問を生かしてディスカッションなどを行なえば，強力な学習の機会を得ることができます。質問の出し方や対応については，ルールをつくり，それを守るように努めます。質問には6つのタイプがあります。

1. 明確化を目的とした質問
2. 意見や感情の表現を目的とした質問
3. 大切な事柄であるが，その場の課題にそぐわない質問
4. クラスで取り扱える範囲を超えた質問
5. 判断や価値観のジレンマを引き起こす質問
6. 助けを求めている質問

　質問の各タイプに対して，それに特有の応対が必要です。1つひとつの質問に対して丁寧に対応してください。講師の丁寧な態度は，受講者の信用を得ることにつながります。

第12章 学習の妨げになる行動のコントロールについて

　受講者が講義，応用練習，ディスカッションに能動的に参加することによって学習効果が上がることは，すでに第10章，第11章で説明しました。講義の間に質問をすることの重要性も理解していただけたと思います。健全な討論は受講者の価値観を明確にします。この章では，学習の妨げになる行動の管理の仕方について説明します。

一 般 原 則

　学習の妨げになる行動を管理するにあたっての第1の原則は，予防です。予防の第一歩は，学習の妨げになる行動は慎むべきであるというルールを受講者にはっきりと伝えることです。いつ質問したり，自分の気持ちを語ってもよいか，どのように質問の時間を皆と共有すべきか，また，講師が学習の主題からそれた質問にどのように対処するのかといったルールを説明しておけば，ほとんどの受講者はルールを守ってくれます。受講者は言われたことよりも，講師の行動を観て，それに従って行動するので，講師も学習のルールをきちんと守る必要があります。特に講師が学習のルールを注意深く守る必要があるのは，家族教育活動の最初のクラスのときです。家族教育活動のはじめには，受講者も講師をよく観察しています。講師を観察しながら，どの程度きちんとルールを守らなければいけないかを判断しているのです。同じように，学習の妨げとなる行動がはじめて起こったときにも，それにどの

ように対処するかが非常に大切です。学習の妨げになる行動が起きた場合，丁寧に，はっきりとした態度でその行動を最小限に食い止め，クラスが学習の主題に戻れるように努めます。

学習を妨げる行動に効果的に対処するためには，講師は，講義中に受講者からの発言や質問があった場合に，それがはたしてクラスの進行の妨げになるかどうか判断する必要があります。ほとんどの場合，この判断は簡単にできますが，時には判断しにくい場合もあります。その判断を行なうためには，次の2つの要素を考慮する必要があります。

1. 出された質問や発言がクラスの学習目的に沿ったものであるか
2. 質問や発言が他の参加者やクラス全体にどのように影響するか

ひとつ目の要素は，学習目標に左右されます。たとえば，5分程度の感情を吐き出すような発言は，小さなグループで，統合失調症がいかに家族に影響を与えるかについて学習しているときには適切で学習目標に沿っていますが，大きなクラスで薬物療法について学習しているときには妨げになります。講師は，全体の家族教育活動の目的，その日の学習目標，講義，ディスカッション，応用練習などの目標を考え，判断すべきです。講義を主体としたクラスで，受講者が講義時間の10％以上話していれば，それは学習の妨げになると考えられます。それに対し，応用練習を行なっているときに受講者が99％話していても，それは学習目標に沿っていると言えるでしょう。最も難しいのは，発言がクラスの目標には合っていても，現在学習しているところには合っていないという場合です。そのような発言がなされたときは，講師はどの程度その場で対応するか，あるいは発言された事柄について学習するときまで延ばすかの判断を行ないます。ほとんどの場合，両方を合わせた方法を用います。

2つ目の要素では，発言者個人のニーズと受講者全員のニーズのバランスを考える必要があります。講義を主体とした学習のクラスでは，全受講者の

ニーズを優先しなければなりません。家族教育活動の成果は，全受講者がそれぞれどの程度学習できたかによって決まります。一人か二人の受講者の個人的なニーズを満たすために全クラスを犠牲にすることはできません。それでは講師としての義務を怠ることになります。

講師が受講者からの発言や質問をどのように感じるかは，それらの質問や発言がはたして学習を妨げるものかどうかを決める際の一次的な決定要素にはなりません。講師も人間ですから，どのような人間関係が適切かということについての独自の意見，つまり偏見をもっています。講師の発言を妨げる言葉や質問が，受講者の学習の妨げになるとは限りません。たとえば，講義を行なっている最中に，ある受講者が講師が使ったばかりの専門用語の説明を求めれば，講師の思考の進路は妨げられるでしょうが，質問は全受講者の学習には役立つでしょう。同様に，ディスカッションの最中にある受講者が「本当にうちの息子に死んでもらうのが一番いいんですが」などと発言した場合，講師はそのような発言に対して嫌悪感を感じるかもしれませんが，ディスカッション中の受講者にとっては大切な気持ちのはけ口であり，他の受講者も心の一部で同じことを考えているかもしれません。そのような人たちにとっては，この発言は心の救いになり，発言者と同様に自分たちの生の気持ちを言えるようになり，ディスカッションの目的が果たされることになります。大切なのは，憶測することではなく，発言が受講者全体にどのように影響しているかを観察することです。

注

精神保健関係の職種についている人たちを家族教育者として訓練した私の経験からみて，これらの人たちがよく起こす誤りは，講義の途中などで発言なり質問がなされたときに，発言者に対して注意を向けすぎることです。これは，セラピストとして訓練される過程で，表現されたクライエントのニーズや感情に応答するよう訓練されていることから起こるのでしょう。教育者の役割には，全受講者が最大限の学習をできるように，個人の発言やニーズをある程度抑えることも含

まれます。セラピストと教育者の役割の違いに気づいてください。学習の進行や目標の妨げになることにはいろいろあります。この章では，普通によくある「妨げ」について説明し，それにどのように対処するかについて説明します。

遅 刻 者

　どのクラスにも，遅れてくる人が何人かはいます。遅れてくる人がどの程度学習の妨げになるかは，クラスの形態やどれくらい遅れたかによります。講義を主体とした大きなクラスでは，あまり問題にはなりません。遅刻者の悪影響を最小限に食い止める方法は，遅刻にあらかじめ備えておくということです。遅刻者に特別な注意を与えないことが大切です。注意を与えれば遅刻を強化することになるからです。クラスは遅刻者を待たず，時間通りに始めるべきです。受講者はクラスがいつ始まるかを観察しており，その観察をもとに行動します。クラスや集会にいつも10分遅れてくる人は，7時のクラスには10分遅れてきますし，7時10分のクラスには7時20分にやってくるものです。時間通りにクラスを始め，クラスに遅刻せず来ている人に時間通りに来てくれたことを感謝する講師は，受講者が遅れずクラスに来ることを強化していることになります。

　第2の方法は，大人にはいろいろとやるべき事があり，どうしても遅れてしまう場合があると認識することです。講師は，教室の配置を，遅れてくる人のことを考えて計画することができます。たとえば，教室の入り口がクラスの後ろになるように机や椅子を並べれば，誰かが遅刻して来ても，クラスが乱されることを最小限にすることができます。もし部屋にいくつも入り口があるのなら，ひとつの入り口だけを開け，他の入り口は鍵をかけるなどの工夫をします。茶菓子や飲み物を置く部屋を講義の部屋とは別にするのもよいでしょう。講義中は飲み物のある部屋の戸を閉め，雑音が講義の妨げにならないようにします。

　人数の少ないクラスでは，遅刻者はクラスの進行を妨げることになります。

受講者間の親密度が，遅刻者や欠席者によって妨げられます。また，ディスカッションや応用練習のクラスでは，遅刻者が与える影響が問題になります。小さなグループに分かれて応用練習やディスカッションをしている場合は，遅刻者だけのグループを作れば，クラス全体への悪影響を最小限にできます。

制度への不満

受講者は，専門家，いろいろなプログラム，施設，福祉制度などに対して正当な不満をもっていることがあります。これらの不満を発散させることは，教育活動の正当な目標とも言えます。講師はこのような不満について話し合えるディスカッションの時間を計画するのもよいでしょう。しかし，制度に対する不満の表明は，他の学習目標の妨げになることがあります。不満の表明は伝染しやすく，学習にとっては非生産的な結果になりかねません。制度に対する正当な不満がある人の中には，その不満を盾に，他のいろいろな不満を無制限に述べ立てる人がいます。

制度への不満が発言された場合，講師は発言者や制度のどちら側にも味方せず，中立を保つことが大切です。どちら側に味方をしても，講師の立場が危うくなります。もし受講者が，講師は制度への不満を十分に聞いてくれず，共感的でないとみなした場合は，講師への信頼感が下がります。講師が受講者の不満を軽くあしらうと，受講者は講師を冷たくて頼りない人とみなします。防衛的になったり，制度をかばったりすれば，制度に味方をしていると見られます。しかし，もし発言者に味方し，一緒になって不満を言えば，自分の専門性をけなすことになります。また，「制度は変えられない」などと発言しても，これは受講者を無気力にさせ，士気を落とします。

理想的な対応の仕方は，受講者や専門家の人たちが協力して統合失調症に取り組むよう励ますことです。発言者の怒りが激しすぎる場合は，共感のある言葉で慰め，講義を続けます。

制度への不満がそこで話されている課題と関係なく出された場合は，共感

的な言葉をかけ，講義を続け，クラスが終了した後にその発言者に個人的に会い，適切なアドバイスやサポートを与えてください。受講者が講師の援助を必要としているときに講師が積極的に援助を与え，いろいろな社会資源とのつながりをとってあげれば，講師や制度に対する信頼感が高まります。

　もし受講者の何人かが制度に対する不満を述べた場合には，家族教育活動の一部に，制度や地域資源の利用法についての時間を設けるのもひとつの方法です。大切なのは，フラストレーションや怒りのエネルギーを，建設的な事柄に役立てるようにすることです。

時間の独占者

　どのクラスにも，リーダーの資質をもつ人がいます。受講者の中には，いろいろな経験を積み，グループ全体に貢献できる人もいます。講師は，このような受講者をクラス全体のために育てなければなりません。このような人たちが受講者全員の学習に役立つことをクラスで少々発言しても，問題にはなりません。

　時間を独占する人はこれとは違います。時間の独占者は，自分のニーズのために他者の迷惑を考えずに長々と発言します。この人たちは，グループの「改革者」と言われる人たちです。改革者は，精神病の研究を促進し，治療の改善を図り，偏見をなくすために運動をし，社会制度の改革に力をそそいでいます。この人たちの改革心は，精神病を患っている人やその家族，治療にあたる専門職の人たちのためになるいろいろな改革を促進します。しかし，改革者は，教育活動のクラス目標にはあまり役立ちません。講師は，改革者の人たちをクラスの時間外で援助すべきです。改革者のために，講師は次のような方法で援助することができます。

- 講義中に，彼らの運動について伝えたり，他のサポートを与える
- クラスの学習目標と，彼らの運動の目的や貢献などとの関連性を講義で

指摘する
- クラス外の時間に，彼らの集会や運動に参加する

　クラスの害になる，本当の意味での時間の独占者は，本人はあまり気づいていないようですが，自分のニーズのためにクラスの学習目標や他の受講者の都合を無視して，長々と発言したり討論をする人たちです。このような人たちは，他の発言者の意見を批判，時には無視し，他の受講者から嫌がられる行為をします。また，講師を長い討論に引き込もうとします。あるいは，痛々しく援助を求めながら，講師の援助や助言を退けます。つまり「Yes, but」の鬼ごっこをするのです。他の受講者からの注意，共感，確認を求めますが，そのお返しはしません。講師は，このような時間の独占者による悪影響を最小限に押さえる必要があります。ほうっておけば，この人たちは，家族教育活動全体を破壊させる原因にもなりかねません。

　時間の独占者に対しては，個人的な感情でなく，専門家らしい態度で対処しなければなりません。講師が感情的になってしまえば，受講者からの尊敬を失い，その場の収集ができなくなります。ひとつの方法は，もし講師がある受講者に対して否定的な感情を抱いた場合は，それを火事を知らせるのための警報が鳴ったと考えることです。警報が鳴れば，講師は火を消し，受講者全員が安全に避難できるように行動しなければなりません。講師はまず自分の感情を落ち着かせ，クラスの学習が計画通りに進むよう精神を集中しなければなりません。時間の独占者に対しては，受講者もいらいらしており，どのように講師が独占者を黙らせるかを観察し，見守っています。受講者は，講師が時間の独占者に対し，一番弱い受講者に対するときと同じように対応することを期待しています。講師は，受講者を一人でも粗末に扱ったり，非難したりすべきでなく，また，受講者を見下げたような態度で接してはなりません。

　時間の独占者は，家族教育活動にとっては大きな問題です。下手をすれば，クラス全体の学習意欲を崩壊させることになりかねません。最善の対処法は，

警報が鳴ったときに簡潔にそれに対処し，問題が大きくなる前に鎮火させることです。クラスの最初に，発言などに関するルールを再度明確に述べ，それを遂行し，学習目的を明らかにすると同時に，クラスの進め方に構造を与えます。クラス全体を，親切ながらも学習目的に従った，わき道に逸れないかたちで進めれば，時間の独占者の問題を最小限に抑えることができます。

もし，ある受講者がクラス全体をコントロールしようとする気配を見せたら，その受講者に対しては丁寧かつ迅速に対処しなければなりません。対処の仕方を以下に述べます。試してみるべきと思われる順に書いてあります。

1. 時間の独占者の発言に対し，「それも大事なことですね」などと共感的な言葉をかけ，その日の学習課題について質問する次の受講者に移る
2. クラス中は時間の独占者と討論や会話などをしないように心がける
3. 時間の独占者と他の受講者が討論を始めた場合は，なるべく早く討論をやめさせる。必要に応じて，話の最中に討論を中止させることもある
4. その日のクラスが終了してから，時間の独占者に講師と話す機会を与える
5. 応用練習を行なうときには，時間の独占者が最後になるようにする
6. 時間の独占者と目を合わせないようにし，必要に応じて背を向ける
7. 質問の時間には「どなたか質問やご意見がありますか」などと始めず，誰々さんと名前を言って，時間の独占者が話し始めるのを防ぐ
8. その日のクラスが終了した後，時間の独占者と，その人の行動がいかにクラス全体に影響しているかを話し合い，特にその発言がクラスの学習目的から逸れることを指摘し，他の資源や場で彼らが自分たちのニーズを満たせるように指導する
9. 時間の独占者にクラスに参加しないように要請し，他に適切なクラスなどがあればそれを勧めたり，紹介したりする

強烈な感情

　家族教育活動の目標は，受講者がもっている強い感情を認識させ，その感情を建設的な方向に導くことです。強い感情表現は，家族の反応についてのディスカッションをしているときには適切です。しかし，講義などを目的としたクラスでは学習の妨げになります。

　強い感情表現でよく見かけられるのは，受講者が涙ぐむことです。これは，病気を患っている人の立場，苦しみ，努力を理解できたときに見られる現象で，強力な学習経験です。涙，哀しみ，喪失などの経験は，力強い感情の学習です。

　感情が高ぶってなかなか落ち着けない場合は，クラス全員に同じような気持ちになった経験があるかどうか聞いてみます。ほとんどの受講者が同じ感情体験をもっていますので，それを知ることにより，感情が高ぶった受講者も，それが自分一人だけのことではないと知り，安心します。涙を流す受講者のためにティシュペーパーなども用意してください。大切なことは，なるべく早く感情が高ぶっている受講者の気持ちを落ち着かせ，講義が軌道に戻るように取り計ることです。受講者の気分がおさまらない場合には，その人に水を飲んできてはどうかなどと勧めることも一策です。もし，助けを求めている涙であれば，講義の終了後，適切な援助を提供します。

　滅多にないことですが，時には受講者同士が口論をすることがあります。受講者間の口論への対策は，やはり予防です。激しい口論を避けるためのルールをはっきりと受講者に伝え，それを守ることが大切です。お互いの意見を尊重し，自分とは異なる意見を受け入れる態度は，学習のクラスを維持していくために必要なことです。いろいろな考えを議論することも学習にとっては大切なことですが，受講者間の意見や態度の衝突は，学習のクラスでは建設的ではありません。このような衝突の兆しが見えてきたら，即座に衝突をやめさせます。もしも口論が続くようであれば，口論の方向を講師の

方かあるいは冷静に議論ができる受講者の方へ向け，口論している二人を離します。口論の熱が冷めた時点で，議論に関するルールをクラスに繰り返し伝えます。もし，口論をした人の感情がクラス全体の進行を妨げるほどであれば，その受講者とクラス終了後に会い，その人の行動がどのようにクラスに影響しているかについての考えを伝え，場合によってはクラスへの参加を断わることも必要です。

注

私の20年間の家族教育の経験を通じて，受講者をクラスから放免させなければならなかったことは一度もありませんでした。しかし，家族教育者としては，クラスの学習進行を守り，受講者全体の学習計画に沿ってクラスを進めていくため，クラスの学習目的に沿わない受講者がいた場合に，必要に応じてクラスから放免する用意があります。これは，家族教育者にとっては欠かせない態度であると思います。受講者の人たちが私のこの考え理解してくれていることが，私のこれまでの家族教育の成功につながっていると思います。

危　　機

統合失調症を患っている人を抱えている家族に家族教育活動をしていれば，危機に会うことも必然と言えます。統合失調症は慢性的で，再発があり，物質乱用などの併発があり，入院，再入院を繰り返し，自殺，自殺未遂，暴力沙汰などの危機もあり得ます。もし，受講者がこのような危機を抱えて家族教育活動に参加しているなら，適切な援助を与えなければなりません。救急処置の仕方，救急処置がとれる手段などを事前に用意しておく必要があります。場合によっては，それを実際に利用することがあるからです。このような危機が教育活動中に起こることも考慮して，複数の講師で行なうことが理想的です。受講者が，現に起こっている危機を抱えてクラスに来た場合は，単に緊急病院の電話番号を教えるだけでは不十分です。家族が緊急病院と連

絡をとれるまで援助します。講師が緊急病院のスタッフやその病院の対処法を知っていれば，事がスムーズに運びます。その間，クラスを無視することはできません。

このような危機介入が家族教育活動中に起きたときは，なるべく早くクラスの学習課題に戻らなければなりません。その時起きた危機について語り合うことになると，その次から，危機について語り合いたい人はクラスに参加しますが，学習を目的としている人が来なくなってしまうことがあります。

このような危機は受講者全員が経験することですので，講師がクラスの主要課題に戻る前に，先の家族が必要な援助を得られたことを受講者全員に伝えれば，皆も安心します。受講者の不安が和らげば，クラスはまた学習課題に戻ることができます。

時間の独占者と同様，受講者によっては連続的に危機を経験している人もいます。クラスのたびに危機を話題にしたり，講義の時間を独占することもあります。そのようなことが起こらないようにしなければなりません。慢性的に危機を経験している受講者は，認知的な家族教育を受けるだけの気持ちのゆとりがありません。そのような受講者は危機への対処の仕方を習得し，ある程度落ち着いてから家族教育活動に参加するべきです。講師は，このような受講者に対しては他の適切なプログラムを紹介して援助し，家族教育のクラスが教育活動から脱線しないように努めます。

統合失調症を患っている本人からの干渉

家族教育活動は普通，統合失調症を患っている人を抱えている家族のために行なわれますが，時にはその人自身が家族に連れられて参加することがあります。この人たちから出される，クラスの学習の妨げになるような質問や発言への対処法は，家族から出される発言や質問への対処法と変わりはありません。講師は，彼らに対処するにあたっては，穏やかな，同時に学習方向から逸れない態度で接します。彼らの話や感情，混乱はエスカレートするこ

とがありますので，その傾向が見えたら，話を学習課題に戻すことが大切です。統合失調症を患っている人は，簡潔，明確で，直接的な指導や構造によく反応します。「○○さんがおっしゃっていることは，今クラスで話していることと少し異なっていますので，クラスが終わってから，ゆっくりご説明したいと思います」と伝えます。社交辞令的な遠回しな言い方ではなく，率直で簡潔な言い方で伝えます。クラスが終了して，個人的に話し，その人が言わんとしていることに十分に耳を傾けます。もし発言者がいらいらしたりすれば，水などの飲み物を勧め，クラスが終わるまでジュースやお菓子などがある部屋で待ってもらい，終わり次第会うことを約束して，気持ちを落ち着かせてもらうのもよいでしょう。

注

私の家族教育の経験では，統合失調症を患っている人や受講者から，クラスの進行を妨げるような問題を起こされたことはありません。統合失調症を患っている本人が家族教育に参加する場合は，クラスの学習ルールを繰り返し伝えます。講義の内容によっては，感情を高ぶらせる内容も含まれていること，講義中に退屈したり疲れたり，あるいは感情の高まりを感じた場合には，好きなときに休憩してもかまわないこと，そして，用意してあるお茶菓子やジュースなどを飲んだり，その辺を散歩したりして，またクラスに戻ってきたいときにはいつでも戻ってこれることを伝えます。もし，講義中に席を立つ必要があると思えば，クラスの後ろの方に席をとり，いつでもクラスから外れることができると伝えます。このようなルールを示すことにより，今まで受講者に参加拒否をせずにすんでいます。

社交的な集まり

家族教育活動が順調に進むと，受講者同士の交流が盛んになってきます。講師は，学習の時間と社交の時間をはっきり区別することが大切です。社交的な時間は，学習のクラスの前か後にすることが大切で，クラスは時間通り

に始めます。これは，学習の時間と社交の時間とのけじめをつけるためです。

ま　と　め

　家族教育のクラスの妨げとなるようなことが起こった場合には，それを利用して学習目標を明確にすることにより，妨害的な事態が学習経験につながります。妨げは，クラスが学習目標から逸れたときに起きます。妨げの一般的なものとしては，遅刻，制度への不満，時間の独占，強烈な感情，危機，社交的な集まりなどがあります。学習への妨げがあったときには，クラスの基本ルールをはっきりと明示し，それを守り，受講者が順調に学習を続けられるように，適切な構造化を行ないます。受講者の過半数が学習に集中していれば，彼らは講師がクラスを予定通り進めようとする努力を歓迎し，援助してくれるでしょう。

セクション IV

基礎コース教授のための
要点と応用練習

第13章 統合失調症：脳の疾患

　統合失調症の家族教育はふつう，「統合失調症は脳の疾患である」というテーマで始まります。この章では，家族教育のクラスの始め方について説明し，その後，このクラスで話される内容に関する課題や応用練習について説明します。

最初のクラス

　第一印象は非常に大切です。最初のクラスは，この第一印象の大切さを考慮に入れ，綿密な計画をし，クラスが円滑に進むようにします。机や椅子の配置，お茶菓子や飲み物の用意，講義で使う機具（スライドの投映機など）が支障なく使えるかどうかなどに十分に気を配り，それらの用意を最初の受講者が来る20分前までには完了しておきます。受講者がやって来る前にクラスの準備が整っていれば，講師も落ち着けますし，最初の受講者が来たときには挨拶し，緊張をほぐしてもらい，その人に「ああ，やっぱり来てよかった」という気持ちになってもらえます。このように挨拶することは，講師が受講者を一人の尊厳ある人間として扱っていることの証であり，また家族との共同的な態度を明らかにしていることにもなります。

講師の紹介

　講師の紹介には2段階あります．始めはフォーマルな紹介で，次は講師が自分のことを開示しながらの自己紹介です．

　フォーマルな紹介は，それまでに家族心理教育を終了した家族の人か家族会のメンバーなどにしてもらえば，受講者（統合失調症を患っている人を抱えている家族）も自分の仲間からの紹介であるとのことで，講師を受け入れやすくなります．この場合の紹介は，講師の学歴などにあまり重点を置かず，家族の側からみた講師像を話してもらってください．特に，講師が以前提供した情報で家族の役に立った事柄などは，受講者との関連性をつくるのに役立ちます．フォーマルな紹介はなるべく簡単にし，長々と話さないことが大切です．受講者は宴会に呼ばれたお客と同じで，延々と話されれば，出されたご馳走がいかにおいしいかをずっと聞かされているようなものです．受講者はなるべく早く実際に役立つ情報を聞きたいと思っています．長時間の紹介は，受講者を退屈させます．

　2段階目の紹介は，自己紹介で，講師がなぜ家族心理教育をするに至ったかを話します．講師は自分の履歴を語るのではなく，次のような情報を含めて自己紹介してください．教育者がどのような過程を経て，

1. 統合失調症を患っている人をケアしている人たちへの敬意をもつようになったか
2. 家族の苦労を理解し，尊敬するようになったか
3. 統合失調症の快方や，家族の貢献について，信頼と希望をもてるようになったか
4. 家族と協力しながら統合失調症を患っている人のお世話をすることを通して，いかにいろいろなことを学んだか
5. 家族心理教育の必要性を知ったか

この5つのポイントは、受講者が家族の立場から講師に求めている事柄に説明を与えています。講師の経歴などは、受講者の信頼感を得られる程度にあちこちと挟めばよいわけです。

この自己紹介は、家族教育活動の最初にすることも考えられますが、第1回目のクラスのちょうど半ば、講義の変わり目の頃にしたほうが、受講者の信頼を得るのに効果があります。家族の求めている情報を簡潔に、家族のことを理解した立場で話せることを知ってもらえるように、講師は話を進めます。先に上げた5つのポイントは、受講者の「こんなによい情報を与えてくれる講師とはいったいどのような人物なのだろう」との質問に答えることになるわけです。

教育活動の初めに行なう課題

教育活動の初めに行なうべき4つの重要な課題があります。それは、

1. 教育活動を始めるにあたっての最初の言葉を述べる
2. 教育活動の形式と規則の説明をする
3. 教育活動の全体像を伝える
4. クラスの形式を実行する

最初の言葉

教育活動は往々にして、長々しい教育活動の紹介、規則などの説明から始まりがちです。このやり方では、最初の言葉を述べるせっかくの機会をなくしてしまいます。最初の言葉は、講師が教育活動の中で話すいろいろな事柄の中でも最も大切な発言ですので、講師も十分に考え、話し方などの工夫もし、練習しなければなりません。

最初の言葉で語れることは無限にあります。そこで語られる話が個人的なものであればあるほど、強力な言葉になります。この機会を通じて、講師は

受講者との心のつながりがもてるように努力します。そうすることで，講師が心の底から家族に関心を示し，家族の援助をしたいという態度を示すことができます。最初の言葉のポイントは，いかに講師が家族の苦労や努力，病人の世話について心配しているか，敬意を抱いているかを受講者に知ってもらうことです。家族の努力が統合失調症を患っている人の快方に貢献し，その努力が報われることを家族に理解してもらえるような，希望を与えるスピーチを考えてください。最初の言葉は，過去に家族の努力が成功した例を話せばうまくいくでしょう。

たとえば，「私が初めて，よし，家族教育をするぞ，と決心したのは，○○さんご夫妻から電話をもらったときです。○○さんが話してくれたこととは，息子さんの△△さんが職についたとのうれしいお知らせでした」。この後，講師がその夫妻のそれまでの苦労と努力を簡潔に説明すれば，受講者の共感と感銘を得，同時に希望をもってもらえます。

形式と規則

最初のクラスで教育活動全体の形式や規則を説明します。（形式と規則に関することは第5章を参照してください）。クラスでの質問をどのように取り扱うか（第11章）や，クラスの焦点をどのように保つか（第12章）なども説明すべきです。形式や規則を話すタイミングは，1回目のクラスのちょうど中間に課題の自然な切れ目ができたとき，つまり第2段階目の自己紹介をする前がよいでしょう。

教育活動の全体像

講師は，教育活動の目標を明確に伝え，クラスの形式がどのように受講者の学習を促進するかについても説明しなければなりません。講師は，教育活動の限界を明らかにし，それを補う方法なども紹介しておく必要があります。受講者は，学習の目的，態度，速度がそれぞれ異なりますので，講師は受講者が各自のニーズに従って学習できるように取り計らってください（書籍や

論文の紹介，講演などのお知らせ，地域での他の資源の紹介など）。家族教育活動から何を期待できるかを知ってもらうためには，クラスの一般的な課題，それに対する受講者の反応，あるいは利点などの例を話せば，具体的でわかりやすいでしょう。

クラスの形式を実行する

　クラスの形式，規則，見通しについて話せば，講師は自然に教育活動で何を行なうかを伝えることになります。受講者は，講師が実際に行なうこと見て，信頼を高めます。ですから，最初のクラスで講師がその日の課題を発表し，それに従ってクラスを進め，その枠組みを忠実に守ることが重要です。何事も初めが肝心です。最初の行ないが教育活動全体の進み方を決定するからです。最初のクラスでは教育活動の内容を知らせたり，教育活動の形式を実行できるよう計画してください。受講者は，最初のクラスに参加したとき，教育活動がどのように進められていくのかを観察しています。この時点では，受講者はどのようなクラスの形式でも受け入れる用意があります。受講者が一度，規則や形式を受け入れてしまうと，次にそれを変えることは困難です。いったん教育活動の進め方を間違えると，それを修正することはなかなか困難です。

講義の課題

　この教育活動の最初のクラスである「脳の疾患」では，次の4つの課題が出てきます。

1. 学習関係を築く
2. 統合失調症を患うとはどういうことなのかを伝える
3. 典型的な受講者の反応に対処する
4. 過去に対する罪意識を予防し，軽減する

学習関係を築く

これは、いかなる家族教育を行なう上でも非常に大切なので、各章ごとにいろいろと説明がしてあります。どのような人間関係を見ても、第一印象が大切なことは言うまでもありません。最初のクラスでは、どのようにすれば受講者によい印象をもってもらえるか、十分に考慮すべきです。講師は、言葉やその伝え方を選ばなければなりません。たとえば以下のようなものです。

- 受講者への敬意を表わす言葉とその伝え方
- 受講者の苦労や経験に共感する言葉とその伝え方
- 受講者の努力や長所を確認する言葉とその伝え方
- 統合失調症と戦うために関係者全員（当人、家族、専門家）が協力しあえる環境を促進する言葉とその伝え方

統合失調症を患うこととは

「脳の疾患」のクラスでは、統合失調症の症状や機能の低下を説明します。統合失調症の症状や機能の低下を詳しく説明するのは、家族に、統合失調症と、統合失調症を患っている人が病気から受ける影響を理解してもらうためです。

統合失調症の影響を理解することは大変難しいことです。統合失調症を患っているために経験する不安や混乱は、非当事者のそれと「量的」には比較できず、質的にも異なります。統合失調症を患っている人と健常者の脳の映像を見せ、その構造の違いを比較して見せるのは、この質的に異なる経験を説明する方法のひとつと言えます。脳の映像を見せるのは、脳の映像自体を理解したり、映像法を知ることが目的ではありません。それについて深い知識を得たい受講者には、他の資源（教科書、大学病院）を紹介してください。見せるのは、最新の科学的な発見を受講者に知ってもらうためでなく、「あら、こんな違いが実際にあるんだわ！」と、心情的に認識してもらうためです。似た例は、めがねなどで調節できる近視の視覚障害を、視覚調節がで

きない全盲と「量的」に比較することでしょう。統合失調症を患っている人の行動，思考の流れ，感情のコントロールが健常者と異なることを知ることは，快方への第一歩です。同じように，自分が盲目であることを自覚することは，点字を学び，文字を読めるようになるための第一歩です。

　この違いを，受講者が統合失調症を患っている人を理解し，共感を高めるように説明することが重要です。統合失調症を患うという経験を説明するのに最も適しているのは，統合失調症を患っていて，すでに十分に快方している人たちです。このような人たちにパネリストになってもらい，自分たちの経験を話してもらいます。パネリストが話す形式をあらかじめ決めておけば，人前で話すことへの不安も少なくてすみます。彼らが何らかの理由で出席できない場合もありますので，代わりに話せる人も考えておきます。パネリストの一人一人に，それぞれ異なった，バラエティーに富んだ経験を話してもらってください。

　講師は，逸話的な出来事，類似した事柄，事例，実演などを使って教育活動をします。最も効果的な教え方は，受講者にいろいろな立場を想像してもらい，それについての感情的な反応を経験してもらうことです。たとえば，第二次世界大戦当時のナチス統制下のドイツでのユダヤ人の立場や，江戸初期の島原でのキリシタンの人たちの立場を想像してもらうのもそのひとつです。彼らは自分の信念を隠して生きるか，自分の信念を主張し，結果として迫害を受け，死に至るかの選択をしなければなりませんでした。

　あるいは，各受講者に，自分以外の受講者がまるでそこに講師がいないかのように振る舞っている状況を想像してもらいます。他の人たちが講師が話している間もおしゃべりをしているので，静かにするよう注意したのに，皆から講師などいないと言われた状況を想像してもらいます。それがエスカレートして，あまりに自分が静かにして講師の言うことを聞くようにと主張するので，警察官がよばれ，精神病者として病院にパートカーで連れていかれるまでに発展するという状況です。このような事件を想像してもらい，その感情的反応を話してもらいます。

デモンストレーションとして，統合失調症を患っている状態を真似てみるのもよいでしょう。その例をあげます。

1. 2人の受講者にロールプレイをしてもらいます。1人に親役，もう1人に統合失調症を患っている息子（娘）役になってもらい，2人で息子（娘）の人生の目標や計画について話し合ってもらいます。さらに2人の受講者に息子（娘）役の両脇に立ってもらいます。親と息子（娘）が話しあっている間中，脇に立っている2人に次のようなことが書かれている紙を渡し，その内容を息子（娘）の耳にささやきつづけるように指示します。紙には次のようなことが書いてあります。

   - 「お母さん（お父さん）を信用してはいけない」
   - 「おまえはもうすぐ死んでしまう」
   - 「今すぐここを逃げなさい」
   - 「彼女（彼）は悪魔なのを知っているか」

2. テープレコーダーを持ってきて，2人の受講者に何かロールプレイをしてもらいます。

   - 2人に会話してもらい，1人の声が少しずつ高くなり，最後は大声までになる（統合失調症を患っている人がたまたま経験する，音に非常に敏感になった状態の経験）
   - 2人に会話をしてもらう。会話中にテープレコーダーで雑音を流し，その雑音を少しずつ大きくします。最後は2人の会話が互いに聞き取れなくなるまで大きくします（周囲の雑音に敏感になったときの経験）

統合失調症の症状や生活機能の低下について説明するとき，講師は忘れずに，その症状や機能低下が統合失調症を患っているすべての人に現われるの

ではないことと，薬物療法を受けることにより，症状が軽くなったり，なくなったりすることを強調してください。どのような症状があるのかは，統合失調症を患っている本人に聞いて判断してください。どのような症状，どのような生活機能の低下があるのかを一番知っているのは本人だからです。わかりやすい例で言えば，「平均男性」の説明でしょう。アメリカ人の「平均の男性」と言えば，身長5フィート9インチ，体重150ポンド，茶色の頭髪と茶色の目で，36歳です。当然のことながら，ほとんどの男性がこの「平均男性」の描写にあてはまりません。これは確かに「平均男性」なのですが，また，そうでもないわけです。

　これによく似ているのは，家族が「医科大症候群」になったときに起こる弊害です［訳者注：医科大症候群とは，医科大生がいろいろな病気の症状を学習するにつけ，自分もその病気になったように思うこと］。つまり，この家族教育でいろいろな統合失調症の症状を学んだ結果，学んだ症状の全部が統合失調症を患っている人に現われると誤解することです。

　最初のクラスの目標は，受講者に統合失調症の症状の重篤なことを知ってもらうことですが，それと同時に「希望の種」を植えつけることも大切です。受講者は，統合失調症を患っている人の脳障害の重さを知り，苦悩します。このクラスを通して初めて，統合失調症が全快の不可能な脳の病であることを知る人もいるでしょう。講師はここでこれらの機能低下について説明し，受講者に，それを知ることがこの障害を乗り越えることにつながるのだということ伝えてください。統合失調症の予後が向上したのは，統合失調症に関する知識が増大し，その結果，いろいろな治療方法が開発されたからです。

統合失調症を患っている人を抱える家族の経験を理解していることを伝える

　最初のクラスのもうひとつの課題は，本人の立場から統合失調症の経験を知ることです。このことを受講者に話すときは，統合失調症を患っている人を抱えている家族への最大の共感と敬意をもって伝えてください。講師は第9章で説明した「講義の情緒的雰囲気」を復習してください。

典型的な受講者の反応への対処

　家族教育に対する受講者の反応は，ほとんどの場合，肯定的なものですが，時には否定的な反応を示す受講者もいます。受講者のほとんどは，クラスで得た情報によってほっとするものですが，何人かは，それらの情報が長い間自分たちに伝えられなかったことに対して怒りをぶちまけることがあります。受講者のほとんどが，統合失調症の脳の障害を知ることによって治療の意義を知り，希望をもつことができますが，なかには統合失調症の脳の障害のひどさと全快が可能でないことを知り，深い絶望と悲嘆に陥る人もいます。ほとんどの受講者が新しい情報を得たことに勇気を得て，もっと沢山の情報を得たいと望みますが，なかにはかえって不安が強まり，学習を避ける人も出てきます。

　受講者の反応は，受講者間で異なり，多種多様です。また，同じ受講者でも，時が経つにつれ，クラスで得た新しい知識への反応が異なってきます。講師は，家族の反応の多様性を知るべきです。受講者の経験，コーピング能力，病気に対する順応度の違いを尊重し，常に共感的な態度で，希望をもって家族の努力に肯定的に反応してください（第8章の，家族の適応段階と家族の不利益な反応についての説明を復習してください）。

過去に対する罪意識の予防と軽減

　受講者によっては，非常に破壊的な反応をする人もいます。統合失調症による脳の障害，機能低下，統合失調症を患っている人に対する最もふさわしい態度や生活技術などを習得した後に，過大な罪意識を感じる人がいます。クラスで新しく教わった生活技術や態度をどうしてもっと早く使わなかったのかと，自分を責めるわけです。この罪意識は，破壊的な罪悪感，悲哀，失われ返ってくることのないものを求めることにつながります。

　講師はこのことについて話す必要があります。話すことで，このような破壊的な罪意識からの衝撃を和らげることができます。ひとつの方法は，講師が，家族の方たちがまだ統合失調症に関する十分な知識をもっていなかった

ときに行なったことも，すべて，愛情をもって，統合失調症を患っている人の最善を考えてなされたものであることを知っている，と伝えることです。

　おそらく，過去に対する罪意識を軽減する最も効果的な方法は，講師自身の専門家としての教育過程を話すことでしょう。精神医療の専門家である講師もまだ新米のワーカーなり心理職であった頃，今なら顔が赤くなるような知識と技能しかもたず，いろいろな失敗もあったはずです。講師がタイミングを選んで自己開示することは，受講者の自己批判を和らげるのに役立ちます。たとえば，「もし私がワーカーになって最初の1年目にやったようなやり方でいまでも仕事をしていれば，恥ずかしくって，とてもじゃないけれど，今の仕事を続けることはできないでしょう。けれども，いろいろと苦心し失敗しながらも，できるかぎりの努力をした，未熟ながらもの最初の1年でした」のように話します。家族の人たちも，何をすればわからない状態ながら最善を尽くしたのだということを，講師は繰り返し伝え，さらに学習を励むことにより，統合失調症を患っている人が快方に向けて一歩一歩進めるよう援助できるのだと伝えてください。

応用練習と焦点を絞ったディスカッション

　上述したように，最初のクラスは非常に大切です。綿密な計画と配慮が必要です。応用練習やディスカッションを行なう場合にも，綿密な計画が必要です。最初の応用練習を行なうときには何回も練習し，必要な教材がきちんとそろっているかに気をつけてください。最初の応用練習はなるべく構造化されえている方が効果的です。クラスが進み，受講者がお互いを知るようになり，クラス内容にも慣れてくれば，構造化を少しずつゆるめるようにします。

　焦点を絞ったディスカッションのモデルとして，家族教育をすでに卒業した人たちにパネリストになってもらい，事前に用意された質問に答えてもらいます。各パネリストには，決められた時間内でその時のトピックに従った，

適切な自己開示をしてもらいます。ディスカッションを受講者間で最初に行なうときには、パネリストの行動を手本として思い出してもらいます。

クラスで応用練習をするときは、名札（姓は省く）を用意すれば便利でしょう。名札を見てお互いの名前とともに話しかければ、そのぶん不安は少なくなり、親密度が増します。クラスをいくつかの小さなグループに分ける場合は、名札をグループごとに異なった色にし、受講者がクラスに来た順に異なった色の名札を渡せば、友達同士（夫婦同士）の人が同じグループに属さなくてすみます。

応用練習に関する2つの大切な規則について説明する必要があります。第1の規則は、受講者自身がどの程度自己開示するかを決める権利を有しているということです。他の受講者からの要請や無言の圧力によって、自分がしたくないことまで自己開示する必要はないということを事前に伝えてください。第2の規則は、受講者には、応用練習に参加したくないときには、「今回は遠慮させていただきます」と言って参加を断ったり、応用練習に参加するけれども何も言いたくないときには、「今回はパスさせていただきます」と言って発言を控える権利があるということです。誰も、何も強制されない点を強調してください。

最初の応用練習は、「学習」に焦点を当ててください。たとえば、「この家族教育活動で一番学びたいと思っていることを、ひとつだけ挙げてください」などは、明確に学習に焦点を当てたディスカッションになります。もし、「このクラスに何を求めていますか」で始めれば、これはオープンディスカッションになり、受講者は何でも自分の思っていることを話せることになり、的を絞った応用練習にはなりません。最初の応用練習としては、次のことを聞くのが最適でしょう。

　　名前（下の名前）を言ってください；
　　病を患っている人の年齢、病名、家族関係は；
　　このクラスで学びたい最も重要な事柄をひとつだけ言ってください。

焦点を絞ったディスカッションであれば,「皆さんの,統合失調症を患っている人と生活をしている中での経験をお話しください」と尋ねるのもよいでしょう。受講者には,統合失調症を患っている人の症状,生活技能の欠陥,また統合失調症を患っている人がいかにしてこれらの症状や生活技能の欠陥からくる苦労に感情的に反応したり対処しているかを話してもらいます。この焦点を絞ったディスカッションについては,第10章で詳しく説明しました。

焦点を絞ったディスカッションのもうひとつの例は,統合失調症を患っている人の世話をしているなかで,各受講者がもっている技能や得意とすることを語ってもらい,また,どのような生活技能を学習したいか言ってもらうものです。受講者が話してくれる事柄を,大きな紙や黒板に,得意なことと学びたい生活技術とに分けて書けば,学習を促進する(自分の考えも大切なのだと受講者に思ってもらえる)ことになります。大きな紙に受講者の発言を書くことで,受講者全員がお互いから学べるという雰囲気をつくりだすことができます。受講者の一人が学びたい生活技術は,他の受講者がすでに知っていることかもしれません。時には講師から教えてもらうよりも,仲間から教えてもらうほうが身につく場合があります。

最初の応用練習や焦点を絞ったディスカッションでの最大の危険は,いろいろなことに非常に怒りを感じている受講者の何人かが不満を述べたて,ディスカッションの時間を独占し,せっかくの学習の場を不満の表出だけで終わらせてしまうことです。不満が多い人は,他の人の気持ちや考えをサポートしたり共感したりすることができません。「統合失調症が当人や家族にどのような影響を及ぼしているか」話してもらう焦点を絞ったディスカッションは,学習の大きなジレンマを引き起こします。このジレンマを避けるためには,次のような方法も考えられます。最初のクラスは,講義と上述した家族のパネリストたちに統合失調症の影響を話してもらい,2回目のクラスで,受講者に同じ課題で自分たちの経験を話してもらいます。2回目になれば,受講者も家族教育の要領がわかり,前回のパネリストのモデルもありますので,課題から脱線したり独占したりする行為が少なくなります。この

方法で行なうときは，受講者に，2回目のクラスで自分たちの経験を話すことができると伝えてください。

ま　と　め

「統合失調症：脳の疾患」のクラスの目的は，統合失調症を患っている人を抱えている家族が，

1. 病気を抱える本人の症状や障害を見分けることができ，
2. その症状や障害は脳機能が完全に働いていないことに起因し，怠けや性格の弱さのせいでないことを理解し，
3. 本人の内なる苦しみと生活上でのコーピングの難しさに共感でき，
4. その上で快方への希望をもてるようにすることです

このクラスは最初のクラスですから，講師は，当事者や家族に対して共感的な「専門家」としての立場を明らかにして，同時に家族教育活動の規則などを伝えます。

第14章 原因と経過

「原因と経過」のクラスの2つの主な目的は，統合失調症は誰かが原因をつくった病ではないということを知ってもらうことと，現実的な希望をもち始めてもらうことです。科学的な研究の結果を詳しく説明するのは，受講者の統合失調症に対する態度や意見を変えてもらうためです。

講義の課題

「原因と経過」のクラスには，主に次の5つの課題があります。

1. 「何が起こったのだろうか」との質問に対する理論的，感情的，精神的理解を高める
2. 原因についての意見を変える
3. 遺伝的リスクについて理解する
4. 現実的な希望を発達させる
5. 統合失調症は誰かが原因をつくったのではないが，家族はその快方に貢献することができる

何が起こったのかを理解する

統合失調症を患っている人が家族内にいれば，家族は理論的，感情的，精神的に何が起こったのか理解しようと長い間努力し，統合失調症から受ける

トラウマに苦しみます。この病が家族内に起きたことの意味を探そうとする努力は，脳の映像などの研究を詳しく理解することよりも重要です。感情的な葛藤が，責任や非難，先の見通し，人生の目的などに関して起こります。

　西洋的な見方では，個人の人生はその人自身の力によってコントロールできると考えられています。何かよいことが起きれば，それはその人が努力したからだと褒められ，悪いことが起きれば，努力が足りなかったとしてその人のせいにされます。このような文化的な先入観にはいろいろとよい面もありますが，統合失調症などの不可解な災難が起きたときに，当事者やその家族に及ぼす影響には計り知れないものがあります。家族が「人生はすべて自分の力でコントロールできる」と信じていればいるほど，統合失調症が身内で起こったとき，それを誰かのせいにし，責任をなすりつけようとします。しかし，「誰かのせいであると責める」ことは，とても破壊的です。これは，罪意識，辱め，お互いの間の敵意を高め，当事者の快方を阻止し，家族の健康を損ないます。

　もし，家族が最も正確で有益な統合失調症の見地：「統合失調症は誰かが原因をつくったのではない」を受け入れるのであれば，一人の人間が自分の全人生をコントロールできるという見方を捨てるか，修正しなければなりません。その場合，私たちを動揺させる疑問に遭遇します。たとえば，「もし統合失調症がいつでも誰にでも起きるのであれば，その他にどのような災害が私たちに起こるのであろうか」との不安にかられます。あるいは，「もし自分の努力によって自分を守ることができないのであれば，努力したり，正しいことをする必要はない」と思ったりします。「どうして，大変な病気である統合失調症が私の家族に起き，他の家族に起きないのか」「どうして神様は統合失調症などという恐ろしい病気をつくったのか」などの疑問も起こります。統合失調症は，生きることへの意味を疑わせたり，人生の危機をもたらしたりします。講師は，これらの疑問の深さを知る必要があり，何年もかかってこれらの疑問に答えようとしている当事者や家族に対して寛容でなければなりません。

原因についての見方を変える

統合失調症の原因については，家族に与えるいろいろな影響を考慮せずには考えられません。この課題は非常に重要であり，家族は統合失調症の原因を長い間かかって見つけようと努力しています。家族が最終的に出した統合失調症の原因についての考えは，統合失調症を患っている人に対する態度や反応を左右します。

家族は，統合失調症が始まる直前に起きた，非常に負担の大きかった事件やドラッグの使用などを思い出すでしょう。これらの事件と統合失調症の発病とが時間的に前後していれば，家族はそれらが統合失調症の原因になったのだと誤って思い込んでしまうこともあります。『家族のための精神分裂病入門』のB17, B18, B19のカラー図版は，この間違った家族の判断について説明しています。

注

『家族のための精神分裂病入門』や『統合失調症 カラー図版集』（CD-ROM）を使って家族教育活動をする講師のために，講義内容の要点を明確にするのに適切なカラー図版への照合をしています。

時には，統合失調症の原因に関する新しい情報を提供することで，当事者に対する家族の態度が変わることがあります。もし発病がごく最近であり家族がそれほど疲れていないのであれば，また，もし与えられた新しい情報が家族がすでに知っている現在の情報とあまり食い違いがなければ，そして，もし家族が科学的，生物学的説明を受け入れることができるのであれば，家族教育を受けるだけで，家族の考えや態度を変えることができるでしょう。

統合失調症の原因に関する情報は，いくつかの要点を挙げながら示していくべきです。主要な説明を行なうときは，あまりに難しい医学的，科学的な専門用語は避けるようにしてください。簡潔な言葉が最適です。たとえば，「ここで皆さんが知っておかなければならないことは，統合失調症は思春期

に発病し，脳の一部が破壊されるため思考力の減退が起こるということです。これは，アルツハイマー病に似ています。アルツハイマー病も脳の一部が破壊されて起こる病気です」。この後，「別にこのことを知る必要はありませんが，もし興味があれば，ここで起きているのは，脳での神経伝達物質……」のように，詳細を知りたい受講者のために統合失調症における神経伝達物質の働きについて説明します。少しでも詳しく説明すれば，そのような説明に興味をもっていない受講者にも，講師の話が科学的な根拠に基づいていると知ってもらえます。講師は，科学的な説明，原因についての説明をどの程度詳しく行なうか，バランスを考えて話す必要があります。もし明確でなかったり，盲目的に信じなければいけないような説明の仕方であれば，受講者はそれを信用してくれません。また，専門的で一般の人にはわかりにくい説明であれば，受講者を混乱させるだけで，新しい情報への抵抗を高めてしまいます。科学的な見地からすれば，現在の脳に関する科学的情報はまだ不確定で，いろいろに解釈できるところがたくさんあります。不確かなことを詳しく説明しても，受講者を混乱させるばかりです。受講者が必要としている情報だけを要点として，わかりやすく説明することが大切です。すべての受講者が，統合失調症は誰かが原因をつくった病気ではなく，生物学的原因があり，生まれる前からその原因が存在したことを理解すれば，このクラスは成功したと言えます。

　固まった考えをもった家族であれば，簡単に自分たちの態度や考えを変えるのは難しいことでしょう。実際に長い間闘病生活をしている家族は，家族教育にあまり関心を示しません[31]。このような人たちが考えや態度を変えるためには，新しい情報に従った態度や考え方によって，統合失調症を患っている人が実際に快方に向かい，家族の苦労が少なくなっている事実を確認する必要があります。講師がここでできることは，この人たちに「統合失調症は生物学的原因によって起こる」との考えに基づいて，1カ月間，新しい生活を試してもらうことです。実際に試してみて，変化が生じれば，新しい考えを受け入れてもらえるでしょう。

単に理論的な立場を変えることで，感情的，精神的な部分にまで深い変化が生じます。たとえば，もし家族が，違法ドラッグが統合失調症の原因であるとか，「人生はその人の努力で変えることができる」（ドラッグを止めれば統合失調症が治る）などと信じているのであれば，遺伝的なリスクが家族にあることを受け入れることはできません。深く信じていることはなかなら変えられませんので，統合失調症の原因についての情報は，発病の初期に提示することが最も効果的です。

遺伝的リスクを理解する

統合失調症の遺伝的要因を理解すれば，罪意識や誰かが原因をつくったとの考えを改めることができますが，そのかわり，他の家族が統合失調症になるのでは，との心配が増えてきます。この心配の程度は家族によって異なります。遺伝的リスクについては『家族のための精神分裂病入門』のB4のカラー図版で簡潔に説明されています。遺伝的リスクについてさらに詳しく知りたがっている受講者には，クラスが終わってから講師に相談してもらうようにしてください。講師は，遺伝的リスクについて，クラスでの時よりも詳しく説明したり，関連書籍を紹介したり，遺伝の専門家（遺伝カウンセラー）を紹介したりしてください。遺伝的要因についての情報は，統合失調症を患っている人以外の家族のリスクに関する情報として提供することができますが，家族の不安を和らげるために最も効果的なのは，遺伝的リスクの少なさについて説明することです。

現実的な希望を育む

最初のクラスは，家族に，統合失調症の症状や病気がどのように当事者に影響するかを説明し，統合失調症を患っている人を理解し，共感できるようにしてもらうことが目標でした。次のクラスの目標は，そのような見方と現実的な希望とのバランスを取ってもらうことです。現実的な希望をもてるように，長期的な見通しの明るい予後や，統合失調症の新しいいろいろな治療

法を紹介します。統合失調症に関する知識が増加することによって予後がどんどんよくなっており、将来的にはもっとよくなるだろうという希望をもてることを、講師は何回も繰り返し、言葉を換えて伝えます。

家族が統合失調症の快方に貢献できることを伝える

誰のせいで統合失調症が起こったのかという問題に執着している受講者には、家族が有する「原因」と「快方への貢献」について話してください。ドラッグ、ストレス、家庭環境、文化的背景は、再発を起こす原因にはなっても、統合失調症の原因にはなりえないことを理解してもらいます。同時に、これらは快方への要因になりうることを理解してもらいます。似た例として、糖分は糖尿病の原因ではないけれども、一度糖尿病を発病すると、糖分は再発や糖尿病の進行に影響することが挙げられます。

受講者には、過去の誤った考えを自覚することから起こる罪意識を軽減し、将来的な快方への希望をもてるようになるという経験が必要です。罪意識や自責感を和らげることにより、統合失調症に対処するための新しいエネルギーが湧いてきます。現実的な希望は、新しい事柄に取り組むための励ましとなります。このクラスで受講者が、当事者やその家族が統合失調症の原因をつくったのではないことを自覚し、自分たちも統合失調症を患っている人の快方への貴重な影響力を有していることを自覚すれば、このクラスは成功したと言えます。

応用練習と焦点を絞ったディスカッション

このクラスでの応用練習やディスカッションには2つの目標があります。2つの目標とは、1) 統合失調症は誰かのせいで起こるものではなく、誰かがその責任を負わされるべき病気ではないと理解すること、2) 原因に関する新しい情報を得ることにより、快方への新たな希望をもってもらうことです。このクラスでは、統合失調症が家族にいかに影響を及ぼすかを自覚すること

が重要です。

統合失調症は誰かが原因で起こる病気ではない

統合失調症が誰かのせいで起こる病気ではないことを理解するための応用練習にはいくつかあります。次のような事柄についてブレーンストーミングをします。

- 受講者が今までに聞いたことのある統合失調症の原因
- 統合失調症が起こった責任を負わされた受講者に，そのことでいかに傷ついたか，またその責任から解き放たれることでどのような影響があったか
- 統合失調症を患っている人の快方を，いかに家族が援助できるか

統合失調症の原因についての考えを話してもらう焦点を絞ったディスカッションには，次のようなトピックがあります。

- 統合失調症の原因は何だと思うか。今日の講義を聞いて，統合失調症の原因についての考えがどのように変わったか
- 今までに，自分のせいで家族が統合失調症になったと思ったことがあるか。もしあれば，それによる自責感はどのようにためになったか，あるいはかえって負担になったか。今日の講義で自責感を取り除く，あるいは軽減することができたか。もしできたとすれば，どのようにそれができたか

受講者に，彼らが考えている統合失調症の原因について話してもらうときは，講師はその考えを否定したりそれに異論を唱えたりしないことが大切です。たとえば，「あなたが栄養物が統合失調症の原因だとお考えなのであれば，たくさんのビタミン剤で治療をされているのももっともなことです。抗

精神病薬によってどのような治療効果が出るかお試しになったことがありますか。2つの治療法をやってみればもっと効果がでるかもしれませんね」などと励ますように言うのがよいでしょう。

統合失調症を患っている人への現実的な希望

　現実的な快方への希望を育むためには，すでに快方し，症状の落ち着いている人の家族にパネリストになってもらい，彼らの実際の経験を話してもらうのが最も効果的です。パネリストになってもらう人たちに，教育活動前後の，皆が交流できる場にも参加してもらい，受講者が自由な気持ちでパネリストと話し合える機会をつくってもらいます。個人的にパネリストと話せる機会がもてれば，皆の前では聞きにくいことも聞くことができます。現実的な希望をもつための焦点を絞ったディスカッションに，すでに快方した当事者に参加してもらうのもよいことです。すでに快方した当事者には，快方の過程の難しさと，難かしさの中でも希望をもち続けた経験を話してもらいます。現実的な希望をもつことについての焦点を絞ったディスカッションには，次のようなトピックをお勧めします。

- 知っている人の中で，どの人が最もよく回復しているか。どのようにしてその人は快方に向かうことができたか。誰が，どのように，その人を援助をしたか
- 統合失調症を患っている人の将来について，どのような回復への希望をもっているか。どのようにしてその希望を育てているか
- どの快方への要因が可能か。もしくは不可能か
- 快方を促進するために家族ができるのはどのようなことか

統合失調症が家族に及ぼす影響

　最初のクラスでは，家族が統合失調症を患っている人への理解を深め，共感をもてるようになることに焦点を置きました。2回目のクラスは，統合失

調症がいかに家族に影響を及ぼすかについて考えてみるのに適しています。統合失調症の経過や予後を語り合うことで，統合失調症を患っている人を抱えている家族が受ける主観的，客観的な負担についての話題が出てきます。家族の受ける負担が話題になると，何人かの人が自分の苦労や不満ばかり話し，時間を独占することがよくありますので，ディスカッションの前に応用練習をすれば，ある程度時間の独占を防ぐことができます。ここでの応用練習は，以前に使ったブレーンストーミングです（ブレーンストーミングについての詳しい説明は第10章を参照してください）。受講者はすぐにブレーンストーミングの形式を理解し，統合失調症を患っている人を抱えていることからくる負担や，時にはポジティブな影響についてどんどん話してくれます。講師は，受講者が語るいろいろな負担や影響を大きな紙か黒板に書きます。このリストは，いろいろな応用練習や焦点を絞ったディスカッションに使えます。たとえば，

1. 各受講者に，リストの中から3つだけ，最も自分に影響したことを挙げてもらう
2. リストの中でどの要因が最もお互いに影響したかを選んでもらう
3. リストの中から，最もうまく対処できた事柄を言ってもらい，どのように対処したか説明してもらう
4. 統合失調症による負担や影響について，書籍やかつてのクラスのリストからも編集し，現在の受講者のそれと比較してもらう
5. 初めにブレーンストーミングまたは上述した1から4のどれかを行なった後，焦点を絞ったディスカッションを行なう。ディスカッションについて具体的な指示を与える。たとえば2を選んだ場合，講師は「どうして人によって統合失調症による負担や影響が異なるのか，皆さんになるべくたくさんの意見を挙げていただきたいです」と始め，話の進行を観察し，主題から逸れないように，またグループ全員が同じように時間を取れるように配慮する

ま と め

「原因と経過」のクラスの目標は，受講者に統合失調症の原因を知ってもらうことです。講師が認識しておかなければならないのは，受講者が統合失調症の原因をどのように考えているかは，彼らの実存的，精神的な背景を反映しているということです。原因に関する事実は，受講者が統合失調症は誰かのせいで起こる病気ではないと信じられるように伝えることが大切です。誰も悪者ではないのだということが理解できるように説明しなければなりません。

このクラスの第2の目標は，受講者に，病気を患っている人が快方に向かうことができ，受講者自身がその快方に貢献できるという希望をもってもらうことです。

第15章 治療

　「治療」のクラスは，快方への現実的な希望をもつことを主題とするクラスの続きで，抗精神病薬，心理社会的リハビリテーション，家族，文化的背景などが快方に果たす役割を理解するための認知地図を提供するものです。最初の2つのクラスでは，家族の，統合失調症やそれを患っている人，病気の原因，現実的な将来への希望などについての態度や考えを変えることに焦点を置きました。「治療」のクラスは4つの部分から成り，いままでの課題を強化し，同時に統合失調症へのコーピングについての情報を与えます。4つの部分とは，

1. 統合失調症に伴なう障害は，主に陰性症状，認知的，感情的症状，あるいは社会の反応によるものであって，陽性症状によるものではない
2. 統合失調症に効果的な治療法が開発され，また，いままでの治療法の中で効果のない治療法もわかってきている
3. ドラッグやお酒が統合失調症を患っている人に害になることが明らかになった。ドラッグやお酒を統合失調症を患っている人がとると，脳に統合失調症が及ぼす影響と同じ変化が起き，再発の原因となる
4. 統合失調症には，早期治療と再発予防が非常に大切であることが明らかになった。治療を受けていない期間や再発している期間は脳細胞が破壊され，そのぶん永続的な障害が起きるからである

講義の課題

「治療」のクラスで取り上げる4つの重要課題は，

1. 統合失調症を患っている人の全快を求める家族
2. 良質の治療が見つからないことからくるフラストレーション
3. 診断がはっきりしないことからくるフラストレーション。そのために治療機関に対しての不信感が強まる
4. 精神医学の専門家や医療機関に対する現実的な期待

全快を求める

統合失調症の全快を求めようとする受講者の態度や努力は，ポジティブな力にもネガティブな力にもなり得ます。講師が最初になすべきことは，受講者のこの願いに寄り添うことです。これは誰もが求めていることなので，そう難しいことではありません。受講者は，精神医学の専門家も統合失調症の全快を願っていることを知る必要があります。受講者の願いに共感し，受講者が講師もそれを望んでいることを知ることによって，受講者は現在効果的とされている治療法にエネルギーを集中することができます。

講師は，過去と比較して現在の統合失調症の予後が非常によくなったことを受講者に知ってもらわなければなりません。これは，過去15年くらいの間にいろいろな治療法が開発されたことと，統合失調症の知識が増えたことによるものです。家族会などの努力で，統合失調症に関する研究が促進された結果でもあります。

統合失調症の全快を求めるのはもっともなことですが，時にはこの願望がネガティブな方向に走ることもあります。現在の統合失調症の治療法はまだまだ理想的とは言えず，いまだ全快を期待できる状態にはありません。このことは，受講者が精神医療に対しての不信感を抱く原因ともなり，家族に

よっては全く効果のない治療法に走る人も出てきます。たとえば民間療法や宗教的な癒し、ビタミン療法などです。これらは直接的には害はありませんので、講師が反対するのは適切ではありません。しかし、このような治療法には間接的な2つの害があります。

　ひとつは、これらの治療を受けているということで、効果的な治療を止めてしまうことです。講師はこのような治療を受けている人たちに、精神医療で奨励している治療も同時に受け続けることを勧めてください。民間療法や食事療法など、科学的に証明されていない治療法には、その治療でよくなったと言われる人が何人かはいますが、ごく少数です。「わらをも掴みたい」人たちにとって、このような治療法で病気が治ったと聞けば、「治させてあげたい」一心でそれにすがろうとします。その気持ちは誰にも非難できないでしょう。しかしこれは、誰かが宝くじに当たったと聞いて、慌てて自分も宝くじを買うようなものです。宝くじは100万人に1人も当たりません。それでも当たる人はいます。とはいえ、宝くじを買ったからといって、仕事を辞めて、宝くじの賞金をあてにする人はいません。宝くじを買っても仕事を辞めたりはしないように、食事療法や民間療法を始めても、従来の医学的知識を基にした治療は止めるべきではありません。

　2つ目の間接的な害とは、ある治療法で効果がなかったけれども、次にまた違った治療法で治った人がいると聞けば、非現実的な期待を抱いてその治療法へ走り、といったパターンで、いろいろな治療法に手を出し、結局、適切な治療を受けずじまいとなって、疲れ、希望を失い、何もしなくなり、その間医学的な治療も受けないことになり、脳細胞の破壊をもたらすはめになってしまうことです。

良質の治療が見つからないために起こるフラストレーション
　統合失調症の治療を受けられる場所やその他の社会資源はあまりにも少ないのが現状です。特に、良質の治療を受けようとしてもなかなか見つからず、フラストレーションを感じることがしばしばです。いろいろな研究者が治療

効果の高い治療法を発表しても，一般の人がそれを受けることは非現実的な場合がほとんどです。良質の治療を受けられる場所があると聞いても，治療費が非常に高かったり，地理的に遠すぎていたり，あるいは，聞いていたほどよくなかったりします。

　受講者がこのようなフラストレーションを感じているとき，講師ができることは，そのフラストレーションに共感し，必要な資源の少なさを共に憂うことです。もし受講者が，ある具体的な専門家や病院，診療所などを非難した場合は，よほど気をつけなければなりません。受講者のフラストレーションや不満に耳を貸さなかったり非共感的な立場をとれば，講師自身も評判の悪い専門家と同じに見られ，受講者の心が離れていきます。しかし，講師が受講者と共に他の専門家や診療所，病院をけなすことになれば，医療機関全体の信用度が落ちてしまいます。講師は，受講者のフラストレーションに共感することと，医療機関の説明をすることとの間でうまくバランスをとる必要があります。防衛的な反応としてではなく，資金の少なさなどを説明することは適切でしょう。

診断の不明確さからくるフラストレーション

　統合失調症を患い，何回も異なった病院や診療所で治療を受けると，医者が変わるたびに診断名も変わることがあり，それによって当事者や家族は混乱し，医療機関への不信をつのらせます。病気が治らないこと，診断が定まらないこと，不十分な医療資源しかないことなどが重なると，フラストレーションが怒りに変わることもあります。これは家族が，「正しい診断がなされれば，病気が治る」と誤って思い込んでいるからです。また，臨床家の間で診断が違うことは，それを材料に医療資源の貧弱さや病気の全快を望めないことに対する怒りをぶつけるのに都合がよいようです。正しい診断はひとつであるべきだと思っているので，怒りもそこに集中し，爆発するわけです。

　講師は，診断がはっきりしないことや同じ症状にいくつもの診断が出されることからくる家族のフラストレーションに共感し，その怒りやフラスト

レーションを統合失調症の全快がまだ望めないことへと向けさせます。ほとんどの場合，統合失調症に関する知識を十分もっている臨床家であれば，統合失調症を正しく診断することができます。過去に複数の診断をされた人には，統合失調症を専門的に治療している臨床家に紹介したり，初めての医者に会いに行くときに用意すべき本人に関する情報などを教えてあげてください。どのような治療が適切かは，症状と機能低下の程度を見ながら決めます。次のような情報は家族の方に役立ちます。1) 精神科で処方される薬は病気を治すのではなく（抗統合失調症薬はありません），症状を治すものであるということ（あるのは抗精神病薬です），2) 心理社会的リハビリテーションは特殊な病気を対象にしているのでなく，その人の生活技術の向上を目的とするものであるということ。

現実的な治療への期待

テレビや雑誌を見れば，最小限の努力と時間で病気を治せることがあちこちで宣伝されています。たとえば，「遊びながら100万円稼ごう」だとか「食事制限なしで10キロ痩せる方法」などの宣伝文句をよく見かけます。当然のことながら，誰でも最小の努力で最高の利益を得ることを望んでいます。統合失調症を患っている人を抱えている家族も例外ではありません。金融計画，体重管理，統合失調症の治療は，どれも時間と綿密な計画，十分な努力が必要とされるものですが，それでも理想以下の結果しか出ないことがしばしばです。講師は，統合失調症の治療の各要素において，可能なこと，不可能なこと，どの程度の時間がかかるか，どの程度の努力が必要か，などを受講者に説明すべきです。統合失調症の治療の話を，すぐに儲かると謳う金融計画や最小限の努力で最高にやせられると宣伝するダイエット方法を例にして話せば，受講者に，統合失調症の治療にも非現実的で，簡単，迅速，努力いらずの方法はないということを理解してもらえます。

良質の治療を受けられる場を見つけること

現実的な観点から，講師は受講者に良質の治療を受けられる診療所や病院，作業所などの見つけ方を指導してください。また，そこで治療を受けるにはどのようなことをしなければならないかを説明してください。どの診療所や病院にも，受診に関する方針や規則があります。それを事前に調べ，受講者に伝えます。最良の診療所を選ぶにも，当事者のニーズ，機能レベル，性格などを考えることが重要です。地域の社会資源や統合失調症の専門家などのリストを用意しておきます。

家族会や地域の保健所などでは，地域の社会資源や専門家のリストをすでに作っている場合があります。このようなリストを作ることで，そこに乗っていない診療所や病院からのクレームが来るといった政治的な問題が生じることもありますので，リストがなかなか手に入らないこともあります。そのようなリストが手に入らない場合には，家族教育のクラスや家族会の集まりで，他のメンバーから聞き出すこともできます。講師は地域に関連した社会資源のリストを作り，受講者が参考にできるように用意してください。

リストには，名称，住所，電話番号，担当者，治療や補助を受けるための規定や手続きの仕方などの項目が含まれるようにしてください。講師は，家族が直面している，援助を受けることの難しさについて過小評価しがちです。リストには，その機関で援助を受けるための基準が明記されていなければなりません。「ああ，ここがいい」と思って手続きをした後に，援助を受けられる基準に該当しないという理由で断わられると，それがフラストレーションの原因になります。家族教育が始まれば，受講者がそこでいろいろな情報を得て援助を求めるかもしれませんので，事前にそれらの機関に，受講者や当事者からの問い合わせがあるかもしれないと知らせておくことも大切です。

ほとんどの家族にとって，精神保健機関や精神保健の専門家は近寄りがたい存在です。講師は，受講者に精神保健機関がどのようなところであり，そこでどのような援助が得られるか，どうすれば援助が受けられるかの情報を与えてください。受講者が精神保健機関や福祉機関に接するときに講師の名

前を言って問い合わせれば，相手側も受講者に対して親切に援助や情報を提供することになるでしょう。

よく，講師が受講者から，統合失調症を患っている家族の治療をしてほしいと依頼されることがあります。教育活動の上手な講師は，優しくて有能な専門家と見られますので，受講者が教育活動の範囲を越えてかかわってほしいと願うのは不思議ではありません。講師はこのような依頼があることを予測し，そうなったときに慌てないよう，依頼にどう対処するかの計画を立て，用意しておきます。講師は明確な返答をしなければなりません。自分にどのような援助をする意志があるか，できるかを考え，受講者の依頼に応えられない場合にはどこの誰に紹介するかを考えておきます。

応用練習と焦点を絞ったディスカッション

このクラスで応用練習を計画する場合，次の4つの課題が考えられます。効果的な治療，組織への不満，最良の治療を受けられる場所の紹介，危機，についてです。

効果的な治療法とあまり効果のない治療法

このクラスに最も適した応用練習は，受講者に，今までに受けた治療の中で効果があった治療やリハビリテーションと，効果の少なかった治療やリハビリテーションについて話してもらうことです。この応用練習は，次の2つの主要事項を話し合うことに関連しています。

- 効果のある治療やリハビリテーションと効果の少ない治療との区別をする
- どの治療が病気のどの段階に効果があり，またどのような人に効果があるか

医療組織への不満

　応用練習を行なう際には，医療組織への不満についても含めるかどうかを決定することが重要です。含めた場合，万一うまく管理できなかったときには，この応用練習が不満の多い数人の受講者によって独占され，学習の場が不満の場に陥り，医療組織または講師に対しての攻撃の場になってしまうことがあります。受講者は，精神科や福祉の専門職の人たちにうまく対処する技術を育てなければいけません。この技術の習得については第17章で詳しく説明します。もし「治療」の課題で医療機関に関することを学習するのであれば，どうすればそれらを効果的に利用できるかについて考えるほうが適切です。応用練習では，受講者一人一人順番に，今まで受けた治療の中で，不十分な扱いや援助しか受けられなかった経験をひとつだけ，30秒以内で述べてもらいます。この応用練習を効果的に行なうための鍵は，各受講者のもち時間を30秒から1分以内にすることです。時間制限をすることで，怒っている人がその場を独占しないようにします。ネガティブな評価を述べたりするような応用練習やディスカッションを行なうときは，全体の時間を（たとえば10分に）制限することです。その後に，今までに受けた治療や援助の中で満足した経験について話してもらいます。すなわち，ネガティブな経験を話してもらうときは，その後にポジティブな経験を話してもらい，全体を終わらせます。

最良の治療を受けられる機関の紹介

　治療や援助に関するポジティブな経験を話してもらう応用練習やディスカッションを行なうと，受講者は，常に気にかけていること，すなわち家族で統合失調症を患っている人が最良の治療や援助を受けているかどうかということに関心を向けます。講師は，受講者が現在受けている治療施設から他の施設へ変わることを奨励すべきではありません。治療施設を変えることを講師が勧めれば，受講者が非現実的で理想的な治療の場を求めて変転するパターンを繰り返す可能性があるからです。そうなれば，統合失調症を患って

いる人は継続して安定した治療を受けられず，当人にとってはマイナスになります。もうひとつよく起きる現象は，ある人が極端に回復した場合，その家族が，治療を受けた診療所や治療者を現実以上に褒めあげることです。そのため，統合失調症を患っている自分の家族に最良の治療を受けさせたいと願っている受講者が，現在受けている治療の効果を疑い，せっかく効果が少しずつ見え始めたのに，治療機関を変えたりするようなことが起こります。このような事態が生じた場合には，講師は，治療は個人のニーズや状況を考えてなされるもので，一人の人に効果がある治療法が他の人にも効果があるとは限らないことを伝えます。現在の治療で効果が出ているのであれば，むやみに変えないことが大切であると知ってもらいます。

　家族は，治療費が高ければ高いだけ効果があると誤って思い込むことがあります。一般的に，これは正しいとは言えません。効果のある治療についての応用練習やディスカッションを行なうとき，講師は受講者に今まで受けた治療に関しての経験を手短に話してもらいます。そうすることで，高価な治療が効果的な治療とは限らないことを理解してもらえます。

家族の危機

　緊急事態を経験中の受講者や，快方に向かわない闘病生活を長い間共に送っている人たちが，応用練習やディスカッションのときに，自分たちが直面している事態について話すことがあります。このような受講者には，危機介入をしてくれる機関を紹介したり，特別な家族介入ができる機関や専門家を紹介すべきです。家族教育の場は，危機介入には不十分です（このことに関しては，第12章に詳しく説明してあります）。

ま と め

　「治療」のクラスでは，統合失調症の効果的な治療についての主要事項を明らかにします。効果的な治療の3つの要素を紹介しており，詳細は後の章で

説明されています。この教育活動の過程は，現実的な希望を育てていき，その希望を達成できるように受講者を治療に向かわせることです。

　そのひとつの方法は，統合失調症を患っている人を抱えていることで起きる問題に効果的に対処できるように，受講者の意識を活性化させることです。それができるかどうかで講師の真価が問われます。受講者は，講師が受講者からのいろいろな質問にどのように対応するか観察しています。たとえば，講師は受講者の言わんとしていることを十分に理解しようとしているか，受講者が教育活動で扱う範囲以上の難しい問題を話しても真面目に対応してくれるかどうか，受講者を少しでも叱りつけたりしないか，受講者が直面している問題に対して直接関与してくれたり，どこか適切な機関を紹介してくれるか，受講者が精神医療機関や専門家への不満を表明したときにどのように反応するか，教育活動全体を通して学習課題に集中し，サポートグループや危機介入の場に変えたりしないか，などについて観察しています。

　受講者に役立つ援助のひとつとして，受講者のために，統合失調症を専門に扱っている精神医療機関や専門家のリストを用意することがあります。講師は，受講者から教育活動以外の援助を依頼されることを予測し，それに備える必要もあります。

第16章 薬物療法

「薬物療法」についてのクラスは，講師，特に医師あるいは薬剤師でない講師にとって最も難しく，かつやりがいのあるところです。難しいというのは，抗精神病薬について受講者に十分に理解してもらうには長い時間が必要だからです。受講者は薬に関するいろいろな質問をもっていますし，統合失調症を患っている人に薬を服用し続けてもらうための技術を身につける必要があります。やりがいがあるというのは，薬に関する情報を受講者に提供することは，彼らが最も必要としている情報を与えることになり，受講者から感謝されることになるからです。受講者は，薬について知りたくても，なかなか知識を得られないでいます。

抗精神病薬についての情報は豊富にあります。まず，この豊富な情報の中で，クラスで伝えるべき情報を整理し，どの情報が適切かを決定することから始まります。情報は，受講者が理解できる範囲のものでなければなりません。情報を与えすぎても，受講者は混乱するばかりです。抗精神病薬についての説明をするにあたり，次のような方法があります。

1. この講義で扱う内容を抗精神病薬だけに限ること。他の薬に関する質問は他（薬剤師，かかりつけの医師）を紹介する
2. 一般的な理論（服用の必要性，効用，服用の仕方など）に集中し，特定の薬や患者のことについては主治医に聞いてもらう
3. 精神医療に関する具体的な質問（どの精神医に行けばよいかなど）に

はふれない
4. 薬を服用する，しないなどの話題を避ける

　抗精神病薬に関するクラスで，どの情報を選ぶべきかについて講師が苦心するのは，受講者がいつも遭遇しているジレンマに似ています。上述したことに関するすべての情報を受講者は必要としていますが，1回や2回のクラスですべての情報を提供することは不可能です。上述した事柄のすべてを，少しずつでもここでの教育活動に取り入れたいとの誘惑はあるでしょうが，かえって受講者を混乱させたり，不十分な情報を与えるだけで終わってしまいます。また，受講者の気持ちを十分に拾い上げることができず，かえって不満を抱かせることにもなります。

　『家族のための精神分裂病入門』は，抗精神病薬に関する一般理論について，2時間の講義内容を用意しています。このカリキュラムには次の4つの課題が用意されています。

1. 抗精神病薬による治療の必要性を理解する
2. 抗精神病薬の効用や副作用に関する現実的な見通しをもつ
3. 新しく開発された新薬には，従来の抗精神病薬に比べていくつかの有利な面があることを理解する
4. 最大の効果を得るための薬とその量を決定することの難しさを認識する

　講師が講義内容を抗精神病薬に関することだけに限ろうと努力しても，受講者が彼らにとって大切な他の事柄についての質問をしないとは限りません。抗精神病薬の講義を準備する段階で，クラスでどのような質問が出されるかを事前に考え，それに備え，簡潔な答えを用意し（長々とした答えは講義の主題から逸れる危険があります），主要課題から外れる質問には他の機関等を紹介できるように資料を用意します。特殊な家族の課題について取り上げ

るかどうかについては，この章の最後で詳しく説明します。これは講師の資格によっても異なってきます。

講師の資格

　理想的には，心理社会的リハビリテーションや家族介入をよく理解し，卓越した教育家である精神科医が，家族心理教育を教えるのが最適でしょう。現実には，そうもいきません。家族教育の中で精神科医が教えるのが適切なクラスがあれば，精神科医をゲストスピーカーとして招いて講義をしてもらうのもひとつの方法です。特に，精神科医で，教えるのがうまく，家族と共同的な態度で教育活動ができる人に協力してもらえれば最高です。もし，適切な人が周りにいなければ，精神科医を育成する大学病院や，統合失調症を専門に扱う点で好評な診療所や病院に教育熱心な医師がいる場合がありますので，問い合わせてみるのもよいでしょう。もうひとつの情報源は製薬会社です。製薬会社によっては，医科大の精神科医が教育活動を行なう際の資金を出してくれたり，また適切な精神科医を知っていることがあります。

　注
　私の経験では，製薬会社を通しての教育活動はなかなか立派です。製薬会社側で気をつけて教育上手な精神科医を選んでいます。製薬会社から選ばれた精神科医はなかなかに教え方がうまく，一般の人に理解できるように教授でき，家族に対して共同的です。製薬会社によっては講師料を出してくれることもあります。

　精神科医以外の精神医療の専門家で，抗精神病薬に関する知識を十分にもっている人もいますので，そのような人のほうが教え方のうまくない精神科医よりかえって適切な場合があります。

講義の課題

『家族のための精神分裂病入門』には，抗精神病薬を使っての治療の大切さ，抗精神病薬についての現実的な見込み，新薬，薬の選択の仕方などについての情報が用意されています。

家族心理教育のクラスで受講者にとって都合がよいのは，自分たちが一番気にかけていることを直接専門家に聞けることです。たとえば，「身体がだるくなったり眠気がさすのは，リスペリドンの副作用ですか」のように聞くことができます。もし，講師となる精神科医が許可すれば，このような質問は次から次へと出てきます。受講者のニーズに従って，家族教育のクラスを必要なだけ何回かに分けて行なうこともひとつの方法です。他には，他に抗精神病薬に関する教育活動をしているところがあれば，そこを紹介することも考えられます。

講師は，受講者に役立つ，抗精神病薬に関する書籍，パンフレット，ビデオテープなどを集めます。受講者がある特殊な薬に関する情報を必要としていれば，これらの書籍やテープを紹介することができます。

抗精神病薬を用いる治療の大切さ

抗精神病薬を使っての治療に対する家族の反応は，非常にありがたく思っている人たちから絶対反対の意見をもつ人たちまで，さまざまです。家族教育活動は，受講者に抗精神病薬に関する正しい知識を提供し，抗精神病薬を用いる治療を受け入れてもらえるようにするための絶好の機会です。これには3つの方法があります。

第1に効果的なのは，抗精神病薬を，それが，統合失調症を患っている人が人生の目標を達成する上で弊害になっている壁を取り除くという立場から説明することです。当事者やその家族は，それぞれ人生の目標をもっています。早い回復，社交性の向上，意義ある人生を送ること，などです。講師

は，彼らの人生目標について考え，それを援助できるように，抗精神病薬の情報を与えます。統合失調症の症状や障害を，この目標の障害物として考えます。抗精神病薬がこの障害物を取り除く上で効果があり，当事者がもとの自分を取り戻すために役立つと説明します。このことをうまく受講者が理解できるように説明できる人というのは，すでに抗精神病薬を服用し，その効果を経験している人たちです。

　第2は，スキャンなどの脳の映像画や治療効果に関するいろいろな研究結果を教材とすることです。抗精神病薬がいかに脳の構造や働きに影響し，統合失調症によって失われた脳の機能の回復に影響するかについて，脳の映像画を見せて教育活動を行なえば効果的です。『家族のための精神分裂病入門』のD2とD4のカラー図版は，いかに抗精神病薬が脳の機能を復活させるかを理解してもらうのに役立ちます。第1の方法と同じく，抗精神病薬が失われた脳の機能を回復する点に重点を置き，その人の性格を変えることなどに注意を向けるのではありません。

　第3は，誰も（統合失調症を患う本人，家族，精神科医，講師も）必要がないのに薬を服用することを望んではいないということを親身になって伝えることです。薬の服用が不必要であることを願う気持ちに共感する態度は，受講者に統合失調症の治療には抗精神病薬が欠かせないということを理解してもらう上での大切な要素です。

抗精神病薬への現実的な期待

　統合失調症の治療に抗精神病薬が必要であることを知ってもらうことと同じく，抗精神病薬の限界や副作用について知ってもらうことも大切です。当事者やその家族は，時には間違って，抗精神病薬が特効薬で，統合失調症を治す薬だと信じ込まされている場合があります。もしそのように信じていれば，大きな失望をするはめになります。抗精神病薬の治療を受けても，ほとんどの場合に残遺的症状があるからです。すなわち，抗精神病薬によってすべての症状がなくなることは稀です。また，いろいろな副作用があります。

もし抗精神病薬が特効薬で，病気を完全に治すと信じ込まされていれば，当然ながら失望します。受講者は，抗精神病薬によって何が，どの程度よくなるかを知る必要があり，また服薬による副作用について学習することが重要です。これらの薬に関する現実的な情報を伝えることにより，受講者に薬物療法の大切さを理解してもらい，協力してもらうことができます。

新薬についての知識を得る

過去十年間に開発された新しい抗精神病薬にはいろいろな利点があります。このことに関しては，『家族のための精神分裂病入門』に詳しく説明してあります。しかし，新しく開発された抗精神病薬は，まだ一般には受け入れられていない場合があります。家族にできる重要なことは，この新薬が一般に使われるように当局や精神科医に要求することです。新薬に関する知識を得ることで，家族はそれらが広く使われ，治療環境がよくなるよう，働きかけていくことができます。しかし，これらの新薬を統合失調症の特効薬のように伝えてしまっても，それは害になります。薬にはそれぞれそれなりの限度があります。それを服用した3分の2の人たちに効果が出ます。人によっては，新薬よりも従来の抗精神病薬のほうがずっと効果を得られる場合があることも知っておくべきです。

薬とその用量の選択の難しさ

最大の治療効果を得るために，何度も薬を変えたり，薬の服用量を変えなければいけないことほど，辛い経験はありません。薬を服用しても何の効果も見られないばかりか，ひどい副作用が出て苦労する人もいます。このような経験をしている受講者に対しては，その苦労に共感し，ねぎらい，共にそのようなことが少なくなるよう努力する以外にどうすることもできません。このような事態は，当事者と治療者側の両方が苦しみます。関係者全員が，精神科で使う薬と，その作用に関する知識の乏しさにフラストレーションを感じています。現在の精神医学は十分な知識を持ち合わせていません。まだ

不明なことがたくさんあるのです。現在の精神医学の知識は，どの薬が患者に最大の治療効果を示し，最小の副作用をもたらすかを示してはくれません。各患者が各薬に異なった反応をするからです。ある薬が10人の人によい効果を示すからといって，次の人に同じような効果があると保証することはできないのです。精神科医は，患者さんによっては暗中模索しながら，その人に最も適した薬を探さなければなりません。その上，精神科の薬はその治療効果がはっきりするまでに服用後4週間から6週間かかります。患者さんによっては，不幸にして，この繰り返しを何回もしなければならない人がいるわけです。すなわち，ひとつの薬を試し，期待される効果がすぐ出ない場合でも4週間から6週間服薬を続け，それでもやはり効果が出ないとわかった場合に，次の薬を試してみるというわけです。精神科医は，多くの患者に最も効果が上がっている薬から試しますので，投薬した薬の効果がすぐに出なくても，その薬が患者に効果がないと確信するまではその薬を変えないわけです。このような薬の効果の限界を受講者に知ってもらうことにより，彼らの治療者側に対する不信感を軽減し，最も効果的な薬を発見するまでの間，協力してもらうことができます。精神科の薬がすべての症状を完全に取り除くことは稀であること，ほとんどの薬がある種の副作用を伴うことを認識することにより，受講者に統合失調症を患っている人の将来や治療に対して現実的な展望をもってもらうことができます。

他の場所で取り扱うべき課題

他の場所で取り扱うべき4つの課題があります。

1. 個人的な，医療上の助言
2. 精神医療の専門職や施設と効果的に交渉する方法
3. より効果的な治療を得るためのアドボカシー
4. 薬物療法を続けさせる方法

個人的な，医療上の助言

「薬物療法」に関するクラスでは，受講者からいろいろな質問が出されます。時には医学的に特殊で個人的な質問も出てきます。たとえば，「うちの息子は心臓病も患っており，高血圧の薬○○をとっていますが，抗精神病薬の△△を同時にとっても差し支えありませんか」などといった質問です。このような質問は，その人の主治医にしか答えられない質問です。このような質問が出された場合は，それぞれの主治医に聞いてもらうよう指示してください。主治医に相談する前に，どのような質問をすべきかなどを受講者と当事者が考え，紙に書き，適切で必要な質問が用意できるよう指示します。このような場合，講師が主治医と連絡を取り，受講者家族が薬や治療に関する質問をもって訪ねていくことを知らせ，適切な情報を与えてくれるように依頼するのもよいでしょう。このような個人的な医療上の質問が出されたときは，直接個人的な助言を与えることがクラスの主旨に沿わないことを，質問をした人が恥をかかないように説明してください。

精神医療の専門職との関わり合い

時には精神医療が，（消費者にとってではなく）専門家や施設にとって都合のよい方法で行なわれていたり，病気を抱える本人やその家族のニーズに対して無関心だったりすることがあります。また，提供される医療が消費者のニーズに沿って行なわれるものの，そのやり方が非常に謎めいていて，治療や援助に関する説明が与えられない場合もあります。家族教育活動の大切な役割のひとつに，専門家や精神医療施設がどのように治療や援助をしたり，その運営を行なっているかを受講者に理解できるよう説明することがあります（上述した，最適な薬の選び方を参照してください）。精神医療の専門家や施設のやり方を理解し，現実的な治療の見通しと適切な自己主張のバランスを取ることで，受講者は満足のいく治療や援助を受けられるようになります。これに関する事柄は，次のクラス「心理社会的リハビリテーション」で話し合うことが適切です。

より効果的な治療へのアドボカシー

　精神医療の改善のための法律改正，効果的な治療の開発，精神医療の消費者の待遇改善，地域の社会的資源開発などの促進運動をすることがアドボカシーです。このような事柄が家族教育活動のクラスで話題になった場合は，講師はその意見に全面的に賛同する態度を示し，家族会などの会合を紹介してください。

薬物療法を続けるように促すこと

　薬物療法を奨励することは，家族教育活動の中で最も難しい課題のひとつです。短期の学習クラスは，服薬を拒んでいる複雑な事態について話し合い，何らかの解決策を得るには，あまりにも短すぎます。長期的に薬の服用を拒む背景には，反抗的態度，精神病の症状の活性化，薬に関する家族の葛藤などがあるからです。効果的な介入は難しく，また危険を伴うことがあります。被害妄想が強くなって，薬は毒であると思い込んでいる状態の人に強制入院や保護制度の手続きを取ったり，地域での治療を受けるように取り計らうことは難しいことです。嫌がることを強制すれば家を飛び出し，逃げたり，または家族を傷つけたりする可能性があります。

　長期的に抗精神病薬を拒んでいる場合にどのように対処するかについては，家族生活技能のクラスで，何回かの学習クラスを設けて取り上げます。また，個別に家族と会って相談したり，家族心理教育などで学んでもらいます。この課題が大きな話題になった場合には，家族教育活動のクラスでは扱いかねるので，困っている受講者を家族生活技能のクラスや他の機関に紹介してください。何を課題にしていようと，約束された課題以外のトピックに逸れることは，家族教育活動を失敗に終わらせる原因になるからです。

　家族教育活動のクラスで多くの受講者がこの問題で困っている場合には，1回のクラス全体をこの課題に集中させ，話し合うこともひとつの方法です。この場合，押しつけがましい介入の仕方や危険な介入は避け，薬物療法の大切さに関する教育的な内容に止めておきます。限界設定や最終提案などの介

入方法は，受講者が個人的な家族相談や家族治療を受けるまで待ってもらいます。

応用練習と焦点を絞ったディスカッション

受講者の質問に対して講師が答えられるのであれば，このクラスでは講義と質疑応答両方の時間を設けることが最適です。受講者が出す薬に関しての質問は，専門家の講師が現在医学的に知られている事実に沿って答えるべきで，受講者仲間が答えるべきではありません。「薬物療法」の課題で始めるこのクラスでは，講義や質疑応答の時間を十分にもてるようにするために，応用練習や焦点を絞ったディスカッションの時間を見合わせる場合がしばしばあります。

焦点を絞ったディスカッションを簡単に行なうとすれば，課題として適切なのは，受講者の薬物療法に対する態度，意見，価値観などについて話し合うことでしょう。実りある話し合いには，次のような課題があります。

- 薬を服用することからくる実利的，感情的な損得の分析
- 薬がはたして"気休め"なのか，あるいは薬物療法を受ければ，その人の価値や社会的地位に変化が生じるか

まとめ

受講者家族は，抗精神病薬の一般的な知識より，自分の家族で統合失調症を患っている人が服用している薬について詳しく知りたいと思っています。受講者全員が求めているこのようなひとつひとつの薬についての講義を行なえば，1時間や2時間の講義では不十分です。このクラスでお勧めしたいのは次の事柄です。

- 課題を薬の効用，副作用，薬の選択方法の基礎的理論だけに絞る
- 各受講者が最も知りたいと思っている薬についての情報を得られるように，一般の人にもわかりやすく説明している薬についての書籍やパンフレットを紹介する
- 薬に関する個人的で特殊な質問は，主治医の精神科医に相談するよう勧める
- 薬物療法について，講義と質疑応答の時間が十分にもてるように，応用練習やディスカッションを見合わせる
- 精神科医をゲストスピーカーとして招き，講義してもらい，また受講者からの質問に答えてもらう
- 受講者が精神医療の専門家と交渉できるように指示を与え，よりよい治療が受けられるように促し，薬物療法を続けられるよう，適切な地域の社会資源などを紹介する

第17章 リハビリテーション

「リハビリテーション」のクラスでは，次のような互いに関連した課題について講義します。

1. 回復の過程
2. 心理社会的リハビリテーションの方法
3. 良質のリハビリテーションプログラムを探し，そのプログラムに参加するための方法
4. 心理社会的リハビリテーションに関する家族の役割
5. 心理社会的リハビリテーションの方法を家庭で応用する方法

たとえば，動機づけについての話し合いがなされれば，受講者は統合失調症における動機づけの欠如についての知識を同時に学びます。また，心理社会的リハビリテーションのプログラムで動機づけを向上させる方法を知り，家庭で動機づけをうまく行なうために，いかに心理社会的リハビリテーションの方法が応用できるのかを学習します。

講義の課題

回復への現実的な希望

受講者家族は，統合失調症によってどの程度の機能低下があるかというこ

とと，現実的な回復への希望をもつことの両方について学ぶ必要があります。これまでのクラスでは，統合失調症による生活機能の低下や症状の治療について学習してきました。回復や生活の満足感は，症状の軽減にあるのではなく，どの程度自分が立てた目標に到達できたかによります。統合失調症を患っている人が，仕事，家庭，友達，活動，地域に貢献できるかどうかを基に，自己の価値や成功を決定するということを受講者は学びます。このことを知ってもらうためには，統合失調症からある程度回復している人たちにゲストとして来てもらい，回復や，人生への抱負について話してもらうことです。この場合，抜群に回復した人は適切ではありません。パネリストとなってもらう人たちは，現実に期待できる程度の回復者であるほうが，受講者全員に現実的な回復の希望をもってもらえます。非現実的な回復をした人は非現実的な希望を受講者に与え，最終的には大きな失望をもたらすからです。『精神分裂病の家族心理教育カリキュラム』のE10のカラー図版は，回復の範囲を説明するのに適しています。

　もうひとつ大切なのは，回復にはどのくらいの期間が必要なのかを伝えることです。もし，家族が最少の日数で最大の回復を期待していれば，回復の変化に気がつきません。小さな回復への変化に気がつかなければ，家族は回復への希望を失います。典型的な回復の過程について知ることは，長期的な回復への希望をもつことにつながります。

心理社会的リハビリテーションの方法を理解すること

　回復には時間が必要であると理解する難しさに加えて，統合失調症の認知障害を克服したり，それを補うための技術訓練の方法について理解することは，家族にとって難しいことです。家族は，統合失調症の治療を，一般に知られているカンセリングを少し変えた程度のものと思い込んでいる場合があります。このような家族は，統合失調症を患っている人が何か問題を引き起こした場合，「カウンセラーのところに行って話してきなさい」などと指示します。統合失調症のための心理社会的リハビリテーションは，従来のカンセ

リングの方法と非常に異なることを家族は理解していません。心理社会的リハビリテーションの方法を理解していなければ，家族はそれを支持することもできません。

　心理社会的リハビリテーションの理論と方法を受講者に理解してもらうため，講師は，方法の例，事例，類似などを使って，何回も繰り返し説明します。統合失調症による機能低下を補うためのリハビリテーションの方法を具体的に説明することは，家族がリハビリテーションの原則を理解することに役立ちます。統合失調症の機能低下を補うために，従来の方法では失敗したけれども，このリハビリテーションの方法では成功した例などを話せば，よりよく理解してもらえます。特殊クラスの生徒も，それにふさわしい特別な教授法を使って教えられれば，普通クラスの生徒と同じように学習できることなどを，類似の例として説明してください。『わかりやすいSSTステップガイド』上・下巻（*Social Skills Training for Schizophrenia*）[35]や*Psychiatric Rehabilitation of Chronic Mental Patients*[36]は，講師が使えるいろいろな例を提供してくれます。

心理社会的リハビリテーションプログラムの評価

　受講者は，抽象的な方法にはあまり興味がありません。受講者が一番知りたいのは，統合失調症を患っている家族を，どうやって効果的な方法を提供している心理社会的リハビリテーションのプログラムに参加させ，失われた生活技能を取り戻してもらうかということです。講師は，このことについて必要な情報を与えなければなりません。その情報とは以下のようなものです。

- 各個人に適した心理社会的リハビリテーションプログラムの選択の仕方
- 地域内でのプログラムの紹介
- これらのプログラムに参加するための手続きの仕方
- プログラムの費用を払う方法

第15章では、これらの事柄について詳しく説明しています。

精神医療や福祉の専門家と効果的に交渉する方法

　講師は、受講者が、治療において自分たちの果たせる役割を理解し、そのことに明るい見通しをもてるよう指導することができます。受講者は、治療にとって大切で正確な情報を医者や他の精神医療の専門家に伝え、治療の進展を手助けすることができます。

　家族は、正確な病気の過程を精神医療の専門家に伝えることもできます。家族は、統合失調症を患っている人の社交的、機能的情報、病気の経過、過去の治療への反応、現在の症状、現在の能力や生活機能、何が回復の邪魔になっているか、再発の兆候、薬物療法の受け入れ具合、お酒やドラッグの使用などについて、正確な情報をもっています。専門家は、正確な診断や治療計画を立てるために、家族が知っているこれらの情報を必要としています。統合失調症を患っている本人は、このような大切な情報を、医者や他の専門家に十分に伝えることができないからです。

　家族に、これらの情報をなるべく詳しく紙に書いて治療者に渡すように指示してください。治療者は何十人、ときには何百人の患者の世話をしていますので、大切な情報は書面でもらった方がよいわけです。

　家族は次のような方法で治療を支持することができます。

- 統合失調症を患う本人を精神科医や診療所に連れていく、医療機関とのアポイントメントを忘れないようにする
- 作業所、デイケア、リハビリテーションプログラムに参加するよう励ます
- 治療の場で勧めている事柄（薬物療法を受ける、お酒やドラッグを避ける、新しく習得した生活技能を練習する、など）を家庭で強化する
- 新しく教わった生活技能を家庭で何度も練習できるよう取り計らい、励ます
- 本人が現実的な人生の目標をもてるように支持し、それに向かって生き

られるように援助する
- 潜在的なストレスを知り，それが起きるであろう状況を予期し，本人がストレスに対処できるよう支持する

　講師は，家族によって，支援できること，できないことがあることを知り，できる範囲内で家族が統合失調症を患う本人を支持できるように指導してください。家族に無理をさせないことが大切です。無理をさせれば，そのぶん家族がストレスを感じ，できるサポートもできなくなります。講師の目標は，家族が自分たちでできるサポートをより効果的に行なえるように支持することです。

　どの企業や職業にも，当事者以外は知らない「商売の駆け引き」があります。この「商売の駆け引き」とは，当事者だけが知っている，能率的に物事を処理するための特別な方法です。講師は，受講者が，精神医療や福祉に携わっている人たちやプログラムに対して，現実的な期待をもてるように支持してください。講師は，精神医療や福祉の場における「商売の駆け引き」を受講者に教え，それを知ることで受講者がより効果的に精神医療や福祉に携わっている人たちから，必要としている援助や情報を得られるようにしてください。たとえば，通常，精神科医が患者やその家族と会う時間は10分程度なので，治療において一番大切な事柄，すなわちどの薬をどれだけとるかを決定する精神科医は，ほとんど患者に関する情報をもっていないことになります。家族は精神科医と次のような事柄について，ときどき話し合うべきです。

- これまでの治療歴，特に今までどの薬が効果を示し，どの薬が効果がなかったか
- 現在の症状，特に再発の兆候となる症状など
- 副作用，特に毎日の生活に影響したり，薬を服用し続けるのに妨げになる副作用

- 現在，薬を処方通りに服用しているかどうか，どのような方法が最も服用しやすいか

　最後に，講師は，受講者が求めている治療や援助を治療施設から得られるよう，積極的に援助すべきです。施設との間で受講者が何週間努力してもできなかったことが，講師からの電話一本でできることがあります。

リハビリテーションの方法を直接，家庭で応用する

　受講者家族は，この章で説明されているリハビリテーションの方法を家庭で試してみようとします。講師はこの受講者の努力を2つの方法で励ますことができます。まず，講師はすでにリハビリテーションの方法を家庭で応用している家族について話します。そのような家族について話せば，講師がいかに家族の人たちの意思を尊重し，彼らが新しい理論を受け入れて応用できるということを信じているかを知ってもらえます。第2に，講師はリハビリテーションの理論を家族の立場から，わかりやすく，一般的な言葉で説明するようにします。講師は，受講者がリハビリテーションの方法を家庭で試せるよう，具体的に指示することができます。

　講師は，受講者が，教わったリハビリテーションの方法を家庭で試して失敗した場合に，どれだけ自信を失うかについても考えなければなりません。受講者に家庭で試すように勧めるときには，「これは口で言うより難しいですよ」とはっきり伝え，受講者が失敗した場合に備えます。また，参考になるような文献なども紹介してください。受講者に，新しい技術は何回も繰り返して練習してこそうまくなるのだということを伝えてください。新しい技術を何回も繰り返し練習した後にようやくうまくなれば，受講者も，統合失調症を患っている人が生活技能を習得するとき，何回も繰り返さなければならないことに共感することができます。このクラスで学習する技術は，家族心理教育の重要な課題のひとつです。

応用練習と焦点を絞ったディスカッション

「薬物療法」のクラスが精神科医に講義をしてもらうのに対して，「リハビリテーション」のクラスは，各受講者のすでに知っている技術や経験を中心にして行なわれます。各受講者の経験や技術をもとにすれば，応用練習や焦点を絞ったディスカッションのトピックは無尽蔵にあり，受講者が互いに学び合う機会を設けることができます。次に上げる例はそのほんの一部です。

精神医療に携わる人や施設との交渉

受講者が今までに精神医療に携わる人たちや施設との接触を通して得た，よかった経験，悪かった経験を用いて，応用練習や焦点を絞ったディスカッションを行なうこともできます。このトピックでの応用練習や焦点を絞ったディスカッションを計画する際に注意しなければならない点が2つあります。そのひとつは，少数の受講者が自分たちの不満を述べるために時間を独占することがないよう，応用練習や焦点を絞ったディスカッションを構造化することです。治療者や施設との接触でフラストレーションや怒りを経験したとき，それを外に表現することは適切な行為です。講師はこれらの感情の表現に対し，共感をもって接してください。次に講師がなすべきことは，医療機関や専門家を擁護せずに，この感情表現を認識と学習経験に導くことです。

2つ目は，この応用練習から得られる最大の利益は，精神医療や福祉機関と交渉する技術を受講者が互いに学び合えることにある，ということです。講師は受講者に，どのような交渉の仕方が過去に成功したか，またどのような仕方であれば統合失調症を患っている人やその家族に最大の利益がもたらされるだろうかと尋ね，ブレーンストーミングをしてもらいます。そして，受講者の考えを大きな紙や黒板に書いてリストを作り，それを次のクラスで受講者全員に渡し，資料としてもらいます。

精神医療や福祉組織にはいろいろな欠陥があります。たとえば，不十分な

予算，一人一人の職員が受けもつクライエントの数が多すぎること，そのためにクライエントとの十分な時間がもてないこと，などです。このクラスで予算の少なさを話し合っても，あまり受講者の利益にはなりません。しかし，限られた時間で精神医療や福祉に携わる人と効果的に交渉をする術を学ぶことは，受講者家族と統合失調症を患っている人の両方に利益があります。

現実的な目標への歩み

一回の応用練習では，受講者に統合失調症を患っている人がどのような人生の夢をもっているかを話してもらいます。講師は，統合失調症を患っている人がその夢を実現するために，受講者家族がどのように援助できるかについて指導します。統合失調症を患っている人が自分の夢を実現するための過程を10またはそれ以上の小さなステップとして具体的に取り上げ，最終的に得られるはじめの一歩が，今すぐにでも取り組むことができ，15分から24時間以内に達成できるほど，現実的な一歩となるようにします。この非常に小さなステップをひとつずつこなし，夢の実現に近づけるよう，家族が病気の人をサポートし，励ませるようにします。

さらに進んだ場合には，受講者に焦点を絞ったディスカッションをしてもらい，その中で，自分の家族が統合失調症になる前にその人に対して抱いていた夢は何であったか簡単に話してもらい，発病後，その夢をどのように諦め，現実に沿った期待に変更しなければならなかったか，その変更をする過程で経験した種々の感情体験を話してもらいます。

動機づけの仕方

統合失調症を患っている人にやる気を起こさせるための技術をすべて習得しようとしても，このクラスでは短かすぎます。考えてみれば，受講者は統合失調症を患っている人を励ますためのいろいろな方法をすでに知っており，それを毎日の生活の中で行なっています。これらの技術に焦点をあてた応用練習は，受講者にとって非常にためになります。たとえば，「皆が知っている

やり方を分かちあう」応用練習です。受講者に過去一週間に統合失調症を患っている人がやったことでよかった行為を 10 ほど，紙に書いてもらいます。どんなに些細な行為でもかまいません。講師は受講者がそれらのポジティブな行為を認識できるように援助します。たとえば，統合失調症を患っている人が，朝，自分で起きることができた，などです。ひとつでもポジティブな行為を認識できたときに，褒めたり，感謝したりして，その行為を強化することを教えます。

　ここで取り上げた応用練習や，他の章ですでに述べた応用練習は，その一部なり全部を宿題として，家庭で練習することができます。簡単な応用練習は，受講者になるべくたくさんの強化の仕方や褒め方のリストを作ってもらうことです。各受講者は，これらのリストの中から，自分の家庭の統合失調症を患っている人に合った方法を選び，それを用いることができます。家族内で，リストの中でどの方法が適切かを話し合い，家族全員がそれを試してみることもできるでしょう。家庭での課題はポジティブな行為をひとつ選び，家族全員が同意する方法でその行為を強化し，そうすることでその行為がどのように発展するかを観察します。講師は，この試みが最初は思うような結果になりにくいこと，行動の変化は少しずつ起きるということを受講者に伝えてください。行動の向上は痛ましいほどにゆっくりと進行します。

ま　と　め

　「リハビリテーション」のクラスでは，受講者が回復への現実的な展望をもつことと，心理社会的リハビリテーションの理論と方法について説明します。心理社会的リハビリテーションの方法を理解することは，受講者が精神医療や福祉組織と協働するときに役に立ちます。さらに，受講者が学んだ心理社会的リハビリテーションの方法は，家庭で実際に応用することができます。

第18章 家族の役割

「家族の役割」のクラスでは，どのような家族の態度や行動が統合失調症を患っている人の回復や再発に影響するかを学びます。ここでは，9カ月間の家族心理教育のクラスで学ぶことの概要だけにしかふれることができません。回復に関する家族の要因については，受講者の罪意識を高めないように注意しながら説明しなければなりません。この章は，この家族教育活動の最後のクラスになりますので，終了するにあたっての課題も忘れず，またこれから何をすればよいかについて話し合うことも大切です。

講義の課題

罪意識を軽減する

家族がいかに統合失調症を患っている人の回復や再発の要因となるかについて話すことは，両刃の剣です。家族は，自分たちの努力とエネルギーを建設的な方向へと向けるための指示をはじめて得たことになりますが，その一方で，今までに回復の要因となることのすべてを統合失調症を患っている人に与えていなかったことからくる罪意識を感じます。人によっては，本人の現在の状態をすべて自分の責任だと思いこみ，苦しむこともあります。

講師は，言葉，語調，事例などの選択に最大の注意を払う必要があります。これは，学習効果を最大にし，家族の罪意識を最小にするためです。非常にデリケートな事柄なので，講義を行なう前に綿密な計画と練習が必要です。

家族会の人たちから講義内容についての感想や助言をもらうのもよいでしょう。また，本書の第8章をもう一度読み直すこともお勧めします。

家族を力づける

　教育活動の最大の利点は，未来の生活の諸問題へのコーピング方法を学ぶことに重点を置き，過去の間違いにはふれなくてもよいことです。このクラスでは，講師は家族がすでに有している前向きな生活の知恵やコーピング方法の例を上げてください。最良の例は，今までのクラスで行なった応用練習やディスカッションに出てきたもの，あるいは講師が他の家族から聞いた事柄です。講師は，自分がクライエントの回復を援助できるように新しい技術を習得したときの努力や苦労を例として話し，受講者が同じように自分たちの努力について話せるようにします。次のように具体的な指示を受講者に与えれば，受講者は学習効果を上げることができます。「私がやったように，皆さんもご自分でできるだけの努力をされました。何度か間違ったことをしたとしても，ご自分を許してください。統合失調症を患っている人のために一番よいことだと信じ，努力をされたことです。苦しめようと思ってやったことではなかったのです。今日のクラスから新しい知識を得て，皆さんの努力がよりよい結果をもたらすようにしてください」

家族の負担

　「家族の役割」のクラスを2回に分けて行なう場合，初めのクラスでは統合失調症が及ぼす家族への負担について話し，2回目のクラスでは家族が回復に影響する事柄について話します。1回のクラスで行なう場合には，家族への負担を簡単に，クラスの始めに説明します。どちらにしても，講師は家族の努力と苦労をねぎらい，共感し，家族の努力と技術を確認してください。

　講師が家族の努力や苦労を理解する上で一番簡単なのは，自分が教育や実地研修を受けていた時のことを思い出すことです。クライエントとの接触で何をしてもうまくいかず，どうしてよいかわからずスーパーバイザーに相談

したところ，問題が簡単に解決するかのように言われたことなどを思い出せば，受講者の混乱や苦労が理解できます。このような状況では，研修生も家族も，「何を言ってるの，そんなに簡単なものではありません。この人を自分で指導してごらんなさい，この人はそんなに簡単ではないのですから」と思うのが自然でしょう。

　講師はこのように受講者が感じることを避けなければいけません。統合失調症を患っている人を世話することの難しさと現在の状況を改善できるという希望とのバランスをうまく取ることが大切です。そのような展望を受講者にわかってもらうためには，ユーモアや例え話を使うのもよいでしょう。例えば，「溺れないようにアップアップしているときに，自分の目標はこの池を干すことであったことを思い出すのは難しいことです」などは，家族の苦労をよく表わしています。「不器用な人とダンスをする」というのも，ひとつの言い方です。

　家族の人たちは，地域の一般の人たちが，障害者は家族が世話をするのがあたりまえで，周りの人に迷惑をかけないよう期待しているということを非常に気にしており，講師はそのことに気づくべきです。講師は，家族の「世話する人」としての義務に対する苛立ちを触発したり，その役割から一時的に逃れ，自分の憩いの時間をもつことに対する罪意識を強めたりしないようにします。

> 注
>
> 成人した障害者の子どもの世話を親がどの程度しなければならないかということは，その人の文化的背景や価値観によって大きく異なります。講師の目標はこの価値観を変えることではなく，家族が自分たちの価値観を素直に受け入れられるよう支持し，家族が受け入れられる役割を効果的にできるよう援助することです。

次のステップ

　家族教育活動のクラスは，受講者に役立つ内容を提供していますが，受講

者のニーズのすべてを満足させることはできません。講師は受講者の一般的なニーズを指摘し、それを満たすことができるように他のいろいろな資源も教えてください。受講者はどのような選択ができるのかをよく自覚していないかもしれません。講師は次のような情報もクラスで話してください。

- どのような家族介入があるか
- どこで家族介入が得られ、それはどのような方法でなされるか
- それを受けるにはどれくらいの対価（時間、努力、お金）が必要か
- それぞれの介入からどのような成果を期待できるか

家族教育の終了

ベテランの講師は、講座などで一番大切なのは最初の言葉であり、二番目に大切なのは終了の言葉であると言います。講師は終了の言葉について十分に考慮し、計画し、練習します。もし、最後のクラスが応用練習やディスカッションであれば、最後には全員を集合させ、終了の言葉を伝えます。印象的な終了の言葉は、講師の経験、感情、家族教育者としての態度から出てくるものです。終了の言葉には次のようなことを考慮に入れてください。

1. 統合失調症を患っている人やその家族への共感
2. 家族や当事者の勇気、長所、技術への敬意
3. 教育活動に参加した受講者の努力の肯定
4. 家族と共に学習することができた個人的な喜び
5. 受講者が今後も学習を続けていくことに対する信頼
6. 講師が今後とも家族と共に回復への努力を続けていく意志があること
7. 統合失調症を患う本人やその家族の明るい未来を願っていること

応用練習と焦点を絞ったディスカッション

　最後のクラスで行なうのに最適な応用練習は，受講者全員が何をこの家族教育活動を通じて学んだかを，互いに分かち合うことです。その前のクラスが終わったときに，宿題として受講者に次の事柄について紙に書いて，次回，最後のクラスに持ってくるように指示します。

- 統合失調症についての知識や統合失調症を患っている家族について得た洞察で，最も重要なもの
- 家族教育を受けたことで，統合失調症やそれを患う本人に対しての考え方や態度にどのような変化があったか

　最後のクラスでは，上に挙げた課題について，小グループ（4人から6人）になり，自分が学習したことを他のメンバーに伝えます。グループの各メンバーは，自分が学んだ統合失調症に関する知識，態度，技術などを2，3分で話します。他のメンバーに「教える」ことにより，自分の学習を強化し，他のメンバーの学習を促進します。

　もうひとつ，応用練習として適しているのは，小グループに分かれ，次の学習目標や行なうべきことについて皆で話し合うことです。グループの一人に書記になってもらい，そこで出されたいろいろな提案を大きな紙に書き，各グループの応用練習が終わったら，自分たちのグループの案をクラス全体に発表します。受講者は，今後も続けていきたい学習の課題，生活技能，サポートグループ，個人的な家族相談，他に必要な援助などについて話し合うことができます。グループはどのようにしてこれらのニーズを満たすか，提案することができます。

　「家族の役割」を2回のクラスで行なうのであれば，最初のクラスでは，家族が直面している問題と，その問題を解決するにはどのような生活技能の

学習が必要かに焦点を当てます。この応用練習では，感情の発散と，問題を再度話題にするけれども解決を出さないことによる士気の低下との間でバランスをとらなければならず，そこにジレンマが生じます。感情の発散をある程度行ないながら，いくらかの解決も出す応用練習を次に紹介し，一歩ずつその応用練習を行なう方法を挙げます。

第1段階
3人から4人のグループで，1人のメンバーが2分以内で自分が話したい問題を話します。グループは2分以内でその問題を解決する生活技能を探します。講師はグループとグループの間を歩き周り，「そろそろ次の人に移ってください」と言いながら，ディスカッションが指定された時間内で終わるように指導します。

第2段階
各グループが書記を1人選びます。書記は，応用練習で出された生活技能のリストを書き，それを講師が大きな紙に書き移します。この場合，生活技能を習得しなければならないメンバーの名前は書きません。

第3段階
講師が各グループから提案された生活技能を集め，まとめ，受講者に各技能を得るにはどうすればよいかについて，ブレーンストーミングをしてもらいます。全部の生活技能について話せるように時間調整をします。

第4段階
各受講者に，自分が必要としている生活技能を得るための次のステップについて家で考え，計画してもらいます。

第5段階
最後のクラスで，前のクラスと同じメンバーが集まり，お互いの計画を話し合います。

第6段階
最後に講師が，必要な生活技能を得るためにはいろいろな方法や資源があ

ることを強調し，各受講者がこれからも学習を続けていくよう励まします。

　この応用練習に代わる，焦点を絞ったディスカッションでは，統合失調症を患っている本人が自分に必要な技術を身につけるにはどうすればよいかについて，受講者に話してもらいます。両親や兄弟から世話を受けるのは，その人の生活のほんの一部です。家族がどれだけ病人の世話をできるかは，家族の健康，能力，何年生きられるかなどに左右されます。統合失調症を患っている人が自分で生活技能を習得するために，次のような事柄について本人と話し合ってください。

- 自分自身で気持ちを和ませたり落ち着かせたりすること
- 周りから情緒的なサポートや他のサポートを得ること
- 自分の義務や役割を制限すること
- 休養を十分にとること，適切な休養により，必要なことをするエネルギーが生まれます
- 自分の人生の目標や夢を忘れずに，それを得られるように努力し続けること

終　　了

　短期の家族教育活動のクラスでも，終了にあたっての課題を考えなければなりません。多くの受講者が，家族教育のクラスを受けることにより，精神医療の専門家が初めて自分たちの立場を理解し，尊重し，助けてくれたと安堵します。そのような経験をすれば，当然ながら，このクラスを続けていきたいと望みます。講師は最後のクラスで新しい課題を出したり，出されたりすることがないように最大の注意をしなければなりません。たとえば，この最後のクラスで語り合った，家族の生活技能をどのように応用できるようになるかなどには，いろいろな応用練習が考えられますが，これらの課題は，家族教育活動の後に行なわれる「家族生活技能訓練」のクラスで取り扱うこ

とが適切です。

　講師は，受講者全員が家族心理教育の過程を無事に終了し，いろいろな事柄について学習できたことを伝えます。受講者全員に，自分たちの学習目標を達成できたことを自覚させてください。また，自分たちのニーズを満たすために，他の社会資源などが紹介されたことも思い出させてください。

まとめ

　このクラスは，家族心理教育で9カ月間かかって学習する「家族の役割」を，簡単に紹介しています。これらの家族の要因は，家族が罪意識や負担を増やさないように注意しながら，家族が力を得，新しい技術を習得できるように提示されなければなりません。

　最後のクラスでは，「終了」の課題を忘れないようにします。ここで行なわれる応用練習は，終了を考慮に入れ，新しい課題が持ち出されないようにします。受講者が今後も自分たちのニーズを満たせるように，いろいろな資源の情報を与えます。

セクションV

おわりに

　家族教育の最後のクラスでは，講師は，受講者が一連の学習を終え，完了させたことを認識し，次に何を学習するかの方向性が持てるように指示してください。

　それと同時に，この本を読まれている皆さんは，この本かれ得られた知識，態度，技能をもう一度思い返してください。皆さんの努力を再度確認してください。簡潔に書かれたこの本は，家族教育を行なうための技術を習得するための第一歩です。新しく得た自分の知識を顧みながら，さらに知識や技術を増やすためには何をしなければならないかを考えてください。

　前に例として挙げた料理の本に例えるなら，皆さんが，この料理の本の中から栄養満点で楽しい家族教育を行なう上で役に立つレシピをいくつも見つけだされることを願っています。お望みならば，この本で紹介した家族教育介入のすべてを提供されてもよいでしょう。以下の資料は，皆さんが家族教育者としての知識を増やし，成長を促進するのに役立ちます。

　専門的な資料や家族への資料は，私が家族教育を行なうにあたり，参考文献として役立てたものです。これらの資料は，皆さんや家族の方が，統合失調症を患っている人の快方を援助する上で役立つものを選択しました。

　このリストに載っているのは，統合失調症の原因や治療，および家族への介入に関する資料で，この数年間に発表されたものです。『家族のための精神分裂病入門』には，家族教育の内容と統合失調症に関する研究結果や治療に関する情報が含まれています。精神医学に関する情報は近年目覚ましく増加し，その知識は爆発的な変化を遂げています。精神医学の専門家は，これらの新しい情報を読み続けていかなければ時代遅れになる恐れがあります。

私は家族介入に関する本も何冊か書いています。『再発予防のためのサイコエデュケーション』もそのうちの1冊です。

　Pacific Clinics Institute を通して，私は統合失調症や精神病的気分障害の治療に関する家族教育，心理教育，コンサルテーションなどの研修活動をしています。

私の研究所は：
Pacific Clinics Institute
909 S. Fair Oaks Ave.
Pasadena, CA. 91105, USA
電　話：(626) 795-8471
FAX：(626) 449-4925
Email：amenson@pacbell.net

　日本語でエイメンソン博士に連絡をとりたい方はこの本の訳者までご連絡ください。お取次いたします。

Yoshihiro Matsushima, LCSW
1624 Santa Rosa Ave.
Glendale, CA. 91208 USA
電　話：(818) 548-4452
FAX：(818) 246-6945

　なお，私は日本で『家族のための精神分裂病入門』の150枚のカラー図版やスライドを使って家族教育の研修や講演をしています。

解説つき文献リスト

◆ 家族に統合失調症を患っている人を抱えている人の読書のリスト

《家族の人たちのガイドになる書籍》

Coping with Schizophrenia: A Guide for Families by Kim Mueser and Susan Gingrich. (New Harbinger, 1994).

これは家族の方のために書かれた本で,治療薬,再発予防,コミュニケーション,家庭で使えるルール,物質乱用,将来の計画の仕方などについて詳しく説明されています。

Schizophrenia: Straight Talk for Families and Friends by Maryellen Walsh. (Morrow & Co., 1985).

これは統合失調症を患っている方の母親によって書かれた本です。いろいろな文献を引用して書かれています。親の立場から,心あたたまることや苦労などについて鮮明に書かれており,家族にとっては感銘を受ける本です。もし一冊しか読めないのであれば,この本を勧めます。

Surviving Schizophrenia: A Family Manual, Third Edition by E. Fuller Torrey. (Harper & Row, 1995).

これはアメリカの Alliance for the Mentally Ill の方々に非常に感謝されている本です。1983年に初めて家族へのサポートと教育のために書かれた本です。この本の第2章「精神病の内なる世界」には,統合失調症を患っている人の心理的体験が詳しく,わかりやすく説明されています。家族の方々に非常に共感的に書かれています。

Troubled Journey: Coming to Terms with the Mental Illness of a Sibling or Parent by Diane Marsh and Rex Dickens. (Tarcher/Putnam, 1997).

これは統合失調症を患っている人の兄弟や成人した子どもさんたちに最も役立つ本です。子ども時代に統合失調症からの影響を受けたことなどを認識し,それに対処していく方法などを取り扱っています。

Understanding Schizophrenia: A Guide to the New Research on Causes and Treatment by Richard Keefe and Philip Harvey. (The Free Press, 1994).

1994年までの統合失調症に関する研究を説明している本で,最も詳しく書かれているものです。*Surviving Schizophrenia* よりも統合失調症について詳しく説明していますが,より理解が難しい本でもあります。

《統合失調症の体験を説明されている書籍》

Anguished Voices: Siblings and Adult Children of Persons with Psychiatric Disabilities by Rex Dickens and Diane Marsh. (Center for Psychiatric Rehabilitation, 1994).
　精神病がいかに兄弟や子どもたちに影響するかについて，詳しく，わかりやすく書かれています。精神病を患っている人が家族にいたときに，そのことが人生を通していかに影響を及ぼすかが，家族の立場から，いくつもの体験談を引用して書かれています。

Crazy Quilt by Jocelyn Riley. (William Morrow, 1984).
　これは小説です。13歳の女の子が主人公で，彼女の母親が統合失調症であるという立場で書かれています。忘れられた統合失調症の犠牲者への理解に役立ちます。

The Girl with the Crazy Brother by Betty Hyland. (Franklin Watts, 1986).
　これは Alliance for the Mentally Ill のメンバーの人が，十代の人々のために書いた本です。ある女子高校生のお兄さんが統合失調症になったという体験を小説にしたものです。

Is There No Place on Earth for Me? by Susan Sheehan. (Houghton-Miller, 1982).
　これも小説ですが，統合失調症を患った女性がいろいろな法律的，医療的，お金の問題にあい，一生懸命に取り組んでいく姿が非常に現実的に描かれています。

Tell Me I'm Here: One Family's Experience With Schizophrenia by Ann Devesch. (Penquin, 1992).
　国連のミデアー平和賞を受賞した，Schizophrenia Australia の創始者である女性がこの本の著者です。家族の体験が書かれています。

The Quiet Room by Lori Schiller. (1994).
　統合失調症を患いながら，精神病薬の新薬であるクロザピンを服用することによって，ほとんど全快に近い状態まで回復した人の体験談です。

The Skipping Stone: Ripple Effects of Mental Illness on the Family by Mona Wasow. (Science and Behavior Books, 1995).
　統合失調症がいかに家族全体に影響するかを書いた本です。ぜひお勧めしたい本です。

Understanding Mental Illness for Teens Who Care about Someone with Mental Illness by J. Johnson. (Lemer Publications, 1989).
　Alliance for the Mentally Ill のメンバーによって書かれた本で，統合失調症を患っている人の兄弟たちのために書かれています。

《気分障害に関する書籍》

A Brilliant Madness: Living with Manic Depressive Illness by Patty Duke and Gloria Hochman. (Bantam, 1992).
躁うつ病を，個人的な立場と臨床的な立場の両方から説明している本です。

Control Your Depression by Peter Lewinsohn, Ricardo Munoz, Mary Ann Youngren, and Antonette Zeiss. (Prentice Hall, Englewood Cliffs, New Jersey, 1979).
これはうつに関する自助的な本です。読者の行動，リラクセーション，思考，社交技術，およびセルフコントロールなどについて検討しており，問題に関する具体的なアイデアや応用練習が提示されています。

The Depression Workbook by Mary Ellen Copeland. (Harbinger, 1992).
うつ的傾向がある人に向けて，感情をコントロールできるようになるためのチャート（表）などを紹介し，自分で健康管理ができるようになるためのいろいろな工夫を紹介しています。

The Feeling Good Handbook by David Burns. (New York: Penguin, 1989).
自助的な本で，うつ症状の認知療法が紹介されています。うつ状態や他の問題への具体的なアイデアや応用練習が紹介されています。

Lithium and Manic Depression: A guide by John Bohn and James Jefferson. (Lithium Information Center, Department of Psychiatry, University of Wisconsin, 600 Highland Ave., Madison, WI 53792).
リチウム療法に関する情報が詳しく紹介されています。双極性気分障害を患っている人やその家族の人を対象としたパンフレットです。

Our Special Mom and Our Special Dad by Tootsie Sobkiewicz. (Pittsburgh: Children of Mentally Ill Parents, 1994 and 1996).
これは小学校期の児童を対象とした本で，精神病を患っている親をもっている子どもたちが直面する問題などを，子どもたちが理解できるように説明しています。この本は，家族やセラピストが個人療法や集団療法の場で使うこともできます。

Overcoming Depression Third Edition by D. & J. Papolos. (Harper & Row, 1997).
これは，双極性気分障害やうつ病を患っている人，またその家族の方々のために書かれた本です。この本にはうつ病や双極性気分障害に関する情報が詳しく紹介されていますが，コーピングの仕方は紹介されていません。

《複合診断（精神疾患と物質乱用の合併）に関する書籍》

Alcohol, Street Drugs, and Emotional Problems: What you need to know by B. Pepper and H. Ryglewicz. (TIE Lins, 20 Squadron Blvd. Suite 400, New

City, NY 10956).
ここには病気を患っている人，その家族，専門職の人たちのために別々のパンフレットが用意されています。

Lives at Risk: Understanding and Treating Young People with Dual Disorders by B. Pepper and H. Ryglewicz.
物質乱用と他の精神疾患（統合失調症，気分障害，人格障害）を同時に患っている人についての鮮明な描写があります。精神疾患と物質乱用の合併症に対する共感と理解に富んでいます。

Hazelden Publication (PO Box 176, Center City, MN 55012-0176)
この出版社は精神疾患と物質乱用の合併症に関する資料を数多く出しています。たとえば，以下のような本です。
Preventing Relapse Workbook
Taking Care of Yourself: When a family member has dual disorders
Twelve Steps and Dual Disorders
Understanding Schizophrenia and Addiction

《児童が精神病を患っている場合の資料》

Children and Adolescents with Mental Illness: A Parents Guide by E. McElroy. (Woodbine House, 1988).
National Alliance of Mentally Ill の児童部の心理学者によって書かれた本です。

Educational Rights of Children with Disorders: A Primer for Advocate by Center for Law and Education. (Cambridge, 1991).

Neurobiological Disorders in Children and Adolescents by E. Peschel, R. Peschel and C. Howe. (Oxford Press, 1992).
児童の神経生物学的障害について説明されています。障害による適切な治療のガイドラインが紹介されています。

《特殊なトピックに関する資料》

The Essential Guide to Psychiatric Drugs by J. Goran. (St. Martin's Press, 1995).
これはある程度，精神保健の知識をもっている人を対象にした本で，精神科で使用する薬についての情報が豊富に紹介されています。

Planning for the Future and The Life Planning Workbook by L. Mark Russell and Arnold Grant. (American Publishing Company, 1995).
これは障害者の両親のために書かれた本で，自分たちの死後，障害者の成人の子どもが生きていくためにどのような計画を立てればよいかについて，情報を提供しています。

Medicine and Mental Illness by M. Lickey and B. Gordon. (Freeman, 1991).
統合失調症，双極性気分障害，うつ病，不安障害，強迫性障害，パニック障害の診断と薬の説明がしてあります。

A Parent's Guide to Wills and Trusts by Don Silver. (Adams-Hall, 1992).
この本は National Alliance for the Mentally Ill のメンバーと弁護士が共同で書いたもので，障害者をどのようにすれば経済的に保護できるかについての情報が紹介されています。

"Schizophrenia and Genetic Risks" by Irving Gottesman.
これは統合失調症と遺伝的リスクに関する情報のパンフレットです。このパンフレットは National Alliance for Mentally Ill から得ることができます。

A Street is Not a Home: Solving American's Homeless Dilemma by Robert Coates. (Prometheus, 1990).
精神病を患っているホームレスの人たちに関する情報が紹介されています。

Suicide Survivors: A Guide for Those Left Behind by Adina Wrobleski. (Afterwards, 1991).
自殺した人の遺族がそのトラウマから回復するための提案が紹介されています。

《ビデオテープ》

Exploring Schizophrenia by Christopher S. Amenson, Ph. D., 1995.
Exploring Bipolar Disorder by Jerome V. Vaccaro, M.D. 1996.
60分のテープで，病気，回復，家族の役割について，わかりやすく説明されています。このテープは以下で購入できます。

　　　California Alliance for the Mentally Ill
　　　1111 Howe Ave. Suite 475
　　　Sacramento, CA. 95825
　　　電話：(916) 567-0163

Surviving and Thriving with a Mentally Ill Relative by Christopher S. Amenson, Ph. D.
18時間のホームビデオ式のテープで，統合失調症，双極性気分障害，大うつ病，薬物療法，心理社会的リハビリテーション，再発予防，動機づけ，家族技術について説明されています。このテープは以下で購入できます。

　　　Paul Burk, 1352 Hidden Springs Lane Glendora, CA. 91740
　　　電話：(626) 335-1307.

ここで取り上げた書籍は，National Alliance for the Mentally Ill で購入できることもあります。

  National Alliance for the Mentally Ill
  200 N. Glebe Rd. Suite 1015
  Arlington, VA. 22203-3754
  電話：(703) 524-7600
  FAX: (703) 524-9094.

◆ 精神保健の専門家を対象にした書籍

《統合失調症》

Contemporary Issues in the Treatment of Schizophrenia by Christian Shriqui and Henry Nasrallah. (American Psychiatric Press, 1995).
 多数の精神科医によって，原因，診断，薬学，心理社会的な療法に関する情報が紹介されています。

Psychiatric Rehabilitation of Chronic Mental Patients by Robert Liberman. (American Psychiatric Press, 1988).
 統合失調症の治療に関する本で，アセスメント，治療，再発予防，回復への戦略が説明されています。

Psychiatric Rehabilitation by W. A. Anthony. (Boston University, 1990).
 心理社会的リハビリテーションの概要が紹介されています。

Psychoeducatinal Groups for Patients with Schizophrenia by H. Ascher-Svanum and A. Krause. (Aspen Publishers, 1991).
 統合失調症を患っている人を対象にした心理教育の方法が紹介されており，15回のクラスの内容や方法が詳しく説明されています。統合失調症を患っている人々に心理教育を始めようと計画している人たちには欠かせない資料です。

Psychological and Social Aspects of Psychiatric Disability by LeRoy Spaniol and others. (Center for Psychiatric Rehabilitation, 1997).
 精神病の過程や，回復の過程，回復を妨げるものに関する貴重な資料が含まれています。

Social and Independent Living Skills: Medication Management, Symptom Management, Basic Conversation Skills, Recreation for Leisure, Community Re-Entry by Robert Liberman. (Wellness Reproductions, 1989-1997).
 精神病を患っている人たちのための心理社会的リハビリテーションの方法が

詳しく紹介してあります。その内容は，独立して生活をするために必要な生活技術，薬の管理，症状の管理，基礎的な会話の仕方，レクリエーション，社会復帰など，広範囲に及んでいます。

Social Skills Training for Schizophrenia: A Step by Step Guide by Anthony Bellack et al. (Guilford, 1997).

A.S. ベラック他著，熊谷直樹・天笠崇監訳『わかりやすい SST ステップガイド』上・下巻，星和書店，2000.

いままでの研究の結果を総合して，統合失調症を患っている人への SST の方法が紹介されています。SST で起きるいろいろな問題や，それへの対処法なども含まれています。

Treating Schizophrenia by W. Mentel. (Jossey-Bass, 1989).

統合失調症の自然過程が詳しく説明されています。病気の変動に沿った，その時々の介入方法が紹介されています。

《気分障害》

Cognitive Therapy of Depression by A. Beck, A. Rush, B. Shaw and G. Emery. (Guilford Press, 1979).

うつ病の認知療法について詳しく具体的に説明されています。

Interpersonal Psychotherapy of Depression by G. K. Kleman & M.M. Weissman. (Basic Books, 1984).

interpersonal psychotherapy について具体的に詳しく説明されています。

Manic Depressive Illness by F. K. Goodwin & K. R. Jamison. (Oxford Press, 1990).

938 ページもある教科書で，双極性気分障害について詳しく説明されています。

《複合診断》

Double Jeopardy: Chronic Mental Illness and Substance Abuse Disorders by Anthony Lehman and Lisa Dixon. (Harwood Academic, 1995).

精神疾患と物質乱用の合併障害について，いろいろな研究発表を集めてあります。この障害のいろいろな側面が詳しく紹介されています。

Dual Diagnosis of Major Mental Illness and Substance Abuse Volume 2 by Robert Drake and Kim Mukeser. (Jossey-Bass, 1996).

精神疾患と物質乱用に関する研究，理論，治療モデルが豊富に紹介されています。

Dual Disorders Counseling with Clients with Chemical Dependency and Mental Illnss by K. Daley. (Hazelden, 1991).

具体的な治療法が紹介されています。特に不安障害やうつ症状に関しては効

果的な治療法ですが、精神病には今ひとつもの足りないところがあります。
Motivational Interviewing: Preparing People for Chang by W. R. Miller and S. Rollnick. (Guilford, 1991).
精神疾患と物質乱用の合併障害を患っている人が治療に踏み切れるようにするための面接の方法が詳しく具体的に説明されています。
Staying Sober: A Guide for Relapse Prevention by Gorski. (Independence Press, 1986).
合併障害を患っている人を対象にした集団療法の仕方が説明されています。

《精神疾患を患っている人を抱えている家族》
Behavioral Family Therapy for Psychiatric Disorders by Kim Mueser and Shirley Glynn. (Allyn and Bacon, 1995).
治療効果が高いと評価されている単一家族療法で、慢性化した精神疾患を対象にした、家族教育方式をとった介入の方法が詳しく説明されています。
Coping with Schizophrenia: A Guide for Families by Kim Mueser and Susan Gingerich. (New Harbinger, 1994).
これは統合失調症を患っている人を抱えている家族を対象にした本ですが、精神保健の専門家にも非常に役に立つ情報が豊富に紹介されています。
Family Interventions in Mental Illness edited by Agnes Hatfield. (Jossey Bass, 1994).
いろいろな専門家が書いた文献を集めた本で、種々の家族への介入方法が紹介されています。
Families and Mental Illnss: New Directions in Professional Practice by Diane Marsh. (Praeger, 1992).
National Alliance for Mentally Illのメンバーの心理学者によって書かれた本で、家族の負担や、家族が精神疾患に対処しなければならないことからくる苦労などについて、豊富な説明がなされています。
Multiple-Family Psychoeducational Group Treatment Manual by William McFarlane and others (1991)
（著者から求めてください。電話：(207) 871-2091)
出版されてはいませんが、非常に役に立つマニュアルとビデオテープです。
Schizophrenia: A Family Education Curriculum by Christopher S. Amenson. (Pacific Clinics, 1998).
クリストファーS.エイメンソン著、松島義博・荒井良直訳『家族のための精神分裂病入門』星和書店、2001.
『統合失調症 カラー図版集』(CD-ROM) 星和書店、2003.

150枚のカラー図版を含む，統合失調症を患っている人を抱えている家族を対象にした家族心理教育の教材で，図版を使いながら本文を読めば，そのまま家族心理教育ができる仕組になっています。

Schizophrenia and the Family by C.M. Anderson, D.J. Reiss and G.E. Hogarty. (Guilford, 1986).
ちょっと古い本ですが，効果のある統合失調症の治療の紹介がしてあり，家族心理教育を集団でやる方法が説明されています。

《精神薬理学》

The Essential Guide to Psychiatric Drugs by J. Gorman. (St. Martin's Press, 1995).
この本には精神科で使う薬に関する情報が豊富に含まれていますが，精神医学にある程度の知識をもっている読者を対象としています。

Medication and Mental Illness by M. Lickey and B. Gordon. (Freeman, 1991).
精神医学の専門家を対象に書かれた教科書で，診断の基準，神経生理学，精神薬理学について詳しく説明されています。

《精神医療における文化的考慮 (cultural competence)》

The Cross-Cultural Practice of Clinical Case Management in Mental Health edited by Peter Manoleas. (Haworth Press, 1996).
精神治療やケースマネジメントをめぐり，性別，民族，価値観の違いによって，介入の仕方が異なることについて，いろいろな著者が書いたものを紹介し，説明しています。

《ビデオテープ》

Exploring Schizophrenia by Christopher S. Amenson, Ph.D.
Exploring Bipolar Disorder by Jerome V. Vaccaro, M.D.
この2つのビデオテープは California Alliance for Mentally Ill (CAMI) によって制作され，誰にでも理解できる言葉で説明されています。このテープは CAMI から購買することができます。CAMI の電話：(916) 567-0163.

《専門雑誌》

Schizophrenia Bulletin
精神医学の専門雑誌で，この雑誌に書かれている内容を理解するには専門的な知識が必要です。統合失調症に関する知識を高めるためには，必修の雑誌です。

Psychiatric Services
　精神疾患一般に関するいろいろな研究が発表されています。臨床家を対象にした専門雑誌です。
Psychosocial Rehabilitation Journal
　心理社会的リハビリテーションを専門とした研究発表を取り扱う専門雑誌です。

引用文献

1. Marsh, D.T. (1998). *Serious Mental Illness and the Family: A Practitioner's Guide.* New York: Wiley & Sons.
2. Xiong, W. et al. (1994). Family-based intervention for schizophrenic patients in China: a randomised controlled trial. *British Journal of Psychiatry*, 165, 96-102.
3. Lefley, H.P. (1987). Impact of Mental Illness in Families of Mental Health Professionals. *Journal of Nervous and Mental Disorders*, 175, 613-617.
4. Kavanagh, D.J. (1992). Recent Developments in Expressed Emotion and Schizophrenia. *Brnish Journal of Psychiatry,* 160, 601-620.
5. Amenson, C.S. (1998). *Schizophrenia: A Family Education Curriculum.* Pasadena, CA: Pacific Clinics.
   クリストファー S. エイメンソン著, 松島義博・荒井良直訳『家族のための精神分裂病入門』星和書店, 2001.
   『統合失調症 カラー図版集』(CD-ROM) 星和書店, 2003.
6. Lefley, H.P. (1996). *Family Caregiving in Mental Illness.* Thousand Oaks, CA: Sage Publications.
7. Marsh, D. (1992). *Families and Mental Illness: New Directions in Professional Practice.* New York: Praeger.
8. Kottgen, C. et al. (1984). Results of the Hamburg Camberwell family interview study I-III. *International Journal of Family Psychiatry*, 5, 61-94.
9. McFarlane, W.R. et al. (1995). Multiple family groups and psychoeducation in the treatment of schizophrenia. *Archives of General Psychiatry*, 52, 679-687.
10. Mari, deJ. & Streiner, D.L. (1994). An overview of family interventions and relapse in schizophrenia: Meta-analysis of research findings. *Psychological Medicine*, 24, 565-578.
11. Penn, D.L. & Mueser, K.T. (1996). Research update on the Psychosocial Treatment of Schizophrenia. *American Journal of Psychiatry*, 153, 607-617.
12. Telles, C., Karno, M., Miniz, J., Paz, G., Arias, M., Tucker, P. & Lopez, S. (1995). Immigrant families coping with schizophrenia: behavioural

family intervention v case management with a low income Spanish-speaking population. *British Journal of Psychiatry*, 167, 473-479.
13. Zhang, M., Wang, M., Li, J. & Phillips, M.R. (1994). Randomised-control trial of family intervention for 78 first-episode male schizophrenic patients: an 18-month study in Suzhou, Jiangsu. *British Journal of Psychiatry*, 165, 96-102.
14. Birchwood, M., Smith, J. & Cochrane, R. (1991). Specific and non-specific effects of educational interventions for families living with schizophrenia: a comparison of three methods. *British Journal of Psychiatry*, 160, 806-814.
15. Solomon, P. (1996). Moving from Psychoeducation to Family Education for Families of Adults with Serious Mental Illness. *Psychiatric Services*, 47, 1 364-1370.
16. Hatfield, A.B. Unpublished data from a NAMI study.
17. Jed, J. (1989). Social support for caretakers and psychiatric rehospitalization. *Hospital and Community Psychiatry*, 49, 1297-1299.
18. Guerney, B., Stollack, G. & Guerney, L. (1971). The practicing psychologist as an educator: An alternative to the medical practitioner model. *Professional Psychology*, 3, 276-282.
19. MacGibbon, P. *Schizophrenia: A Handbook for Families.* Toronto, Canada: Health Canada.
20. Amenson, C.S. (1993). *Education Consultation, and Treatment of Families of the Mentally Ill.* Pasadena, CA: Pacific Clinics.
21. Glynn, S.M. & Mueser, K.T. (1995). *Behavioural Family Therapy for Psychiatric Disorders.* Boston, MA: Allyn & Bacon.
22. Burland, J. (1992). *The Journey of Hope Family Education Course.* Baton Rouge, Louisiana: Alliance for the Mentally Ill.
23. Amenson, C.S. (1994). *Families Surviving and Thriving with Schizophrenia 2nd ed.* Videotapes. Pasadena, CA: NAMI San Gabriel Valley.
24. Amenson, C.S. *Coping with Schizophrenia: An Advanced Class for Families.* Unpublished Curriculum.
25. Falloon, I.R.H., et al. (1982). Family management in the prevention of exacerbation of schizophrenia: A controlled study. *New England Journal Medicine*, 306, 1437-1440.
26. Amenson, C.S. (1998). *Family Skills for Relapse Prevention.* Pasadena, CA: Pacific Clinics.

クリストファー S. エイメンソン著，松島義博・荒井良直訳『再発予防のためのサイコエデュケーション』星和書店，2003.
27. Tarrier, N. (1991). Some aspects of family intervention in schizophrenia I: Adherence to intervention programs. *British Journal of Psychiatry*, 159, 475-480.
28. Frank, J.D. (1973). *Persuasion and Healing 2nd ed*. Baltimore, Maryland: Johns Hopkins University Press.
29. Birchwood, M. & Smith, J. (1990). Relatives and patients as partners in the management of schizophrenia: the development of a service model. *British Journal of Psychiatry*, 156, 654-652.
30. Solomon, P. & Draine, J. (1994). Examination of adaptive coping among individuals with a seriously mentally ill relative. Unpublished paper. Philadelphia, PA: Hahnemann University, Department of Psychiatry and Mental Health Services.
31. Yalom, I.D. (1975). *The Theory and Practice of Group Psychotherapy 2nd ed*. NewYork: Basic Books.
32. Tessler, R.C., Killian, L.M. & Gubman, G.D. (1987). Stages in family response to mental illness: An ideal type. *Psychosocial Rehabilitation*, 10, 3-16.
33. Barrowclough, C. et al. (1987). Assessing the functional value of relatives' reported knowledge about schizophrenia. *British Journal of Psychiatry*, 151, 1-8.
34. Gorman, J.M. (1995). *The Essential Guide to Psychiatric Drugs*. New York: St. Martin's Press.
35. Bellack, A.S. et al. (1997). *Social Skills Training for Schizophrenia: A Step-by-Step Guide*. New York: The Gulford Press.
A.S. ベラック他著，熊谷直樹・天笠崇監訳『わかりやすい SST ステップガイド』上・下巻，星和書店，2000.
36. Liberman, R.P. (1988). *Psychiatric Rehabilitation of Chronic Mental Patients*. Washington, D.C.: American Psychiatric Press, Inc.

あとがき

　この一年間，テニスを通じて知り合ったある大学の先生が，つい最近日本に帰国される際，ご自分の教え方を反省させられた，というお話をしていました。この方は教育学部の助教授の地位にあり，ロスには研究目的で単身赴任され，その間「アダルトスクール」に通って英会話を勉強されたという大変謙虚な先生でした。成人の生涯教育のための「アダルトスクール」の授業の進め方にいろいろな工夫が成されているのに驚かされ，ご自分の教育技術にも改善の余地があると気づかれたようです。

　「アダルトスクール」というのは日本には存在しない制度かもしれません。公立の学校区内に小・中学校や高校とは別に成人向けの学校が設けられています。春・夏・秋・冬学期ごとに受講できる科目の内容が変わり，各学校区内の家庭にパンフレットが郵送されてきます。エクセル，スウェーデン語，焼き物，英会話，アイススケートなど，内容は多様です。いわば，都や県の教育委員会が朝日カルチャーセンターのような教育サービスを地域住民に提供しているというイメージでしょうか。

　「アダルトスクール」の受講者は，授業が自分のためになっていると実感できなければ受講しなくなるでしょう。単位を落として卒業できなくなる心配などしなくてよい受講者のニーズに応えられない場合，講師の仕事はなくなります。日本の英会話学校などが生き延びるためにも，この原理が働きますから，訳者がその昔，英会話学校の非常勤講師として雇われた際には，授業の段取り，教材の使い方，発声方法，間の取り方などについて実践的な訓練を受けた覚えがあります。

　今のところ「アダルトスクール」には精神病について教える科目は用意されていませんが，エイメンソン博士の教材，その使い方，授業の進め方はまさに「アダルトスクール」に最適です。

本書は，教育の職人としては正式に訓練されていないことの多い医療畑の先生方が成人教育の基本を問い直す上で実践的に役立つはずです。ただし，授業で提供する情報が統合失調症に関するものに限定され，受講者は病気の本人やその家族であるという点で非常に特殊な教育場面が想定されています。したがって，そこでの教育効果を最大限に引き出すための技術や工夫はかなり専門的レベルで議論されることになります。エイメンソン博士の20年以上の経験と試行錯誤から得られた教育技能をじっくり身につけられた上で，精神医療に携わる皆さんがさらに日本の土壌に適合した独自の技能を磨かれ，それを地域の成人教育に活用されることで，統合失調症をめぐる誤解，不安，偏見が緩和されていく。そんな夢を抱いて本書の翻訳に取り組みました。しかし，この良書が翻訳出版の運びとなるまでにはかなりの時間が経過したため，出版計画が没になったものと一時は諦めていました。編集担当の畑中直子さんには訳者の想像をはるかに超えるご苦労をおかけしているはずです。訳者らは夢ばかり見ていて，本当の産みの苦しみを知らないような気がします。あらためてお礼申し上げます。

　2003年8月

荒井良直

訳者略歴

松島義博（まつしま よしひろ）
1941年　満州国黒河省生まれ
1973年　カリフォルニア州立大学サクラメント校修士課程卒業
1973年　カリフォルニア州精神保健局にPSWとして勤務
1976年　カリフォルニア州License clinical social workerの資格取得
1985年　ロサンゼルス郡精神衛生局，コスタルアジアンパシフィック精神衛生診療所に勤務
1989年　コスタルアジアンパシフィック精神衛生診療所の責任者となる
1993年　National Association of Social WorkerからDiplomate in Clinical Social Workerの資格取得

　　南カリフォルニア大学，カリフォルニア州立大学ロサンゼルス校，ロングビーチ校などのソーシャルワーカー修士課程の院生に臨床心理療法の指導をする
　　現在は，カリフォルニア州立大学ロングビーチ校の非常勤講師
　　また，個人開業として心理療法とコンサルタントをしている

荒井良直（あらい よしなお）
1956年生まれ
1979年　国際基督教大学教養学部（教育心理学専攻）卒業
1980年　長谷川病院（三鷹市）に勤務
1986年　東京大学医学部保健学科卒業
1992年　Harbor-UCLAメディカルセンター精神科救急室に勤務
1994年　UCLA看護学部大学院にて看護学修士号を取得
1994年　Harbor-UCLA精神科クロザリル外来でメンタルヘルスカウンセラーとして勤務

著者略歴

クリストファー S. エイメンソン（Christopher S.Amenson）
パシフィック・クリニックス・インスティテュートのディレクター
UCLA 精神科と行動科学部の臨床指導者

研究者であり臨床家でもあるエイメンソン博士は，その時々の研究成果を実際の臨床現場に精力的に反映してきた家族心理教育の第一人者である。1983年から1996年までパシフィック・クリニックス・イースト・アウトペイシェント・クリニック（Pacific Clinics East Outpatient Clinic）のディレクターを勤めていた。そこで誰よりも早く統合失調症の人々に心理社会的リハビリテーションプログラムを行ない，家族に対しては心理教育を行なった。エイメンソン博士の実践方法を学びたい人が急増してきたため，1996年にパシフィック・クリニックス・インスティテュート（Pacific Clinics Institute）を設立。
代表的著作は，専門家向けに書かれた Schizophrenia: A Family Education Curriculum, Schizophrenia: Family Education Methods, Family Skills for Relapse Prevention の3冊。

統合失調症の家族教育方法論

2003年9月18日　初版第1刷発行

著　者　クリストファー S. エイメンソン
訳　者　松　島　義　博　　荒　井　良　直
発行者　石　澤　雄　司
発行所　㈱星　和　書　店
　　　　〒168-0074　東京都杉並区上高井戸1-2-5
　　　　電話　03 (3329) 0031（営業部）／(3329) 0033（編集部）
　　　　FAX　03 (5374) 7186

Ⓒ 2003　星和書店　　　　Printed in Japan　　　　ISBN4-7911-0513-3

家族のための精神分裂病入門
精神分裂病を患っている人を
理解するために

エイメンソン 著
松島義博、荒井良直
訳

四六判
240p
1,500円

再発予防のための
サイコエデュケーション
統合失調症を患う人とその家族のために

エイメンソン 著
松島義博、
荒井良直 訳

B5判
288p
3,800円

統合失調症
カラー図版集（CD-ROM）

Windows&Macintosh
対応
Microsoft PowerPoint

4,500円

「精神分裂病の家族心理教育カリキュラム」のスライドをこの1枚のCD-ROM（パワーポイント）に収録

心の地図 上〈児童期―青年期〉
こころの障害を理解する

市橋秀夫 著

四六判
296p
1,900円

心の地図 下〈青年期―熟年期〉
こころの障害を理解する

市橋秀夫 著

四六判
256p
1,900円

発行：星和書店　　　　　　　　　　価格は本体（税別）です

脱入院化時代の
地域リハビリテーション
脱入院化時代に向けての新しい指針

江畑敬介 著

A5判
128p
2,500円

誰にでもできる精神科
リハビリテーション
東京武蔵野病院精神科リハビリテーション・マニュアル

野田文隆、
蜂矢英彦 責任編集

A5判
272p
3,650円

精神科リハビリテーション
実践ガイド
病院から地域へ―社会復帰を援助するために

M.Y.エクダヴィ、
A.M.コニング 著
東雄司、岩橋正人、
岩橋多加寿 訳

A5判
192p
2,600円

新しいコミュニティづくりと
精神障害者施設
「施設摩擦」への挑戦

大島巌 編著

B5判
344p
2,816円

心病む人への理解
家族のための分裂病講座

遠藤雅之、
田辺等 著

A5判
148p
1,845円

発行：星和書店　　　価格は本体(税別)です

こころの治療薬ハンドブック 2003年
向精神薬の錠剤のカラー写真が満載

青葉安里、
諸川由実代 編

四六判
248p
2,600円

みんなで学ぶ精神分裂病
正しい理解とオリエンテーション

D. ヘル 他著
植木啓文、曽根啓一 監訳

四六判
256p
2,330円

精神分裂病はどんな病気ですか？
原因、治療、援助、予後等をやさしく解説

D. ショア 編
森則夫、丹羽真一 訳

四六判
120p
1,340円

分裂病を耕す
日々の臨床から得たエッセンスを語る

星野弘 著

四六判
304p
2,800円

精神病を耕す
心病む人への治療の歩み

星野弘 著

四六判
212p
2,300円

発行：星和書店　　　　　　価格は本体（税別）です